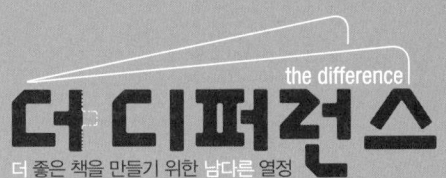

닥치고
데스런

닥치고
데스런

초판 1쇄 발행 2016년 2월 1일
초판 10쇄 발행 2017년 8월 1일

지은이 조성준
발행인 조상현
발행처 더디퍼런스
편집   이명일
디자인 나인플럭스
포토   필립

등록번호 제2015-000237호
주소   서울시 마포구 마포대로 127, 304호
문의   02-725-9988
팩스   02-6974-1237
이메일   thedibooks@naver.com
홈페이지 www.thedifference.co.kr

독자여러분의 소중한 원고를 기다리고 있습니다. 많은 투고 부탁드립니다.

ISBN 979-11-86217-28-3 13510

이 책은 저작권법 및 특허법에 따라 보호받는 저작물이므로 무단전재와 무단복제를 금지합니다.
파본이나 잘못 만들어진 책은 구입하신 서점에서 바꾸어 드립니다.
책값은 뒤표지에 있습니다.

DeSLun

이제는 맨몸운동이 대세다!

닥치고 데스런

저자 조성준 (Men's Health contributor)

더디퍼런스

PROLOGUE | 서 문

갖고 싶다면 지금 당장 시작하십시오!
'닥치고 데스런'

· · ·

데스런의 처음 시작은 이렇습니다. 배운 거라고는 운동 뿐이고, 그러다 보니 이를 업으로 삼아 잘 먹고 살던 중 6년 전쯤 우연히 접한 한 통계에서 상위 10% 수준의 경제력을 가져야 피트니스 센터를 다닐 여유가 있으며, 상위 1%만이 경제적인 부담없이 퍼스널 트레이닝을 받을 생각을 할 수 있다는 기사를 보고 그냥 그렇구나 하고 넘길 수도 있었지만 그날따라 그 통계가 뒷통수를 강하게 맞은 듯한 충격으로 다가왔고, 어린 마음에 아주 단순하고 아련하게 나머지 99%를 위한, 돈이 없어도 피트니스 센터에 가지 않아도 하고자 하는 의지와 인터넷이 되는 환경만 된다면 언제 어디서든 운동을 배우고 할 수 있는 방법을 만들어 보고 싶었습니다. 이 때 잠깐의 생각이 6년 동안 앞만 보고 달리게 한 원동력이 될 줄은 짐작조차 하지 못했습니다.

당시 28살의 조성준은 약간의 게임과 학부 시절 리포트를 쓰느라 잠깐 다뤘던 '아래아 한글' 정도가 컴퓨터로 할 수 있는 전부였습니다. 막상 시작하려니 너무 막막했습니다. 일단 돈이 필요했던지라 2년 동안 프리랜서 트레이너로 활동하면서 밑천을 만들었습니다.

데스런 피트니스는 이렇게 시작되었습니다. 수업을 하며 짬짬히 연구하고, 카메라를 렌트해서 영상도 찍어 보고 찍은 영상물을 유튜브에도 올리면서 많은 노력을 했습니다. 마음 같아서는 초일류 촬영팀과 편집팀을 꾸리고 싶었지만 내 능력으로는 역부족이었죠. 결국은 직접 촬영부터 시연, 편집까지 다 해야 했습니다. 태어나서 이렇게 공부를 열심히 해본 적이 없었습니다. 전쟁같은 한 주를 보내고 수업이 없는 토요일 밤이면 촬영, 편집 관련 공부를 미친듯이 했습니다.

지금 생각해 보면 그렇게 어려운 것도 아닌데 그때는 뭐가 그리 어렵고 복잡하던지 온갖 성질을 부려가며 공부한 결과, 지금은 아이맥 두 대를 놓고 내가 원

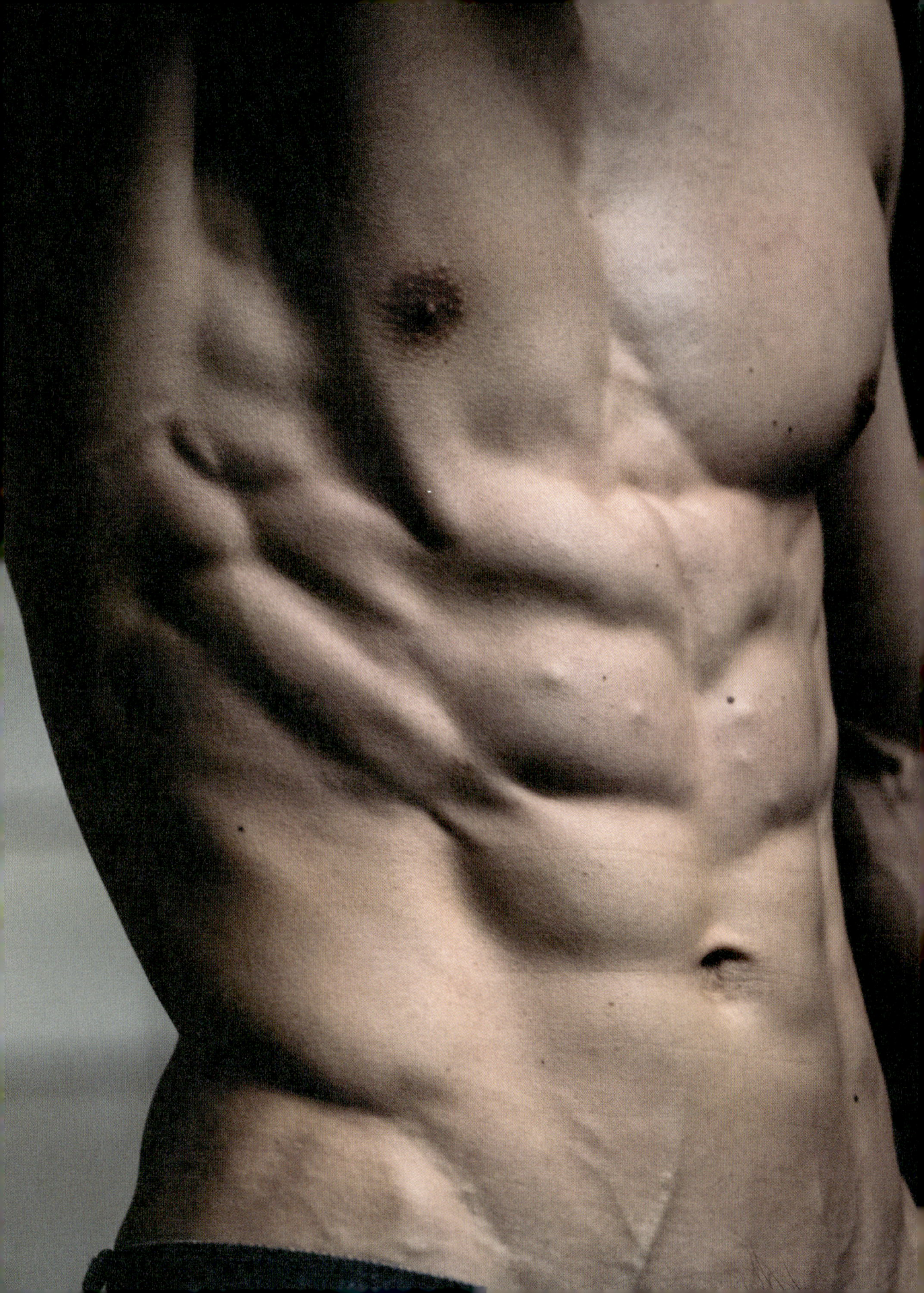

하는 동영상을 내 마음대로 만들고 있습니다. '하면 된다'라는 말을 절실히 실감했습니다.

그리고 '닥치고 데스런' 프로그램을 구상하고 내 것으로 만들어 가는 모습을 하나둘씩 영상에 담기 시작했으며, 어느 정도 모였을 때 네이버에 '데스런 조성준'이라는 블로그를 만들었습니다 이후 많은 사람들이 데스런 홈트레이닝을 보고 운동을 한 분들이 남긴 댓글들을 통해 그들의 삶이 변해가는 과정을 보며 정말 뿌듯하고 행복했습니다.

저는 많은 분들의 호응에 힘 입어 더 많은 사람들이 보다 더 멋진 몸을 만드는 데 도움이 될 수 있는 영상을 만들어 보여주고 싶었습니다. 그러려면 일단 내가 할 줄 알아야 했으며, 누구나 가져보고 싶은 몸을 만들어야 했습니다.

짧은 시간에 결과물을 뽑아내려하니 쉽지 않았습니다. 많이 다치고 시행착오도 겪어가며 최대한 밀어붙이다 보니 예전보다 훨씬 더 멋진 몸을 갖게 되었고 업그레이드된 운동 프로그램을 만들 수 있었습니다. 이렇게 6년이라는 시간이 흐르면서 다른 분들에게 소개해도 부끄럽지 않을 수준의 완성도 있는 '데스런 프로그램'이 만들어졌습니다.

저 또한 처음에는 정통 웨이트 트레이닝으로 운동을 시작하고 배우면서 몸을 만들었던 운동의 효과들을 도구나 시설 없이 뽑아낼 수 있는 맨몸운동 프로그램을 만들어야 했기에 그 과정이 꽤나 어려웠고 또 오랜 시간이 걸렸습니다. 이렇게 최선이라고 자부할 수 있는 '데스런 프로그램'을 내 몸으로 직접 테스트하면 만들어냈고 이제는 SNS의 특성 때문에 한눈에 보기 어려웠던 운동 프로그램을 보기 쉽게 편집해서 저 조성준이 6년 동안 최선을 다해 만든 맨몸운동 프로그램을 '닥치고 데스런'이라는 책으로 만들게 되었습니다.

이 책은 총 3장으로 이루어졌습니다. 1장은 맨몸운동에 대한 제 생각과 경험을 정리했습니다. 2장에서는 본격적으로 데스런 프로그램을 소개할 것입니다. 이 가운데 각 챕터별로 선별한 운동은 각 부위별 많은 운동 방법이 있지만 꼭 해야 하고 가장 효과가 탁월한 운동만을 선별해서 소개했습니다. 또한 운동은 정확한 자세와 동작이 중요하기 때문에 매 운동마다 제가 직접 보여주는 시범 동

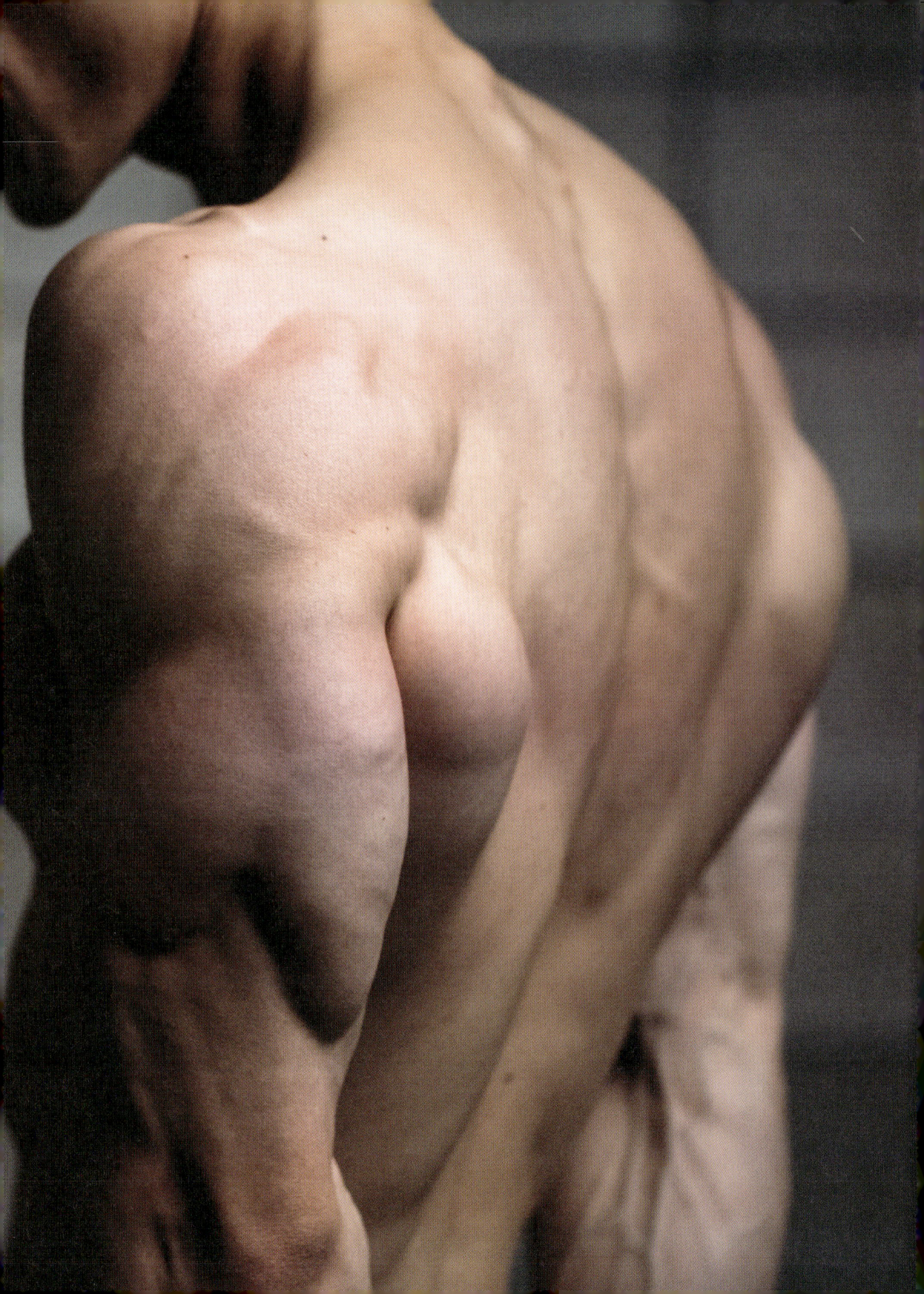

작을 동영상으로 담아 QR코드 형식으로 보여 드릴 것입니다. 운동을 하는 데 있어 또 다른 응용 동작이나 방법은 제 SNS를 통해 꾸준히 업데이트하겠습니다. 그리고 3장은 제가 트레이너 생활을 하면서 가장 많이 받는 질문을 가지고 답을 하면서 운동하는 데 있어 여러분의 궁금증을 저 조성준의 경험으로 풀어드리는 내용으로 담았습니다.

이 책을 보시는 분들 뿐만 아니라 운동을 하고자 하시는 분들에게 하고 싶은 말이 있습니다. '운동은 살아가면서 평생해야 할 숙제'입니다. 저는 지금도 단기간에 몸을 만들겠다고 오시는 분들과는 함께 운동을 하지 않습니다. 최소 2년! 아니면 그 이상을 바라보고 자신의 몸을 차근차근 멋지게 만들어 가고자 하는 분들하고만 인연을 맺습니다. 이 책에서 소개하는 운동들도 단기간에 몸을 만드는 마술같은 법은 절대 아닙니다. 보충제나 덤벨과 바벨 같은 힘을 끌어내는 인위적인 수단 없이 오로지 음식조절과 자신의 몸만을 사용하기 때문에 몸이 만들어지는 과정이 좀 더딘 면은 있습니다. 하지만 저 조성준이가 자신있게 말씀드리고 싶은 것은 그 어느 운동보다 '안전'하고 더 '단단'하고 더 '라인'이 살아 있는 몸을 만들 수 있다는 것입니다. 누누히 강조하지만 최소 2년만 저를 믿고 따라와 주신다면 다른 건 몰라도 저만큼의 몸은 가능하다고 자신합니다. 마지막으로 제가 소개해드린 운동을 2년 동안 해왔는데도 멋진 몸을 못 가졌다면 100% 음식 컨트롤이 안된 것입니다.

한번 마음을 먹으면 끝을 봐야 직성이 풀리는 저의 단순함이 이 '닥치고 데스런'이라는 책을 만들게 되었습니다. 이 책을 보시는 여러분들께 말씀드립니다. 멋진 몸을 만들고 싶다면 해보기 전에는 궁금해 하지도 묻지도 말고 일단 부딪쳐 보십시오. 딱 2년입니다.

갖고 싶다면 지금 당장 시작하십시오!
'닥치고 데스런'

― 조성준

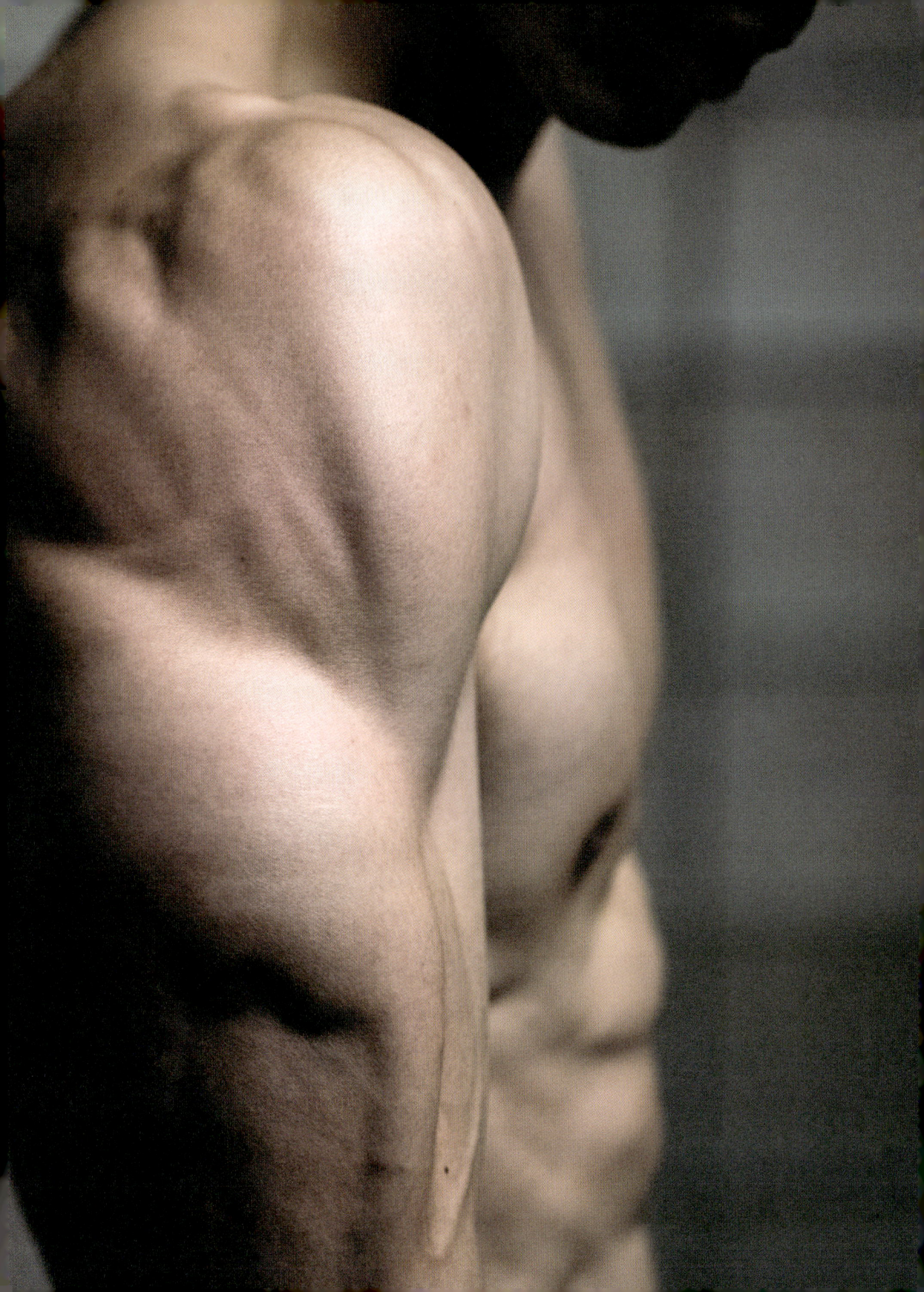

REFERENCE | 추천사

완치 될 수 있나요?
근본적인 치료인가요?

● ● ●

저는 근골격계 통증 환자들을 치료하는 통증의학과 전문의입니다.

통증을 줄이고 회복을 도와주는 여러 방법들이 있는데, 환자들에게 이런 치료에 대해서 설명하면 많은 분들이 하는 질문이 있습니다.

"완치 될 수 있나요? 근본적인 치료인가요?"

그렇습니다. 환자들은 지금 겪고 있는 통증에서 벗어나는 것은 물론이거니와 앞으로도 아프지 않게 할 수 있는 치료를 원하는 것입니다. 안타깝게도 앞으로 다시는 아프지 않게 할 수 있는 예방 주사 같은 치료는 없습니다. 물론 인대 강화 주사와 같은 재생 치료나 골격의 정열을 맞추고자 하는 도수 치료와 같이 재발을 줄이고자 시행하는 치료도 있지만 영구적인 치료 효과가 있는 것은 아닙니다. 불행히도 우리 몸의 조직은 나이가 들면서 퇴행성 변화를 겪기 때문입니다.

통증 점수가 0점인 상태로 치료를 종료하더라도 다시 진료실을 찾아오는 환자들이 적지 않은 것을 보면 알 수 있죠. 환자들이 앞으로 어떻게 해야 하냐고 물어보면 – 아프지 않고 살기 위해서 어떻게 해야 하느냐는 질문이겠죠 – 누구나 할 수 있는 뻔한 얘기를 할 수밖에 없습니다.

"꾸준히 운동하세요."

그런데 환자들을 치료하면 할수록 이 말에 더욱 확신을 가지게 되고 점점 더 강하게 운동을 권유합니다. **운동이 조직의 퇴행성 변화를 늦출 수 있을 뿐 아니라 골격을 지지하는 근육을 강화함으로써 우리 몸의 안정성을 향상시키는 것을 경험하기 때문입니다.** 예를 들어 가장 흔한 허리통증 환자의 경우 척추 주위의 기립근, 골반을 잡아주는 둔부 근육, 앞쪽의 복근이 강한 힘으로 척추를 지지해주면 허리 통증이 재발할 확률이 현저히 줄어듭니다. 운동을 해야 하는 것은 알겠는데 어떻게 해야 할까요? 병원에서는 누군가가 치료를 대신 해줍니다. 주사를 놔주고 근육을 이완시켜 주고 골격의 정열을 맞춰주기도 합니다. 아주 일시적인 임시방편일 뿐입니다. 제대로 치료하기 위해서는 병원을 나서는 순간부터 본인 스스로 뭔가를 해야 합니다. 가장 중요한 것이 규칙적인 근육운동입니다.

병원에서도 운동 치료를 합니다. 병원 운동 치료는 통증의 완화와 일상 생활로의 복귀를 목적으로 하기 때문에 운동의 강도나 방법을 조심스럽게 적용합니다. 쉽게 말해 안전한 운동입니다.

환자들을 대상으로 하는 운동 치료와는 달리 이제부터 해야할 운동은 더 강한 근육을 만들어서 앞으로 재발하지 않도록 하는 것이 목적이기 때문에 운동의 강도나 방법이 다른 것은 당연합니다. 근력을 강화하기 위한 좀 더 적극적인 운동이 필요하다는 말입니다. 이때 근육통이 발생할 수 있습니다. 이 통증은 근육의 미세 파열과 그것이 회복되는 과정에서 생기는 것으로 이런 과정을 통해 근육의 부피와 힘이 증가하는 것입니다. 따라서 오히려 근육통이 전혀 없는 운동은 근력을 강화하는데 있어 충분한 운동이 아니라고 말할 수도 있습니다. 조성준 트레이너 좋아하는 문구이죠? "no pain, no power."

하지만 운동 기계나 기구를 이용할 때 과도한 무게나 잘못된 사용 방법으로 통증이 발생한다면 이것은 부상입니다. 그런 면에서 맨몸운동은 이러한 걱정을 조금은 덜 수 있습니다. 우리 몸의 근육들은 기본적으로 우리 몸을 컨트롤할 정도의 힘을 가지고 있고, 어떤 동작을 감당할 수 있을지 감지할 수 있기 때문입니다. 오랫동안 맨몸운동을 직접 실천하고 가르쳐온 전문가의 노하우가 적혀 있기에 통증의학과 전문의로서 이 책을 운동을 하고자 하는 분들에게 권하고 싶습니다. 또한 운동이 어려운 이유 중 또 하나는 운동이 필요하다는 것은 알지만 스스로 지속할 의지가 있는 사람이 많지 않다는 사실입니다. 조성준 트레이너는 적당한 응원과 자극으로 운동을 지속할 수 있게 하는 방법을 알고 있습니다. 그리고 그의 몸을 보면 당장이라도 운동을 해야 하겠다는 생각이 듭니다. 이 책을 추천하는 또 하나의 이유이기도 합니다.

지인들이 통증과 관련해서 여러 가지 문의를 해오면 답변을 해주지만 결국 결론은 같습니다.

"아프면 병원에서 정확한 진단을 받고 치료 후 휴식하세요. 그리고 꾸준히 운동하세요."

— 다나음 마취통증의학과의원 임흥순 원장

CONTENTS | 차례

서문 | 004
추천사 | 010

PART 1

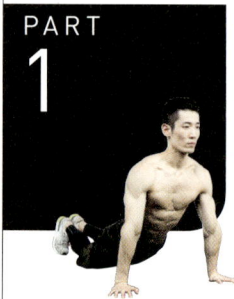

맨몸운동

맨몸운동은 이렇게 시작했습니다 | 018
맨몸운동은 내 생긴대로의 건강한 몸을 만들어주는 운동입니다 | 022
맨몸운동은 머신 운동과 프리 웨이트 운동과는 다릅니다 | 026
근력운동을 꾸준히 해야 하는 이유 | 028
나의 체력 테스트와 운동 스케쥴(운동일지) 짜기 | 030
정확한 동작과 운동 효과는 정비례합니다 | 032
자신만의 호흡법을 만드는 것이 중요합니다 | 033
스트레칭의 중요성을 잊지 마십시오 | 034
준비운동과 웜업은 아무리 강조해도 모자랍니다 | 036
휴식의 중요성을 잊지 마세요 | 037
근육량을 늘리고 체지방을 줄이는 데 있어 음식조절은 필수입니다 | 038
본인의 운동하는 모습을 한번 촬영해 보세요 | 039

PART 2

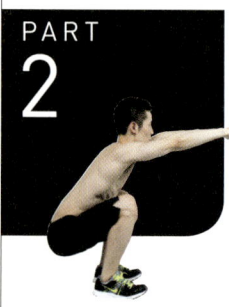

닥치고 데스런

CHAPTER 1 | 스트레칭 | 042

CHAPTER 2 | 데스런 베이직 프로그램 | 052

CHAPTER 3 | 데스런 푸시업

01 웨이브 푸시업 | 060
02 무릎 대고 스트레이트 푸시업 | 062
03 발끝 대고 웨이브 푸시업 | 064

04 발끝 대고 스트레이트 푸시업 | 066

05 팔 좁게 푸시업 | 068

06 팔 넓게 푸시업 | 070

07 손 배꼽 위치에서 푸시업 | 072

08 팔꿈치 바닥에 닿는 푸시업 | 074

09 힌두 푸시업 + 앞으로 밀기 | 076

10 무빙 푸시업 | 078

11 인클라인 푸시업 | 080

12 상체 곧게 세워 푸시업 | 082

13 벽 보고 물구나무 | 084

14 벽을 등지고 물구나무 | 086

15 벽 보고 물구나무 푸시업 | 088

16 벽을 등지고 물구나무 푸시업 | 090

17 벽을 등지고 물구나무 어드밴스 | 092

18 벽 보고 물구나무 푸시업 어드밴스 | 094

19 벽에 기대지 않고 물구나무 연습과 물구나무 푸시업 | 096

CHAPTER 4 | 데스런 턱걸이

01 매달리기 2분 | 100

02 점핑 풀업 | 102

03 점핑 풀업 버티기 | 104

04 풀업, 20회 | 106

05 턱걸이 배꼽닿기 | 108

06 머슬업 | 110

07 한 손 턱걸이 연습 | 112

08 아처 풀업 | 114

09 타입라이터 풀업 | 116

10 한 손 턱걸이 | 118

CHAPTER 5 | 데스런 평행봉

01 점핑 스트레이트 딥스 | 122

02 점핑 스트레이트 딥스 버티며 내려오기 | 124

03 스트레이트 딥스 하프 | 126

04 스트레이트 딥스 풀 | 128

05 앞으로 숙여 딥스 하프 | 130

06 앞으로 숙여 풀 딥스 | 132

CHAPTER 6 | 데스런 하체운동

잘못된 스쿼트, 런지 자세 | 136
01 하프 스쿼트 | 142
02 풀 스쿼트 | 144
03 중량 스쿼트 | 146
04 점프 스쿼트 | 148
05 중량 점프 스쿼트 | 150
06 하이 점프 스쿼트 | 152
07 점프 스쿼트 니 투 체스트 | 154
08 런지 | 156
09 점핑 런지 | 158
10 피스톨 스쿼트 | 160
11 중량 피스톨 스쿼트 | 162

CHAPTER 7 | 데스런 복근운동

01 크런치(허벅지, 귀 옆, 만세) | 166
02 크런치 양쪽 비비기 | 168
03 무릎 접고 한 발 레그레이즈 | 170
04 무릎 접고 두 발 레그레이즈 | 172
05 무릎 펴고 한 발 레그레이즈 | 174
06 무릎 펴고 두 발 레그레이즈 | 176
07 무릎 접고 크런치 무릎치기 | 178
08 크런치 상태에서 무릎 접고 레그레이즈 | 180
09 한 손 크런치 + 한 발 레그레이즈 | 182
10 사이드 레그레이즈 | 184
11 크런치 상태에서 무릎 펴고 레그레이즈 | 186
12 플랭크 니 사이드 | 188
13 팔꿈치 플랭크 니 사이드 | 190
14 다리 펴고 발끝치기 | 192
15 브이 업 | 194
16 철봉 매달려 무릎당기기 | 196
17 철봉 매달려 무릎 옆으로 당기기 | 198
18 철봉 매달려 발끝 당기기 | 200
19 드래곤 플래그 한 발 | 202
20 드래곤 플래그 무릎 접고 | 204
21 드래곤 플래그 두 발 | 206

PART 3 조성준이 답해드립니다

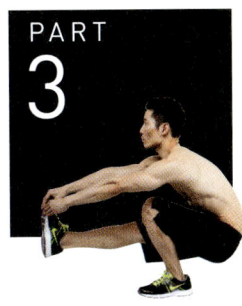

운동 횟수와 세트는 어떻게 구성할까요? | 210
운동을 하면 손목, 무릎 등 관절이 너무 아파요 | 212
몸의 좌우 불균형이 심하고요. 힘도 한쪽이 딸리는데 어떻하죠? | 214
내 몸에 맞는 현실적인 음식조절은 어떻게 하나요? | 216
턱걸이를 25회 정도 하는데 왜 머슬업이 안될까요? | 218
정체기라는 게 뭔가요? 극복 방법은요? | 219
음식 칼로리 계산이 의미가 있을까요? | 220
과식했어요. 유산소 운동을 많이 하면 괜찮겠죠? | 221
운동이 먼저인가요? 음식조절이 먼저인가요? | 222
음식조절, 다이어트 식단 좀 알려주세요 | 224

PART

1

맨몸운동

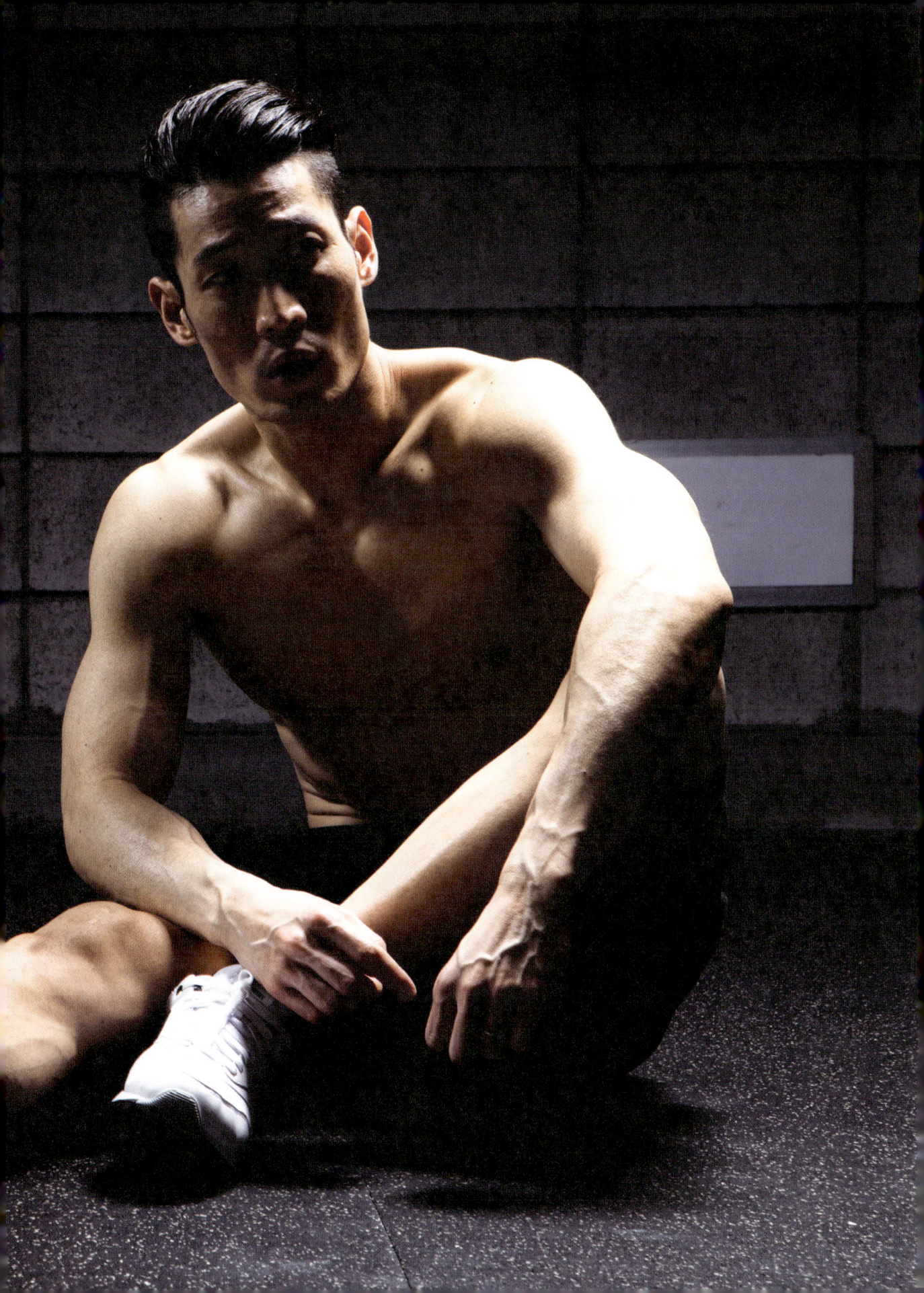

맨몸운동은
이렇게 시작했습니다

● ● ●

저는 어릴 적부터 운동을 좋아하여 중앙대학교 체육학과에 진학했으며, 군 제대 후 본격 보디빌딩을 하기 시작했습니다. 학교에서 먼저 보디빌딩을 시작한 선후배들과 같이 어울리면서 2년 동안 하루도 보디빌딩 식단을 거르지 않을 만큼 지금 제가 생각해도 지독하게 운동을 했습니다. 그리고는 교내 시합부터 지역, 전국대회까지 여러 대회에 참가한 결과, 2006년 '춘계 전국 보디빌딩' 라이트급(-70kg급) 1위를 차지했습니다.

당시 저는 하루에 닭가슴살 10팩과 프로틴, BCAA, 글루타민, 아미노산 등 운동하면서 먹어야 한다고 하는 것들은 모두 닥치고 다 먹었습니다. 얼마 되지 않는 아르바이트 수입으로 보충제 값을 대는 것만으로도 정말 힘들었기에 운동 외에는 그 어떤 아무것도 하지 않았습니다. 마지막 시합 후 '더 올라가고 싶으면 꽂아야 한다. 정말 말이 안 되게 클 것이다. 내추럴로 이 정도인데 꽂으면 난리난다'며 지인들이 약물 사용을 권했지만 당시 근거없는 자신감에 '스테로이드의 힘을 빌린다는 것'이 쪽팔렸으며, 또한 부작용으로 고생하는 사람들을 이미 많이 봤기 때문에 무서웠습니다. 그래서 저는 이때 단호하게 보디빌딩을 그만두기로 했습니다. 그러던 중 등만 대면 자고, 눈이 반쯤 풀린 상태로 다니다 보니 어머니께서 건강검진을 한번 받아보는 것이 어떠냐 하셔서 병원을 찾았습니다.

지금 생각하면 당연히 예상되는 결과지만, 아무것도 모르고 운동하던 당시에는 그 결과에 꽤나 충격을 받았습니다. 과도한 단백질 섭취가 내 몸을 망친 것이었습니다. 검사를 맡았던 의사 분 말이 '단백질을 너무 과하게 먹으면 매일 만취 상태로 자는 것만큼 간에 부담을 준다면서 간경화까지 이어질 수 있으니 조심하라고 하는 것입니다. 이 이야기를 듣고 당장 하루에 10팩씩 먹던 닭가슴살을 1팩으로 줄이고, 보충제는 완전히 손을 뗐습니다.

이후 대학 3학년이었지만 운좋게 강남의 유명 피트니스 센터에 취직하게 되었습니다. 학교 측의 배려로 계속 일할 수 있었는데 이때 **보디빌딩 선수 시절 80kg대를 유지했던 저는 보충제를 끊고 간단한 식이조절만 하면서 운동을 했더니 4년 만에 체중이 자연스럽게 62kg으로 빠졌습니다. 원래의 부모님에게 물려받은 제 몸으로 돌아간 것이죠**. 이렇게 원래의 몸으로 돌아오는 경험을 한 뒤 '데스런'을 구상하게 되었습니다.

보충제나 약물, 과도한 닭가슴살의 힘과 웨이트로 만든 뻥 근육이 아닌 내 몸만으로 운동을 하면서 '옷빨?'이 서는 멋진 '패션 근육'을 만들 수 있는 운동법을 고안해 보자고 말이죠.

저는 군인 시절을 떠올렸습니다. '그래, 그때는 아무것도 없어도 운동을 했는데……'

요즘 군대는 어떨지 모르겠습니다. 제가 군생활을 할 당시에는 짬이 안되는 친구들은 체력단련실을 이용할 수 없었습니다. 그래서 저는 짬이 안될 때는 화장실 변기를 붙잡고 푸시업을 했습니다. 제대 1년을 남기고 부터는 팔굽혀펴기 하프 600개, 턱걸이 100개를 매일 했으며, 딥은 시간 날 때마다 했습니다. 솔직히 체육학과를 다니다 군대를 갔지만 1학년이 알면 얼마나 알겠습니까. 정말 멋도 모르고 횟수로만 때우던 시절이었네요.

저는 이 당시를 떠올리면서 다시 운동을 본격적으로 시작했습니다. 3~4년이 지난 후 그간 운동 성과를 체크해 보고자 재미 삼아 체육학과 입시 시절로 돌아가 봤습니다.

제자리 멀리뛰기는 300cm이 나오네요. 당시 중앙대학교 만점 기준인 285cm를 훨씬 뛰어 넘었습니다. 당시 75cm를 뛰었던 서전트 점프의 결과는 85cm가

나왔습니다. 입시를 치룬 지 15년이 지났지만 정말 뿌듯한 결과였죠. 몸관리가 잘되었다는 증거이니까요.

이처럼 체력이 좋아졌고, 몸매는 요즘 사람들이 말하는 '말 근육'이 만들어졌습니다. 저는 저만의 프로그램을 가지고 데스런 휘트니스를 운영하고 있습니다. 저는 지금도 운동하고자 찾아오시는 분들과 첫 면담에서 보충제를 먹으면서 단기간에 몸을 끌어 올리겠다고 하시는 분들은 돌려보냅니다. 대신 자연빵으로 2년 정도 보시고 가실 생각이 있으신 분들하고만 인연을 맺어가고 있습니다. 이것이 건강하게 자신의 몸을 만들어가는 방법이라 생각하기 때문입니다.

개인적으로 생각하는 맨몸운동은 이렇습니다. 같은 부모에게서 난 형제의 모습이 다르고 식성도 다르듯이 모든 사람의 체질은 다릅니다. 운동을 해서 만들어지는 몸도 다를 수밖에 없습니다. 정형화된 완성된 몸은 없다고 생각합니다. 과도한 단백질을 섭취하고 보충제를 먹으며 심지어 스테로이드를 사용하면서까지 만든 근육은 어찌 보면 내 몸을 속이는 것이라고도 할 수 있겠습니다. 하지만 **맨몸운동은 골격이 큰 사람이든 마른 사람이든 자신의 부모에게서 받은 체형을 바탕으로 자신이 가질 수 있는 최대한의 가장 완벽한 몸을 만들 수 있는 운동이**라고 감히 말해 봅니다.

제가 2장 '닥치고 데스런'에서 소개할 맨몸운동은 제가 10년 동안 25,000여 시간의 PT수업을 진행하면서 굳이 비싼 돈을 들이지 않고 최고의 효과를 얻을 수 있는 운동법을 고민하다 만들게 된 결과물입니다. 운동을 배우고 싶고 하고 싶은 열망은 있으나 여건과 상황이 안되는 분들도 혼자서 의지만 있다면 언제 어디서든 할 수 있는 그런 운동을 제가 은퇴하기 전에 만들고 싶었습니다. 제가 5년 전에 정한 목표이자 앞으로 몇 년 동안 더 달려가야 할 과제이기도 합니다.

남자든 여자든 건강하고 자신감 있게 살아가려면 운동은 평생 해야 할 숙제라고 생각하니까요.

자연식을 하며, 운동을 오래하면 더 단단하고 밀도가 높으며 오래 가는 아주 멋지고 예쁜 근육을 가질 수 있습니다. 조급해 하지 않고 평생할 운동이다라고 생각하시고 데스런 운동을 같이 해주신다면 좋을 결과를 얻을 수 있을 거라고 감히 말해봅니다.

맨몸운동은 내 생긴대로의
건강한 몸을 만들어주는 운동입니다

● ● ●

저는 SNS를 통해서 본인의 취약 부위를 보완할 수 있는 운동법을 알려달라는 질문을 많이 받습니다. 거의 반 이상은 그런 질문이지요. 제 생각을 말씀드리면 피트니스 트레이너로서 수많은 분들과 운동을 같이 하면서 그 분들의 몸이 변해가는 과정을 지켜본 사람으로 경험을 이야기할 뿐 제 말이 진리가 아닌 점을 강조드립니다. 우리 몸은 균형을 맞춰서 자라려고 하는 성향이 있습니다. 그리고 그 전에 알아야 할 것은 유전은 절대로 무시를 못한다는 것입니다. 친탁이든 외탁이든 아버지나 어머니의 신체적 특징을 물려받은 것이 우리 몸입니다. 제가 부모님께 물려 받은 체형은 얇은 뼈대를 바탕으로 한 아주 마른 체형입니다. 다리는 짧고, 긴 목과 허리가 특징인 저는 19세 성장이 끝날 무렵의 키 176cm에 몸무게 58~9kg 정도 체격을 가지게 되었습니다.

피트니스 트레이너의 시각으로 사람들의 신체적인 특징을 가장 크게 두 가지로 나누면, 마른 체형과 뚱뚱한 체형으로 나눌 수 있습니다. 마른 체형을 가진 분들은 모두들 운동하는 목적이 덩치를 키우기 위함입니다. 마른 분들은 거의 전신이 다 말랐지만 다이어트를 하시려는 분들은 체형이 다양합니다. 하체비만형, 상체비만형, 전체비만형, 그렇게 뚱뚱하지는 않은데 칠칠 쳐지고 탄력이 전혀 없는 밀가루형, 등등 모든 체형의 운동에 있어 쉽고 어려운 점은 분명 존재합니다.

저 같은 마른 체형을 가지신 분들은 멋지고 건강한 몸을 갖고 싶다면 단백질 위주의 적절한 음식 조절과 꾸준한 운동을 하면 됩니다. 그리고 저와 다른 체형을 가진 뚱뚱한 분들의 경우도 살을 빼서 멋진 몸을 갖고 싶다면 단백질 위주의 적절한 음식조절과 꾸준한 운동을 하시면 되고요.

뭐가 다를까요? 말장난인 것처럼 느끼실 수도 있겠지만 방법은 둘 다 똑같습니다. 벌크업 운동이든 다이어트 운동이든 결국은 먹는 싸움일 뿐이라는 말입니다. 운동은 무조건 깔고 가는거고요. 그리고 비만인 분들은 말씀하십니다. 마른 사람들은 좋겠다고……, 하지만 각자의 고충은 있습니다. 입 짧은 사람들은 시간 맞춰 챙겨 먹고 양 늘리는 것이 힘듭니다. 반대로 다이어트 하시는 분들은 참는 것이 정말 크나큰 고통이죠.

운동을 시작하려는 분들에게 제가 꼭하는 말이 있습니다. '제발 단 시간에 콤플렉스를 보완하려 하지 마세요'라고 말입니다. 몇 달 만에 보완될만한 것이었다면 그건 콤플렉스가 아닙니다. 그리고 콤플렉스인 것을 알고 덤벼서 그걸 이겨내야 훨씬 더 성취감이 커집니다.

마른 사람은 당연히 단백질이 부족하고 먹는 양 자체가 적겠죠. 물론 유전적으로 말라서 아무리 먹어도 살이 안 찌는 분이 있겠죠? 서른 넘어가 보세요. 배는 무조건 나옵니다. 올챙이가 됩니다. 뚱뚱한 사람은 당연히 자극적인 음식과 남들보다 많이 먹다 보니 온몸에 지방 붙은 겁니다. 저 또한 마찬가지입니다. 저도 사람이고 저도 이제 30대 중반입니다. 운동을 접고 아무 생각없이 2주만 놀고 먹으면 바로 식스펙 사라집니다 저도 쉽게 버티는 건 아니라는 것 알아주셨으면 합니다.

처음부터 데스런과 함께 하신 분들은 알고 계시겠지만, 저 역시 그때부터 시작해서 다시 몸을 끌어 올렸습니다. 저도 유전적인 저의 멸치같은 체형과 늘 싸우고 있다는 말이지요. 저는 몇 달만 운동을 쉬면 다시 멸치로 돌아갑니다.

우리 몸은 전신이 다 맞물려서 돌아가는 톱니바퀴입니다. 특정 한 부위만 운동한다고 해서 갖고 싶은 몸을 절대 가질 수 없습니다. 쫘악 벌어진 넓은 어깨를 빨리 가지고 싶다고 어깨 운동만 매일 하지 마시고, 전신 운동을 하세요. 내가 원하는 몸을 가질 수 있는 가장 빠른 방법입니다. 또한 실망스럽겠지만 마른 사람과 뚱뚱한 사람의 운동법이 구분되어 있지는 않습니다.

운동은 잠깐 몸만들 때만 하는 것이 아니고요. 평생 하는 겁니다. 음식 조절도 잠깐 하는 것이 아니고요. 평생 해야 하는 것입니다. 잠깐 몸을 만들고, 긴장을 풀면 바로 살이 붙고, 이런 과정을 몇 번 반복하다 보면 몸이 말을 안 듣는다는 말을 하기 시작합니다. 맞습니다. 그러니까 제발 성질 급하게 덤비지들 마시고, 운동은 평생해야 할 숙제라고 생각하고 여유있게 시간날 때마다 들여다 보시고 이것 저것 다 해보세요. −되도록이면 제 블로그나 페이스북을 보시면 더 도움이 될겁니다− 먹는 것도 시간을 두고 이렇게도 먹어 보고 저렇게도 먹어 보고 다 해보세요. 결국 책이든 유명해진 운동 프로그램이든 누군가가 해보고 자신의 경험을 알려준 것뿐이지 진리는 아니라는 것입니다. 최소한의 참고사항일 뿐입니다. 그런 것들을 참고 삼아 본인만의 스토리를 써보세요. 그렇게 몇 년이 흐르면 내 몸을 가장 잘 아는 초일류 셀프 트레이너가 되어 있을 것입니다.

운동은 "힘들 때부터"라는 겁니다. 나는 '힘들 때까지 했으니 할만큼 했어'가 아니라 힘들 때까지는 운동을 제대로 먹이기 위한 노동! 힘들 때부터는 더 높은 곳으로 기어 올라가는 운동!이라고 자기 최면을 걸고 운동하시면 좋은 결과를 얻을 수 있을 겁니다.

마지막으로 천천히 2년!

앞으로 살아가야 할 시간에 비하면 그리 긴 시간이 아닙니다. 한번 내 자신을 위해 투자해 보십시오. 이 책에는 아주 초보 단계부터 고수 단계까지 모든 과정을 소개하고 있습니다. 믿어 보시고 따라해 보세요. 횟수는 중요치 않습니다. 제가 세트와 횟수를 알려드리지 못하는 이유는요. 운동을 처음 시작하든 몇 년 전부터 시작하신 분들이든, 다들 각자의 체력이 다르기 때문입니다.

　일단은 체력을 키워야 하니 가능한한 최선을 다해서 첫 세트를 끝내세요. 단, 실패 지점에서 한두 개를 더 하려는 노력이 반드시 필요합니다. 힘들 때 끝내지 마시고 그때부터 젖 먹던 힘까지 짜내서 '한두 개 더' 하십시오. 그리고 다음 세트도 마찬가지고요. 이처럼 매일매일 운동하다 보면 나중에는 분명 처음 시작할 때와 전혀 다른 나를 보시게 될 것입니다. 저는 더 이상하면 다치겠다 싶을 때까지 합니다. 여러분은 처음부터 무리하지 마시고, 천천히 시작하세요. 생각보다 금방 늘어서 재미질 겁니다.

맨몸운동은 머신 운동과
프리 웨이트 운동과는 다릅니다

● ● ●

맨몸운동은 머신운동이나 프리 웨이트보다 안전합니다. 운동을 제대로 배우고 본인의 한계를 잘 아는 분이라면 해당 사항은 없겠지만 자신의 능력보다 무리한 운동을 하시는 분들이 많습니다. 이때 인대나 관절의 부상을 입기 쉽습니다. 하지만 **맨몸운동은 현재 내 몸을 감당하고 지탱하고 있는 내 몸의 근육과 관절을 이용하는 운동이기 때문에 외과적 질환이 있는 분이 아니라면 어느 정도 안전이 보장된 운동이라고 할 수 있습니다.**

맨몸운동으로도 벌크업 가능합니다. 아놀드 슈워츠네거 만큼은 아니지만 최소 제 몸만큼은 가능합니다. 제가 수년 동안 쉼없이 해온 운동이고, 저와 함께 운동을 한 많은 데스러너들이 인정한 운동이기도 합니다. 저는 지금까지도 탄수화물을 최대한 배제하고 단백질 역시 200g으로 제한하는 유지운동을 하고 있습니다. 현재 제 스팩은 176cm에 64kg입니다. 만약 저보다도 더 큰 근육을 원하신다면 음식량을 늘리면 될 것입니다.

맨몸운동은 쉬운 것 같지만 무척 어려울 수도 있습니다. 그러나 아주 효과적인 운동입니다. 그중 '푸시업'이라는 기본운동을요. 많은 분들이 쉽게 생각하십니다. 하지만 제가 말하는 정석대로 한다면 50회도 쉽지 않을 겁니다. 데스런 기초 체력 동영상을 보신 분들이라면 저 역시 무척 힘들게 하는 걸 보셨을 것이니 아시는 분들은 아실 겁니다.

턱걸이? 정말 힘듭니다. 하지만 등근육과 어깨근육을 잡는데 있어 랫풀다운이나 로잉머신, 데드리프트보다도 훨씬 빠르고 효과가 금방 나타나는 등근육 운동입니다. 대부분 힘드니까 그걸 피해서 다른 운동으로 대체를 하지요.

머신 운동은 머신에 내 몸을 맡기고 한정된 머신 범위 내에서 머신이 이끄는 대로 힘으로 댕기고, 힘을 풀면 무게에 의해 제자리를 찾아 가는 원리를 이용하는 운동입니다. 무게를 마음대로 조율할 수 있어서 큰 근육을 만드는데는 좋지만 가동 범위가 한정되다 보니 몸의 근육을 완벽하게 사용하지 못하는 단점이 있습니다. 또 머신에 의지하면서 무한 반복 운동이다 보니 지루하기도 하고요. 반면에 맨몸운동은 가동 범위의 한계가 정해져 있지 않아 훨씬 더 선명하고 머신 운동으로 만든 몸에서는 볼 수 없던 소위 '잘 근육'이라고 하죠. 그런 잔근육들을 만들어낼 수 있는 장점이 있습니다. 웨이트 트레이닝이나 머신 운동의 경우, 무게를 자유자재로 조율하면서 자신의 컨디션에 따라 운동을 할 수 있습니다. 반면에 맨몸운동은 자신의 몸무게만을 이용할 수밖에 없습니다. 여기에는 각자 장단점이 있는데요. 웨이트 트레이닝이나 머신 운동의 경우 큰 근육을 만드는데는 효과적입니다. 하지만 위에서 언급한대로 가동 범위가 한정적이라 몸속 깊숙한 근육까지 세밀한 자극을 주는 것은 무리가 있습니다. 또한 무게에 욕심을 부리다 다치는 경우도 많습니다. **맨몸운동은 자신의 몸무게만을 이용하기 때문에 일단 부상의 위험은 적습니다. 그리고 가동 범위가 정해져 있지 않기 때문에 몸속 깊숙한 곳까지 작용해서 훨씬 더 선명하고 멋진 잔근육을 만들 수 있는 장점이 있습니다. 또한 온전히 자신의 몸을 버티기 위해서 동등한 힘이 작용하기 때문에 밸런스를 잡는데도 효과적이고요.** 단점이라고 하면 무게로 자극을 주는데는 한계가 있어 몸이 일정 수준 이상 만들어지면 그 한계를 뛰어넘는데 좀 더 많은 시간이 필요하기도 합니다만 응용동작을 통해 다양한 자세와 각을 이용하면서 재미를 끌어내면 자칫 지루해질 수 있는 운동 시간을 상쇄할 수 있습니다. 이것이 맨몸운동의 장점이라고 감히 말해 봅니다.

근력운동을
꾸준히 해야 하는 이유

운동을 어느 정도 해보신 분들은 왜 몸 만들기를 '풍선'이라고 하는지 아실 겁니다. 1년 정도 고통스럽게 음식조절해가며 몸을 만든 다음, '아 이제 이 정도면 좀 먹고 쉬어도 되겠지?'하며 긴장을 푸는 경우가 더러 있습니다. 저는 회원들이 몸 좀 만들고 방심하는 시기가 되면 굳이 애써 말을 해서 설명하지 않습니다. 본인이 겪어봐야 하는 큰 관문 중 하나거든요. 미친 척하고 1년 동안 힘들게 만든 몸이 망가지는 시간? 제가 봤을 때는 딱 2주입니다. 그래서 풍선이라고 비유 합니다. 1년 동안 얼굴 붉혀가며 불어 온전한 모양을 만들었다고 기뻐하면서 가만 있으면 나도 모르는 새에 바람이 빠지면서 순간 쪼그라들고 맙니다. 아무리 오랜 기간 몸을 만들었어도 2주 정도 무절제한 생활을 이어가면 쭈글쭈글해지는 풍선처럼 바로 망가집니다. 이는 15년 동안 운동을 해온 저 역시 마찬가지입니다. 기껏 빵빵하고 각을 세운 근육들은 어디가고 그 빈 자리를 순식간에 수분과 지방이 대신하죠. 도로아미타불입니다.

2015년 미국 듀크대 의대, 영국 킹스칼리지, 이스라엘 헤부르 대학 등이 참여한 국제 공동연구진의 발표에 따르면 사람의 노화는 평균 26세부터 노화가 시작된다고 합니다. 생각보다 빨리 노화가 시작되죠? 노화가 시작되는 나이를 기준으로 매일 같은 양의 음식을 먹으면 1년 동안 근육량은 1kg이 줄고, 체지방은 1.5kg이 늘어난다고 합니다. 그래서 노화가 시작되는 시점에서 현재 자신의 체형만을 믿고 아무것도 안 하면 자신도 모르게 점점 몸이 망가지게 되는 것입니다. 어느 정도 인지했을 때는 바쁜 사회 생활 속에서 자신을 돌 볼 시간이 없다보니 점점 나를 놓게 되고 그러면서 포기를 하게 되는 경우가 보통입니다. 이같은 상황을 방지하는 가장 좋은 방법은 성장이 멈추기 전 근력운동과 체계적인 식단관리를 통해 몸을 만드는 것이 좋지만 대부분 그렇게 하지 못하죠. 이제는 차선책입니다. 기초 대사량이 떨어진다면 이를 인위적으로 높이거나 운동을 통해 칼로리를 소비해야 합니다. 우리가 운동을 꾸준히 해야 하는 이유인 것이죠. **평소 운동 습관이라든가 기초 대사량 등 여러 가지 요소가 있지만 보통 사람들은 운동을 그만두면 2~8달이면 전혀 운동하지 않았던 시기로 몸이 되돌아 갑니다.** 단 2주면 근육량이 줄어 들고 체지방이 쌓이는 것을 육안으로 확인이 가능하고요. 여기다가 운동으로 풀던 스트레스가 식욕으로 터져버리면 정말 걷잡을 수 없는 사태로 이어지기도 합니다. 이렇듯 운동은 여름철 웃통을 까기 위해서 한 철 바짝하는 것이 아닙니다. 평생해야 할 숙제입니다. 앞으로 살아갈 많은 날들을 위해 2년만 투자하세요. 2년 간 음식조절과 운동을 하다 보면 살이 찌고 빠지고, 근육이 올라왔다 내려갔다 하는 과정을 거치면서 어느 정도 몸을 만들면 운동 자체가 습관이 되어 있을 테고, 며칠만 운동을 안 해도 컨디션 저하와 무기력증을 느끼게 될 것입니다. 결정적으로 옛 모습으로 돌아가기 싫어 열심히 운동하고 음식조절을 하는 나 자신을 보실 수 있을 겁니다. 장담합니다.

나의 체력 테스트와
운동 스케쥴(운동일지) 짜기

● ● ●

일단은 2장에서 소개하는 푸쉬업, 턱걸이, 스쿼트, 크런치, 평행봉을 어느 정도 하는지 테스트 세트를 돌아봅니다. 그리고 운동일지를 만들어 기록을 정리하고요. 이것이 나의 운동일지 첫번째 날의 기록입니다. 개인적으로는 스마트폰에 메모하거나 어플을 사용하는 것보다 직접 손으로 기록하는 것이 낫다고 봅니다. 글로 기록하는 것과 입력하는 것의 차이가 있으며, 노트에 기록하면 나중에 볼 때 모든 히스토리가 쉽게 한눈에 들어오니까요.

운동 스케쥴? 특별한 것 없습니다. 매일 운동할 수 있다면 주 1회 휴식하는 걸로 스케쥴을 짜면 될 것입니다. 개인적으로 저는 주 4~5일 운동을 합니다. 사정에 따라 주 3회하는 경우도 있습니다. 뭐 어짜피 평생 운동을 한다는 생각을 가지고 간다면 굳이 하루도 빠지지 않고 운동해야 한다는 강박관념은 굳이 안 가져도 될 것입니다. 최소 30분이라도 운동할 수 있는 시간이 된다면 매일매일 운동하세요. 그날마다 계획한 운동 프로그램을 매일매일 한다면 어느 순간 몰라보게 몸매가 다듬어지고 힘이 붙은 나를 볼 수 있을 것입니다. '닥치고 데스런'에서는 다섯 가지 부위별 운동을 초보 레벨부터 초고난이도 레벨까지 차례로 소개할 것입니다. 각 부위별 운동마다 첫 레벨부터 제가 요구하는 정석대로 차례차례 해보세요. 그리고 나서 내 레벨에 맞은 운동을 하루에 하나씩 시작합니다. 운동 스케쥴은 한 번에 너무 여러 운동을 하려고 하기보다는 심플하게 짜는 것을 권합니다. 그래야 스트레스도 덜 받고, 원하는 부위에 집중적인 자극을 줄 수 있습니다. 괜히 어설프게 여러 운동을 하게 되면 운동이 아닌 노동이 될 수 있습니다. 처음에는 다섯 가지 부위별 운동을 한 세트씩 돌았지만 체력이 좋아진 만큼 세트 횟수를 늘려 나가면 되겠습니다. **한 가지 당부를 하자면 운동을 할 때 세트 횟수를 채우는 것에 만족하지 마시고요. 매일 운동할 때마다 실패 지점을 체크하**

고 하루하루 그보다 하나라도 더 하는 것을 목표로 해야 매일매일 보다 나은 결과를 마주할 수 있을 것입니다.

마지막으로 명심해야 할 것 하나! 근육통은 운동으로 풀어주는 법. 몸이 아프다고 쉬지 마시고 그 통증을 이겨내야 힘이 붙습니다.

운동 테스트 및 초·중·고급자의 기준

1. 푸쉬업 – 발끝 대고 스트레이트 푸시업
10회 이하는 초급 / 30회까지 중급 / 50회 이상 고급

2. 턱걸이 – 풀업
5회 이하 초급 / 15회 이하 중급 / 20회 이상 고급

3. 평행봉 – 스트레이트 딥스 풀
10회 미만 초급 / 20회 미만 중급 / 30회 이상 고급

4. 하체 – 풀 스쿼트
30회 이하 초급 / 60회 이하 중급 / 100회 이상 고급

5. 복근 – 크런치
20회 이하 초급 / 40회 이하 중급 / 60회 이상 고급

정확한 동작과 운동 효과는 정비례합니다

● ● ●

체력 테스트를 할 때는 제가 책에서 설명한 그대로 실시한 결과를 정확하게 기록합니다. 예를 들어 턱걸이를 한다고 했을 때, 처음 2회는 온전한 자세로 하다 힘이 들어 배치기를 하거나 팔을 굽힌 상태로 8회를 더했다면 10회가 아니라 총 2회로 인정합니다. 그 어떤 운동이 됐든 많은 횟수가 중요한 것이 아니라 적은 횟수라도 얼마나 정확한 동작으로 했느냐가 중요한 것입니다. 앞으로 보게 될 2장에서는 제가 데스러너들과 같이 운동을 하면서 많은 데스러너들이 겪는 시행착오와 운동 시 주의사항들을 정리해 놨습니다. 이를 염두해 두고 올바른 자세로 운동해 나가기를 바랍니다. 그렇지 않으면 운동 효과가 반감될 수 있으며 부상을 입을 수도 있습니다. 본격적으로 '데스런 프로그램'에 들어갔을 때, 횟수를 쳐내는 것에 욕심내지 말고 반드시 제가 정리한 주의사항과 시행착오를 존중하고 그대로 따라주십시오. 가장 안전하고 운동 효과를 극대화하는 지름길입니다.

자신만의 호흡법을 만드는 것이 중요합니다

근육운동 시 호흡은 상당히 중요합니다.

기본적으로 저는 힘을 주는 시점에서 '숨을 뱉으라'고 얘기합니다. 내뱉으며 복부의 압력을 통해 힘을 조금이라도 더 끌어다 쓸 수 있다는 것이 제가 그동안 직접 운동하고 트레이너 생활을 통해서 얻은 결론입니다. 쉽게 말하면, 당기는 운동을 제외하고는 밀어 올릴 때 뱉고, 당기는 운동은 당길 때 뱉으면 됩니다. 더 간단하게 말하면 운동을 하면서 바닥과 멀어지는 순간 뱉으면 됩니다. 그리고 힘이 한계에 다다랐을 때 숨을 참는 습관은 들이지 않는 것이 좋습니다. 운동 시 숨을 참으면서 최대한의 힘을 끌어내는 방법을 '발살바 호흡법'이라고 하는데요. 근육 운동과 혈액 순환에 있어서 산소 공급이 무척 중요한데 숨을 참아버리면 근육이 운동 중 회복에 제한을 받아 쉽게 피로를 느끼게 됩니다. 그러다 보니 최대한 호흡을 이어가면서 운동하는 것이 좋습니다. 하지만 정말 힘이 들면 호흡은 꼬이게 되어 있습니다. 이렇게 저렇게 해보고 본인만의 호흡법을 찾는 것도 한 방법입니다. 운동에는 정석이 없으니까요.

스트레칭의 중요성을
잊지 마십시오

● ● ●

유연성의 사전적 의미는 '딱딱하지 아니하고 부드러운 성질' 정도입니다. 근육운동에 있어서 유연성이 좋지 못하다는 것은 피로가 빨리 온다는 뜻입니다. 운동할 때 한계점이나 돌발 상황에서 유연성이 좋은 사람과 안 좋은 사람의 예를 들어보겠습니다. 물구나무를 설 때, 분명히 한 번은 등으로 착지를 하는 일이 생길 것입니다. 이때 유연성이 좋은 분은 순간적으로 몸을 틀어 옆으로 낙법을 치며 떨어지나 유연성이 안 좋은 분은 순간 온몸이 경직되며 그대로 등판으로 떨어집니다. 유연성은 이런 것입니다. 단순히 상체를 굽혀서 앞으로 얼마나 내려갈 수 있느냐가 아니라 몸의 민첩성과 조정력의 차이입니다. 우리는 유연성 향상을 위해 스트레칭을 합니다. **스트레칭은 단순히 경직된 근육을 늘려주는 단순 동작이 아닙니다. 스트레칭을 운동과 별개로 보면 안 됩니다. 스트레칭 역시 근육운동입니다.** 예를 들어 앉아서 다리를 양쪽으로 벌리고 상체를 앞으로 숙이는 동작을 하고 있다고 가정해 보죠. 이때 누르는 근육은 앞으로 내려가려 노력할 것이고, 다리 뒤쪽과 허리 근육은 본인들이 내려갈 수 있는 한계에서 싸인을 보냅니다. '야, 그만 가. 나 여기까지인 거 같아 미안해'하며 말이죠. 그 신호가 바로 통증입니다. 이때 억지로 더 누른다면 부상으로 이어지는 것입니다. 근육운동에서 가동 범위는 상당히 중요합니다. 어떤 근육에 힘을 주어 무리가 가지 않는 선에서 컨트롤할 수 있는 정도가 그 가동 범위입니다. 이 가동 범위를 넓혀 주어야 근육운동 시 더 깊은 곳까지 진한 자극을 줄 수 있습니다. 유전적으로 '뻣뻣함을 물려 받고 태어났다?' 아닙니다. 남자들은 대부분 똑같습니다. 후천적으로 노력하고, 꾸준한 스트레칭과 운동으로 그 가동 범위를 늘려줬느냐 아니냐의 차이인 것입니다.

스트레칭은 충분히 웜업을 한 후에 하십시오. 운동 전에는 웜업이 끝나고 큰 근육순으로 늘려줍니다. 동작은 통증이 느껴지기 직전까지 약 10~15초 정도 홀딩하는 것이 좋습니다. 그리고 작은 근육들은 근육운동 후에 마무리 운동으로 스트레칭을 해줍니다. 다시 한 번 강조합니다. 스트레칭도 근육운동입니다.

준비운동과 웜업은
아무리 강조해도 모자랍니다

● ● ●

자동차 예열 과정을 떠올려 보시죠. 처음 시동을 걸면 엔진 소리가 크게 나면서 불안정하고 강한 진동이 옵니다. 그러다 일정 시간이 지나면 이내 엔진 소음이 줄어들고 진동도 부드러워지고요. 사람의 몸도 자동차 엔진과 같습니다. 가만히 있다가 갑자기 격한 운동을 하면 바로 부상으로 이어지기 십상입니다. 웜업? 간단합니다. 말 그대로 몸을 따뜻하게 만들어 주는 것입니다. 주변에서 내 몸에 열을 올려줄 수 있는 요소를 찾으세요. 아파트 계단을 오르내려도 되고, 팔 벌려뛰기나 줄넘기도 좋습니다. 오랜 시간할 필요도 없습니다. 등에 땀이 살짝 날 때까지만 해주면 됩니다. 저 역시도 늘 시간에 쫓기다가 잠깐 시간이 날 때 '빨리 운동해야지' 하고 스트레칭만 간단히 하고 바로 본 운동에 들어갔다가 담에 걸린 경우가 많습니다. 꼭 땀이 맺힐 때까지 웜업을 하시기 바랍니다.

휴식의 중요성을
잊지 마세요

●●●

　세트 사이의 쉬는 시간은 짧을수록 좋습니다. 저는 영상과 블로그에서 쉬는 시간을 20초로 명시했지만 이를 지킬 수 있는 사람은 솔직히 많지 않습니다. 쉬는 시간을 '최소화하는 것이 좋다'는 메세지를 전달하고자 하는 의도였습니다. 쉬는 시간은 체력에 따라 달라지겠지만 본인이 처음 운동을 시작할 때 쉬는 시간을 2분으로 정했다면 운동이 끝날 때까지 그 시간을 지키는 것이 좋습니다. 지쳤을 때, 힘이 빠졌을 때, 숨찰 때, 몰아붙여야 내 몸은 그 힘든 상황에 적응하고 그에 맞추어 운동 능력이 향상됩니다. 인간의 한계는 엄청납니다. 힘들다고 더 쉰만큼 운동 효과는 반감합니다.

근육량을 늘리고 체지방을 줄이는 데 있어 음식조절은 필수입니다

● ● ●

식스팩은 운동을 하는 모든 남자들의 최종 목표(?)입니다. 저를 지지하고 '닥치고 데스런'을 구입한 분들은 더더욱 그렇고요. 많이들 착각하고 있는 부분인데요. **식스팩은 만드는 것이 아니라 식스팩 주변을 감싸고 있는 지방을 걷어내는 것입니다.** 그렇기 때문에 음식조절이 필수라고 하는 것입니다. 또한 운동을 하는데 있어 근육은 힘을 전달하지만 지방은 아무 역할을 안합니다. 그저 운동 효율을 떨어뜨리는 무게추일 뿐입니다. 그렇기 때문에 운동 강도가 쎈 '데스런 프로그램'을 소화하기 위해서는 음식조절을 통한 체지방 조절이 꼭 필요합니다. '닥치고 데스런'을 보시는 분들이라면 어느 정도 운동에 관심을 가지고 상당 기간 운동을 하신 분들이기에 음식조절을 어떻게 해야 하는지 다들 아시리라 믿습니다. 탄수화물, 자극적인 음식, 인스턴트, 가공식품, 군것질을 멀리하고, 단백질 위주의 자연식 식단을 꾸리면 됩니다. 제가 자세히 말하지 않아도 다들 아실 거라 믿습니다. 일부러 식단을 챙기는 것이 번거로울 수도 있습니다. 하지만 의지가 결과를 만들어냅니다. 그리고 멋진 몸을 갖겠다는 목적이 확실하다면 반드시 챙기십시오.

본인의 운동하는 모습을
한번 촬영해 보세요

● ● ●

본격적으로 2장 '닥치고 데스런'에 들어가면 지겨울 정도로 정확한 '자세와 동작'을 요구할 것입니다. 하지만 운동을 하면서 이를 확인할 방법은 없죠. 그래서 본인이 운동하는 모습을 촬영해서 책 속의 동작을 그대로 정확하게 따라하고 있는지를 확인하자는 것입니다. 거의 모든 분들이 스마트폰이나 디지털 카메라를 가지고 있을 겁니다. 이를 활용하면 효율적으로 '데스런 프로그램'을 진행할 수 있을 것입니다. 푸시업은 스마트폰을 바닥에 놓고 정측면과 측면 45도에서 촬영합니다. 턱걸이는 정후면과 정측면을 촬영합니다. 전신 풀샷으로 찍어야 분석하기에 좋습니다. 그리고 '데스런 프로그램'을 진행하면서 일정 기간을 두고 자신의 전신 샷을 촬영하는 것도 권합니다. 모델 한혜진의 경우, 아침에 일어나서 운동을 한 후, 매일 자신의 전신 샷을 찍는다고 합니다. 자신의 체형이 어떻게 변해가는지를 확인하는 것이 주목적인 거죠. 우리야 매일 그렇게 사진을 찍기에는 많이 번거로우니 일주일에 한 번 정도 같은 장소에서 같은 조명으로 사진을 찍어 봅니다. 자신의 변해가는 모습을 확인하게 되면 점점 더 운동에 대한 의지가 생길 거라 믿어 의심치 않습니다.

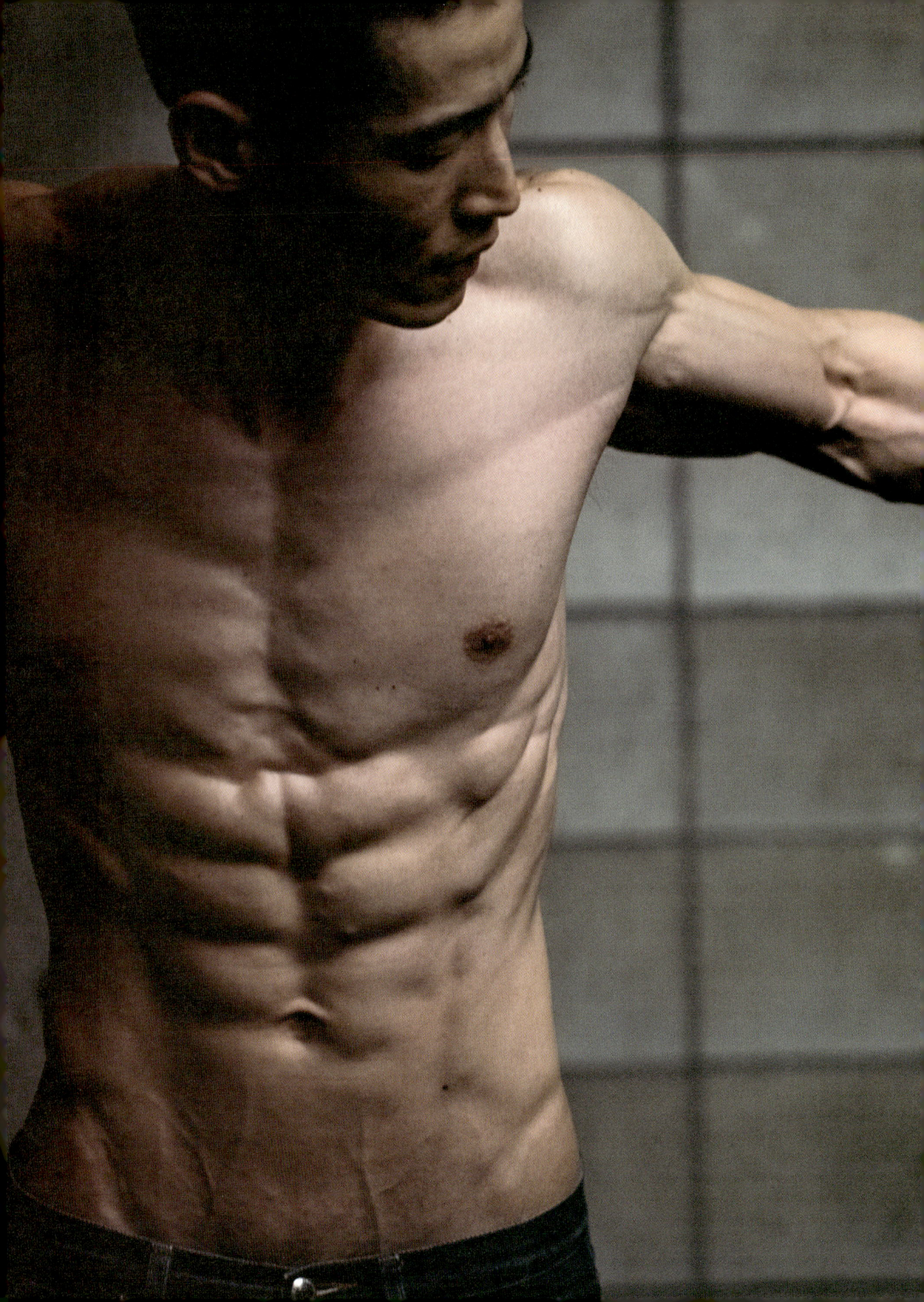

PART

2

...

닥치고 데스런

CHAPTER

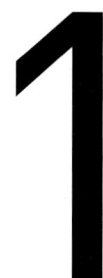

스트레칭

　스트레칭은 단순히 경직된 근육을 늘려주는 단순 동작이 아니다. 스트레칭 역시 근육의 유연성을 키워주는 근육운동이다. 근육운동에서 가동 범위는 상당히 중요하다. 특정 근육에 힘을 주어 무리가 가지 않는 선에서 컨트롤할 수 있는 정도가 가동 범위인데 그 가동 범위가 클수록 본격적인 근육운동 시 더 깊숙한 곳까지 자극을 줄 수 있는 것이다. 충분한 웜업 후 스트레칭 역시 근육을 키우는 운동이라 생각하고 정확한 동작으로 제대로 하자. 스트레칭 방법은 운동을 하는 분들이라면 다 아실테니 설명은 생략하고 스트레칭 시 각 동작마다 우리 몸에 근육들이 어떻게 반응하는지를 사진으로 보여주고자 한다.

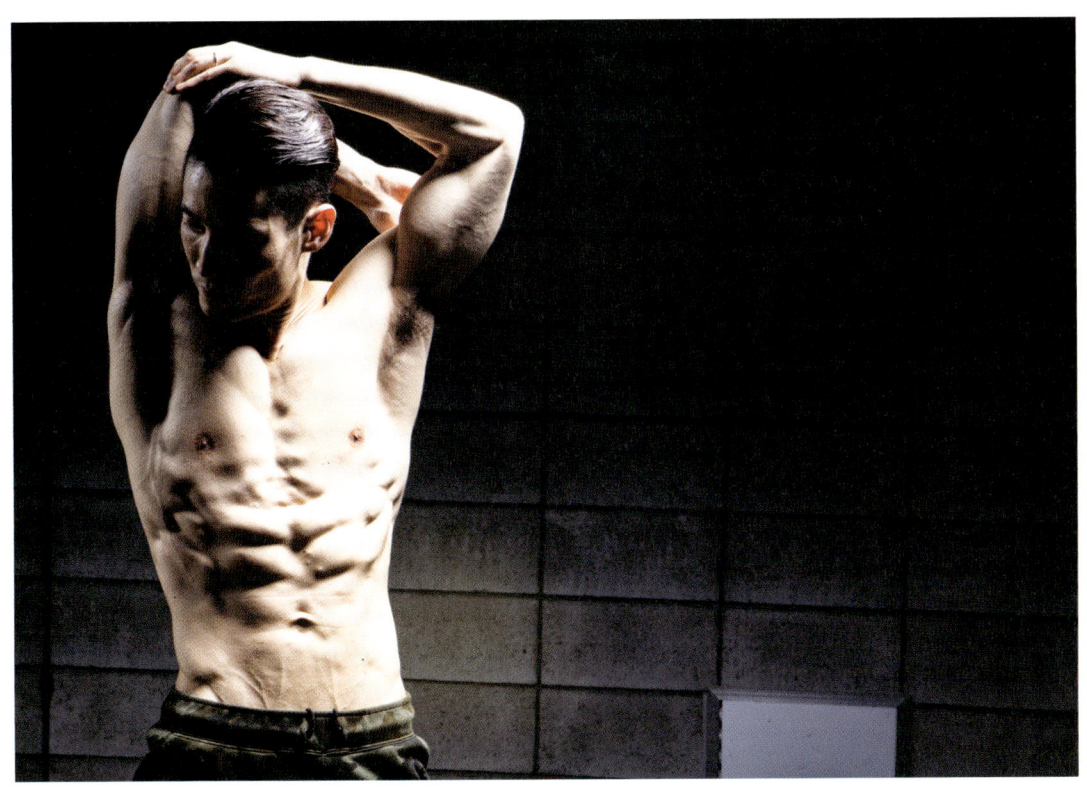

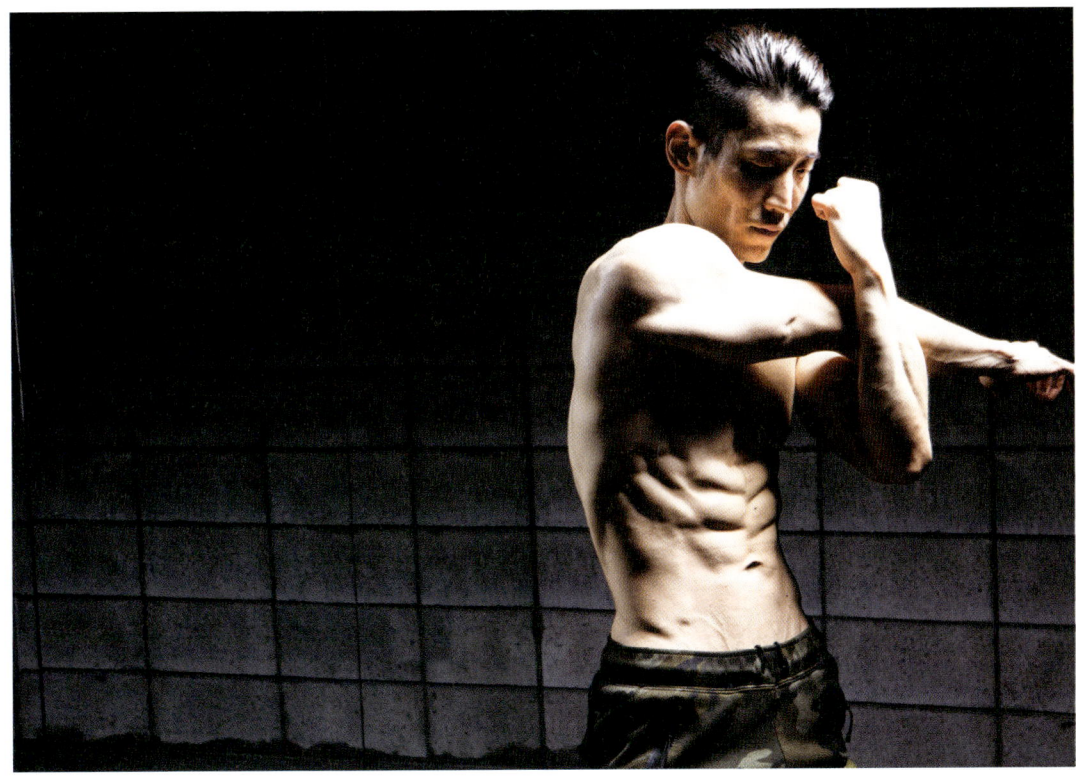

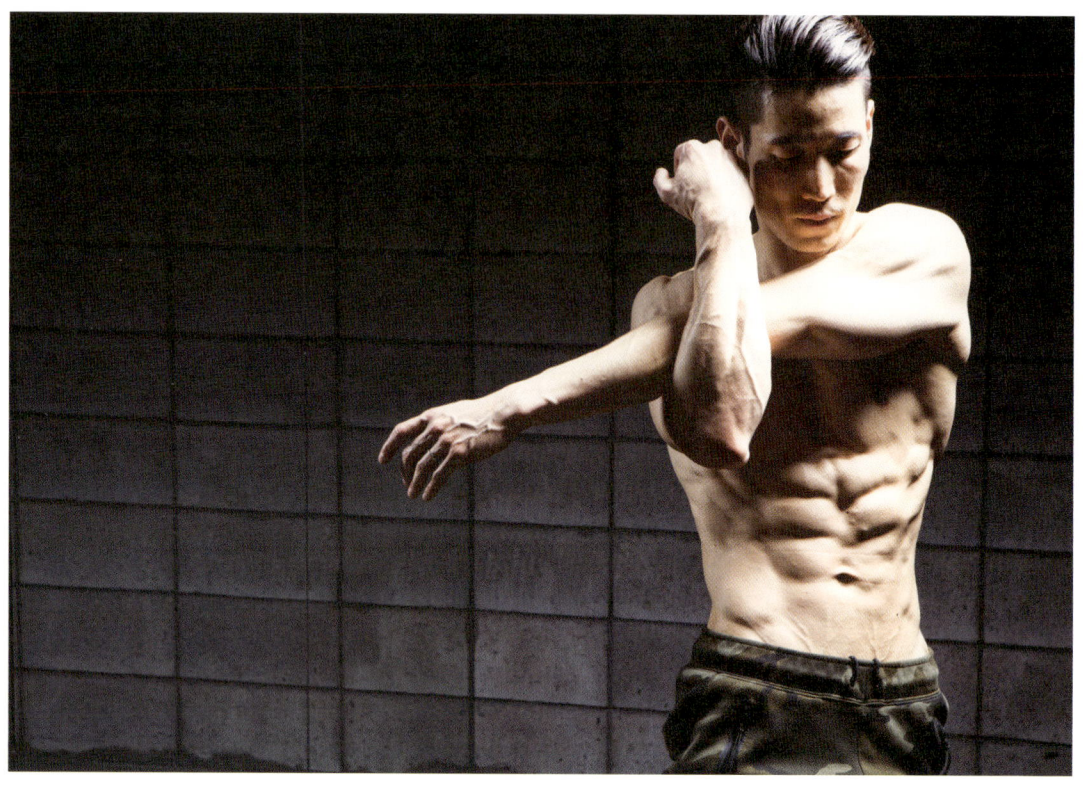

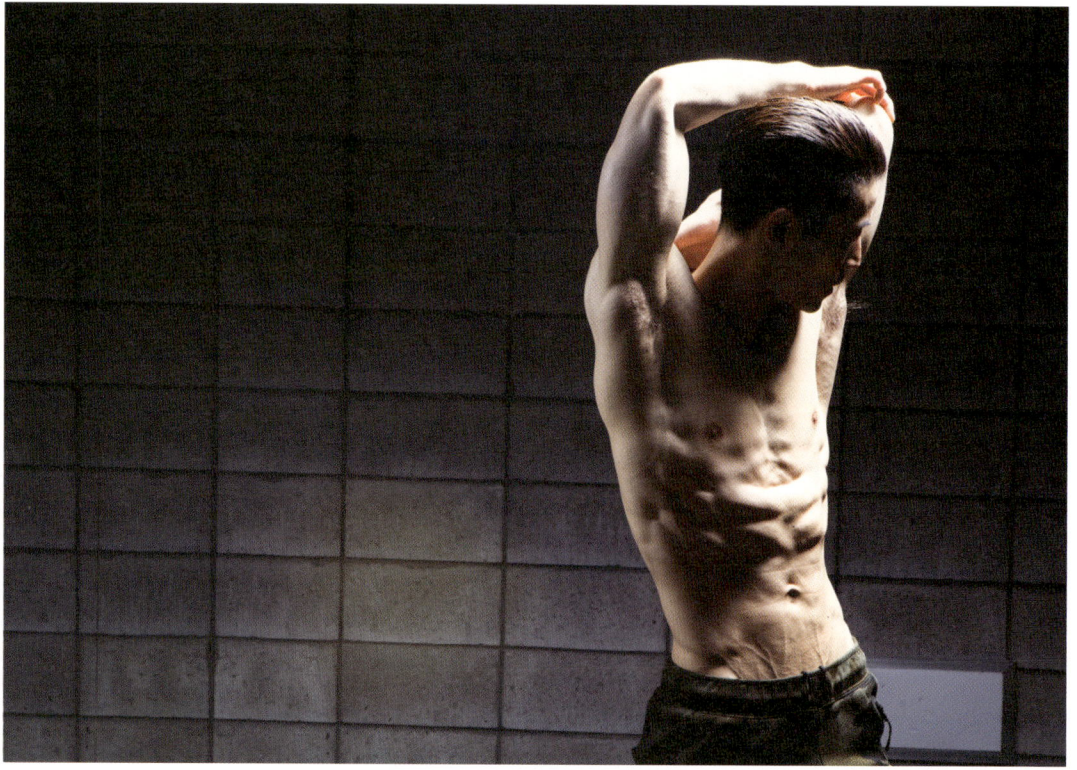

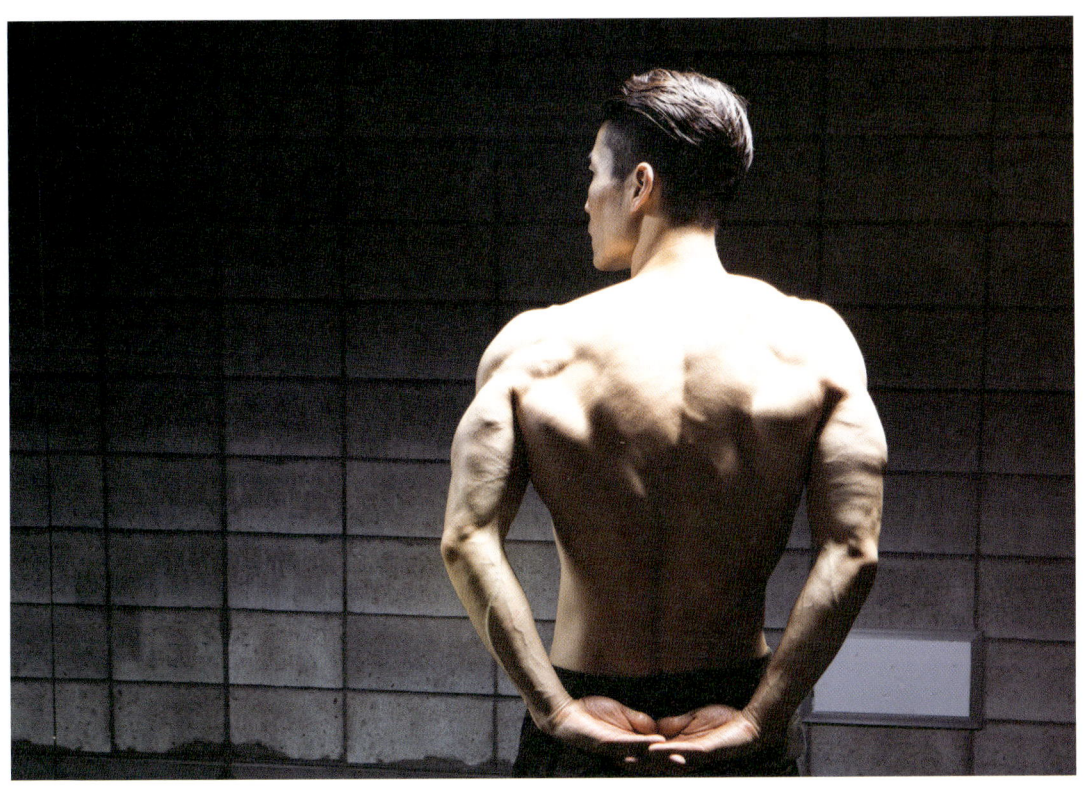

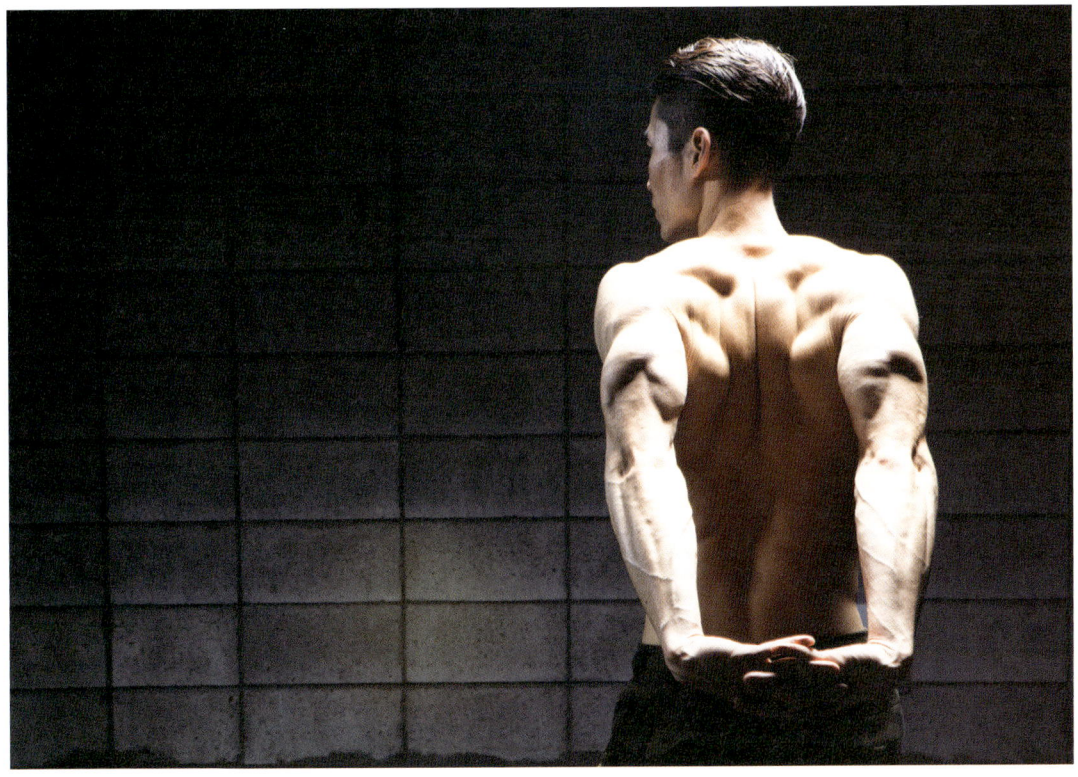

Part 2 - 1 스트레칭

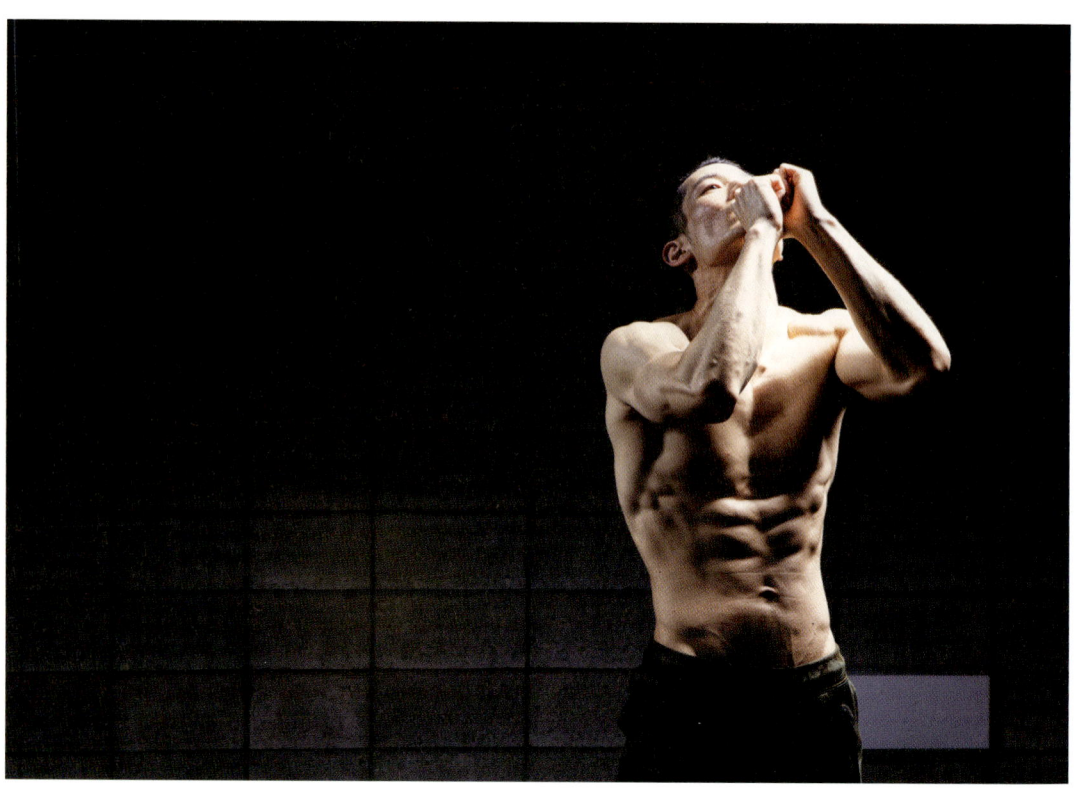
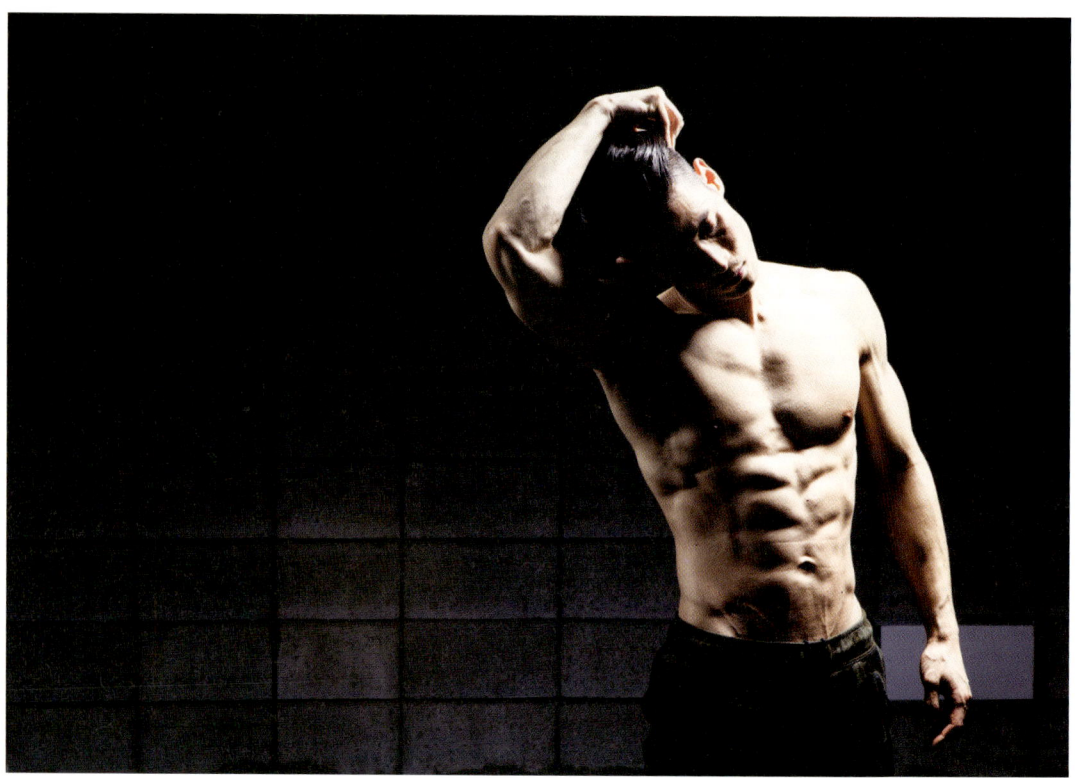

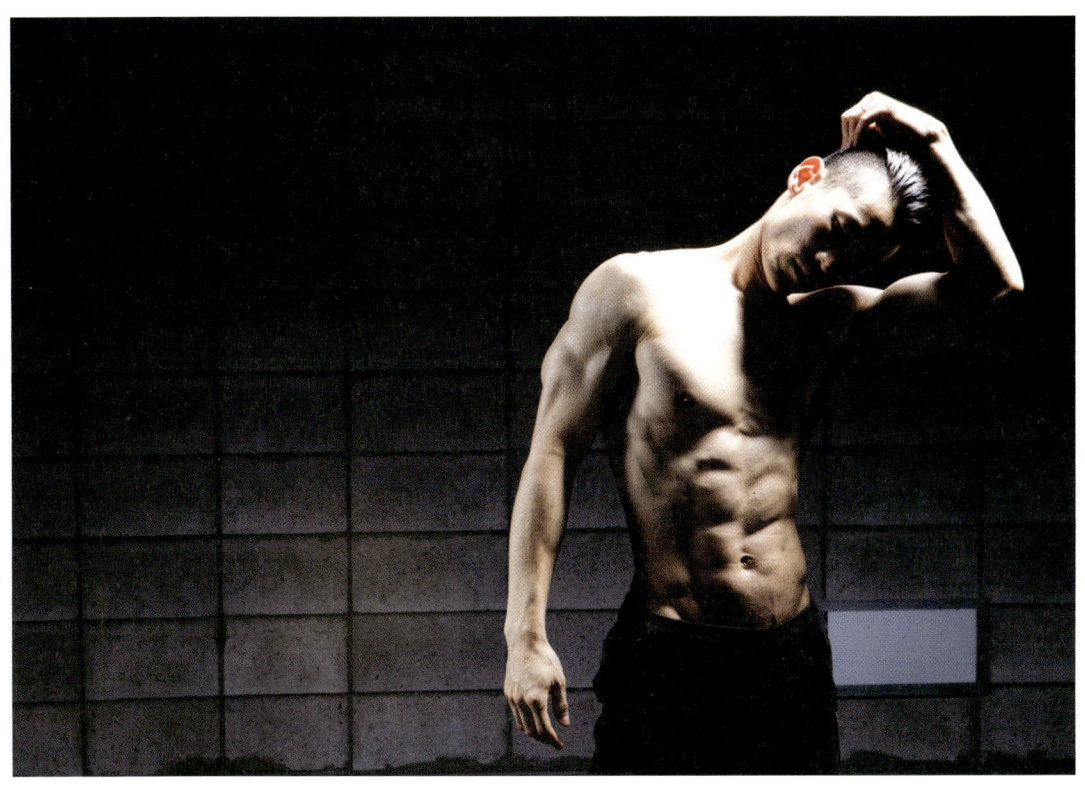

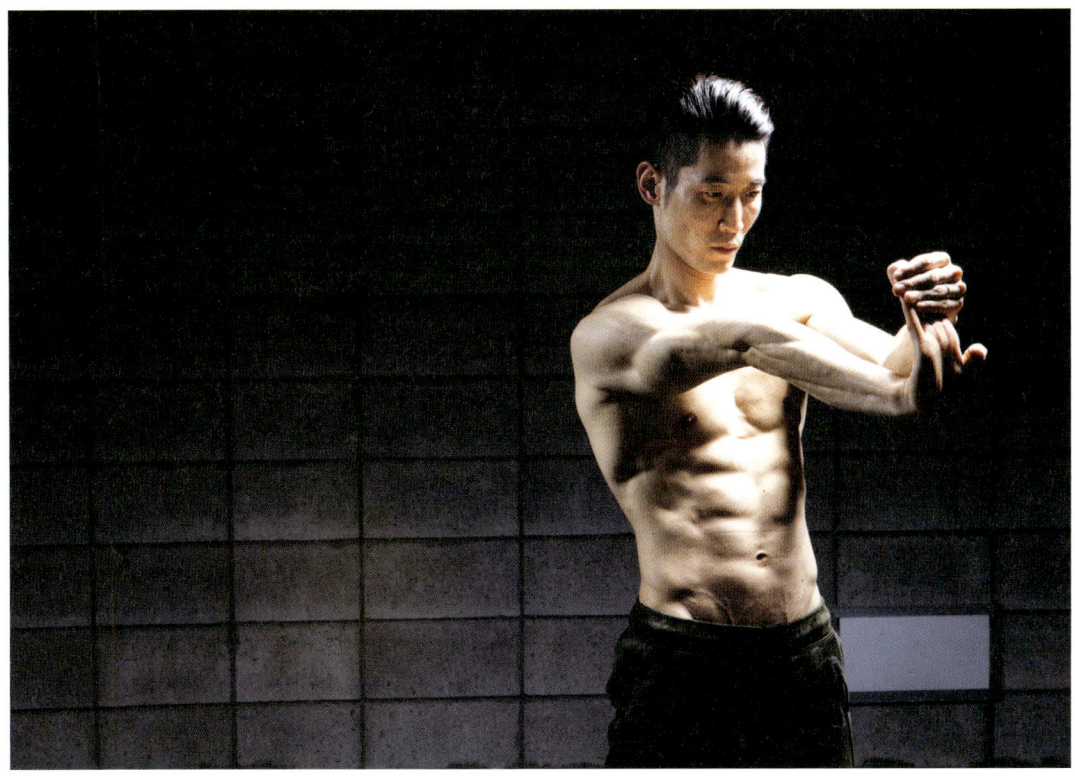

Part 2 - 1 스트레칭

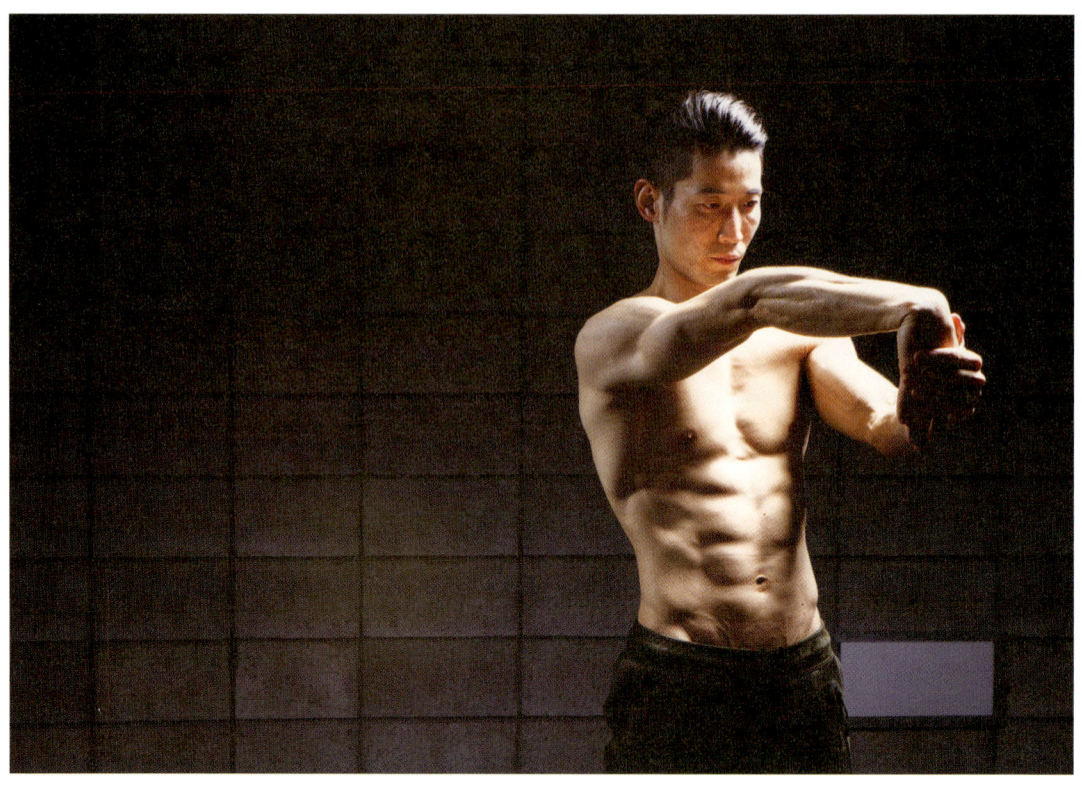

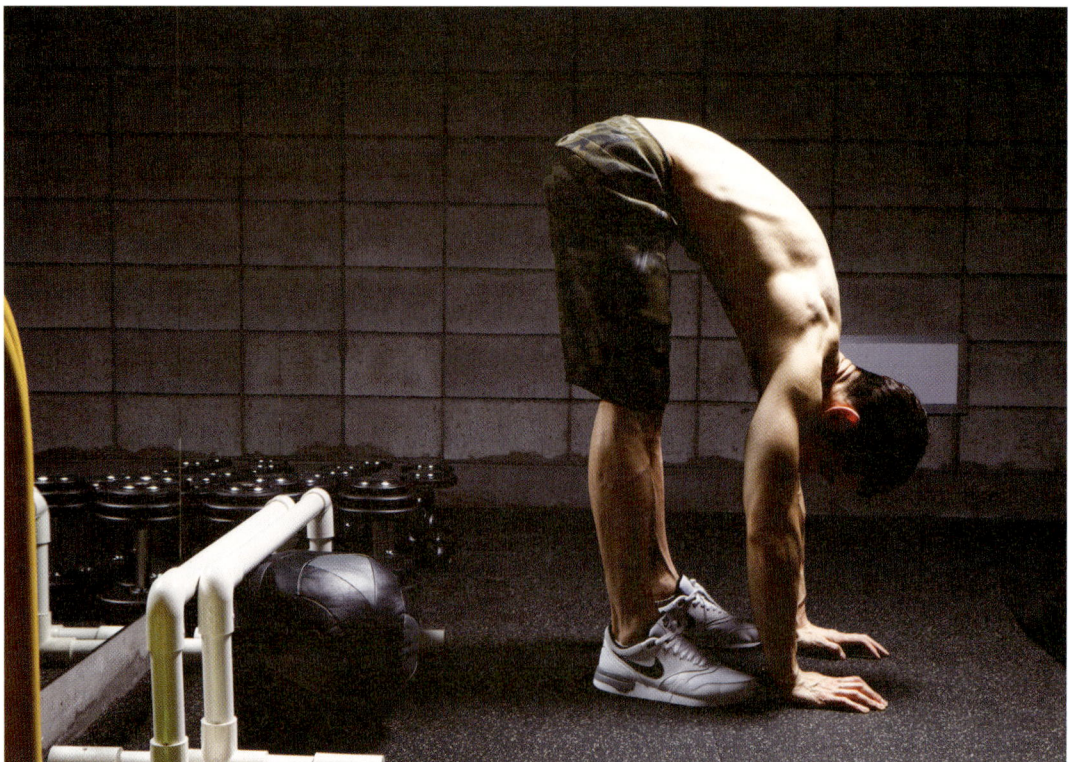

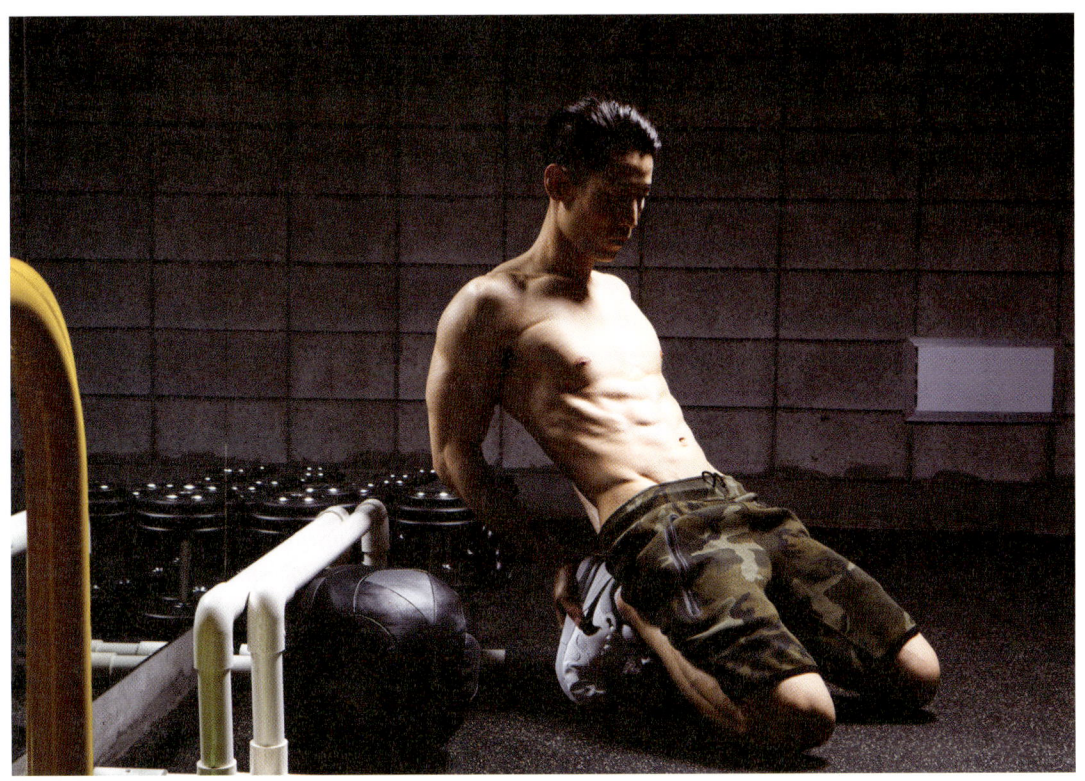

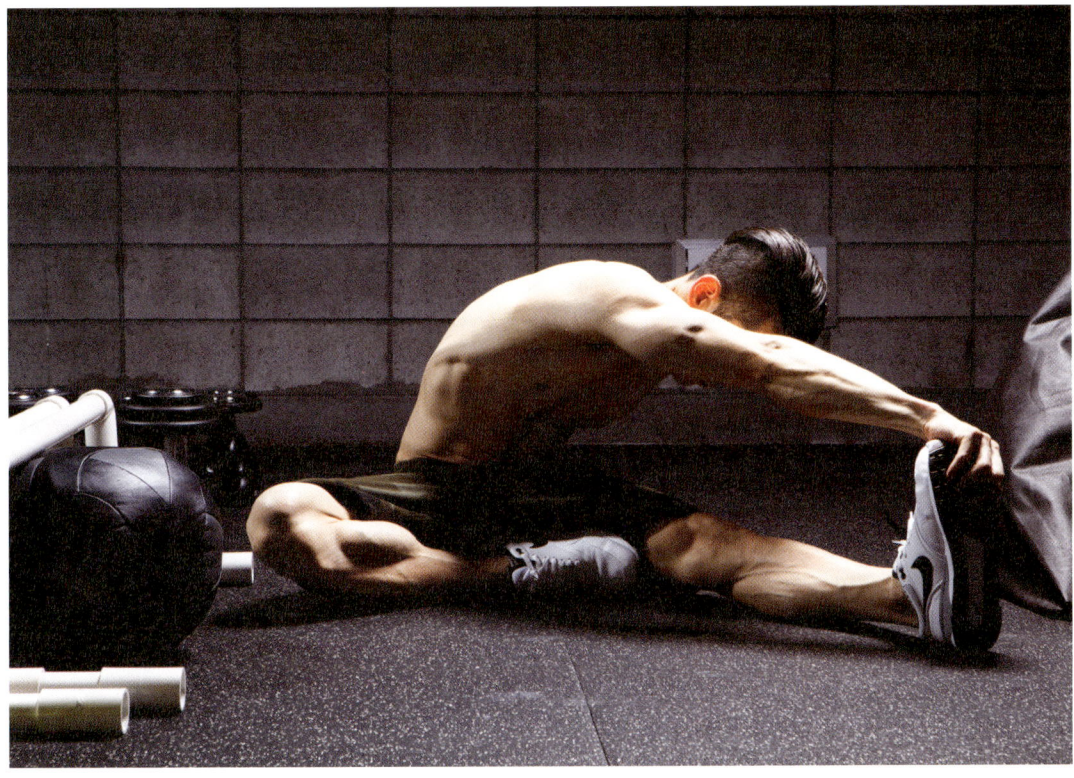

Part 2 - 1 스트레칭   049

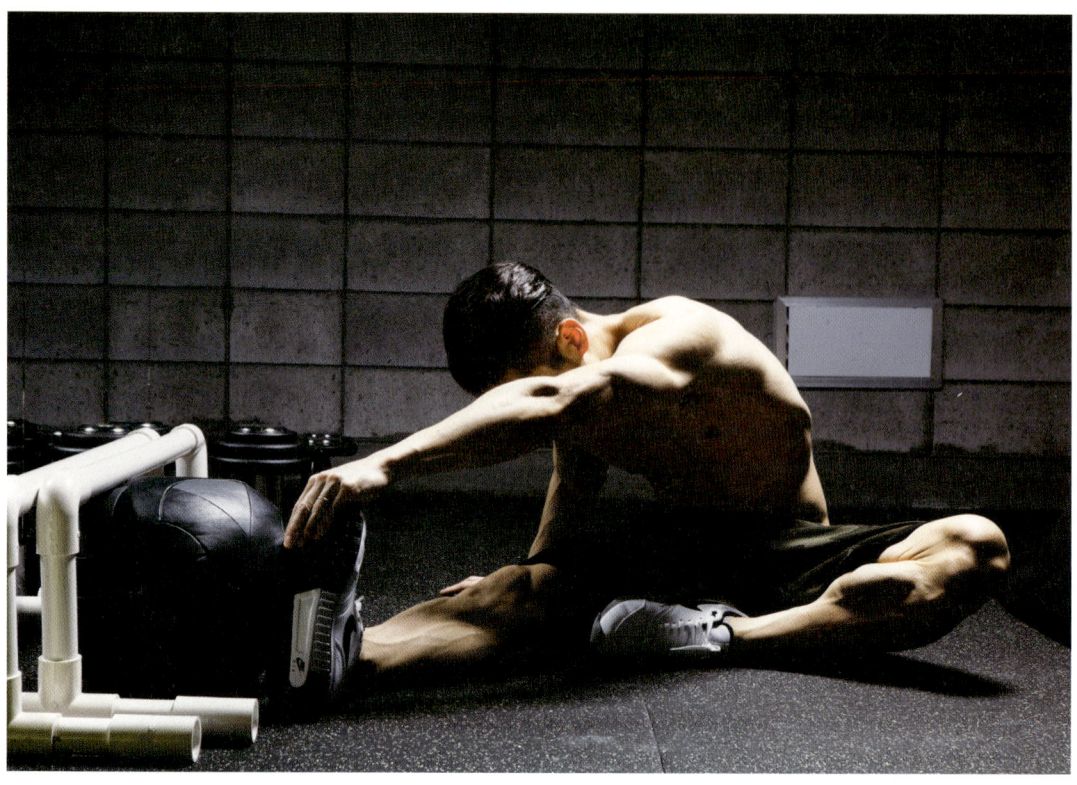

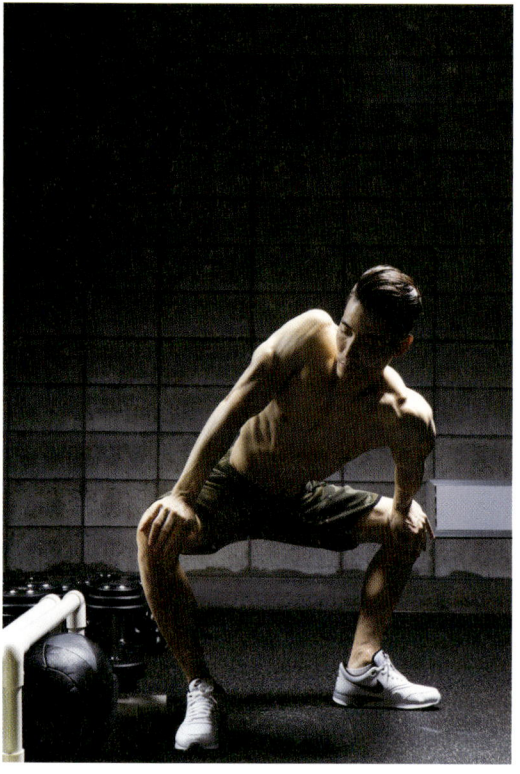

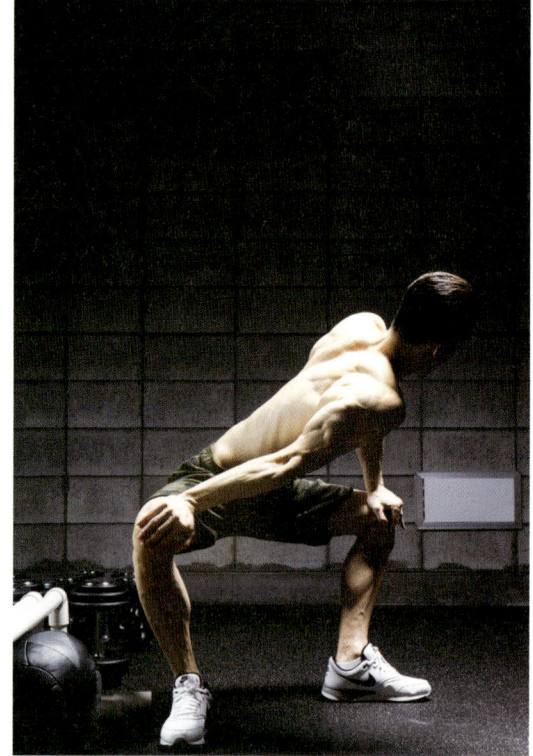

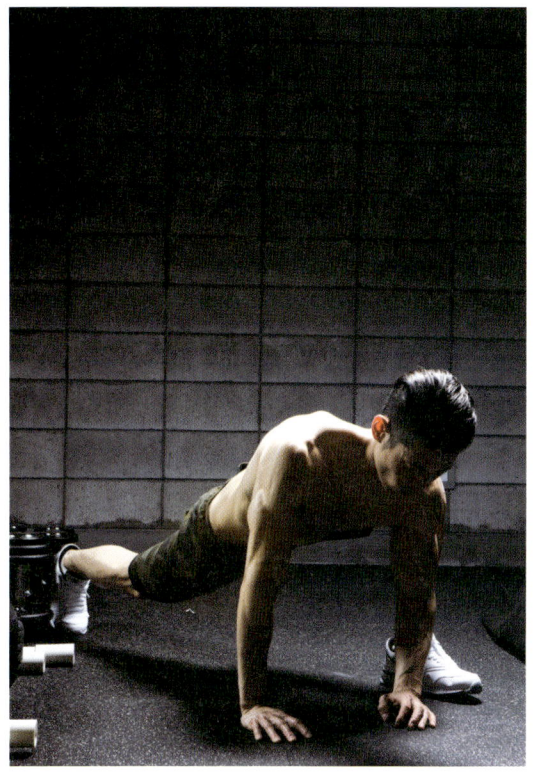
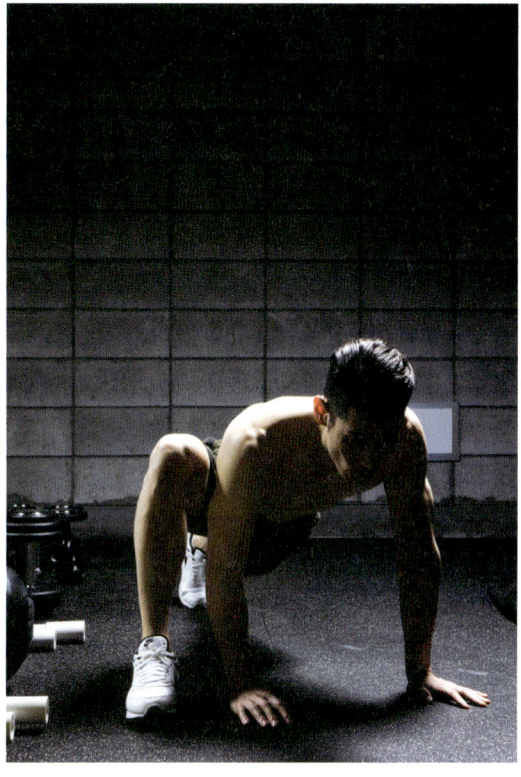
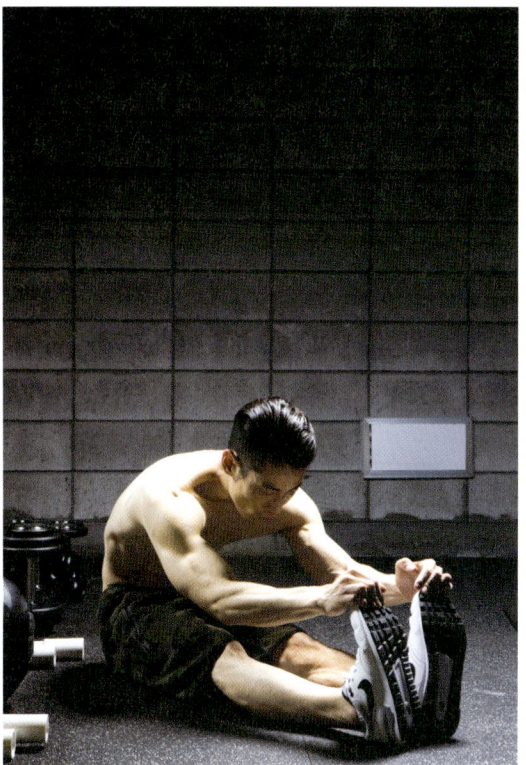
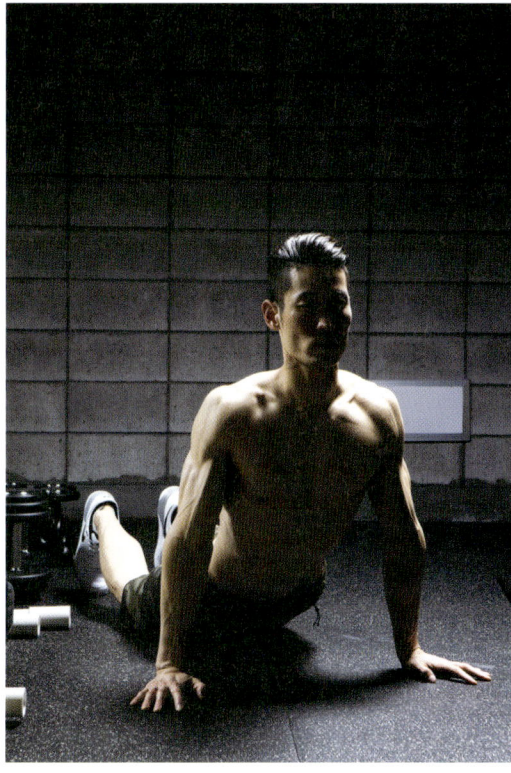

Part 2 - 1 스트레칭

CHAPTER 2
데스런 베이직 프로그램

　공간의 제약이나 특정 운동기구나 도구 없이 가장 효율적이며 안전하게 체력을 키울 수 있는 것이 여기서 소개하는 여덟 가지 운동이다. 하지만 손쉽게 할 수 있는 만큼 정확한 동작과 자세를 소홀히하다 보면 운동의 효율이 떨어질 뿐더러 부상의 위험도 있다. 이에 운동의 효과를 극대화시키기 위해 정확한 동작을 동영상으로 설명하고자 한다. '닥치고 데스런'을 통해 처음 운동을 시작하거나 평소 본인의 체력이 약하다고 생각하는 분들은 이 과정을 통해 충분히 체력을 키운 다음, 이후 '닥치고 데스런'에 도전하길 바라며, 컨디션이 저조할 때, 무리하게 운동하기보다는 이 동작들을 가볍게 소화하면서 꾸준히 운동하는 습관을 가져가는 것도 좋다.

스쿼트

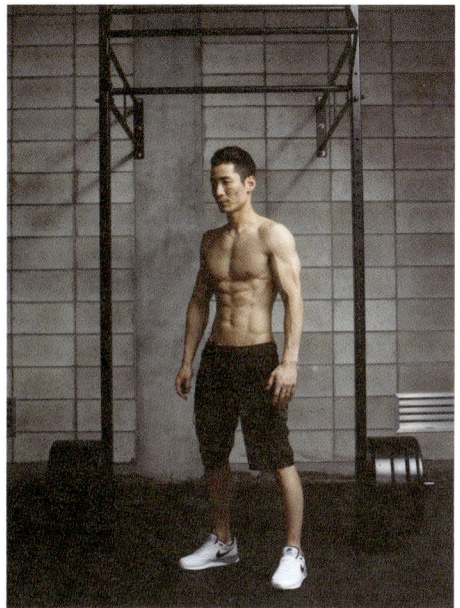
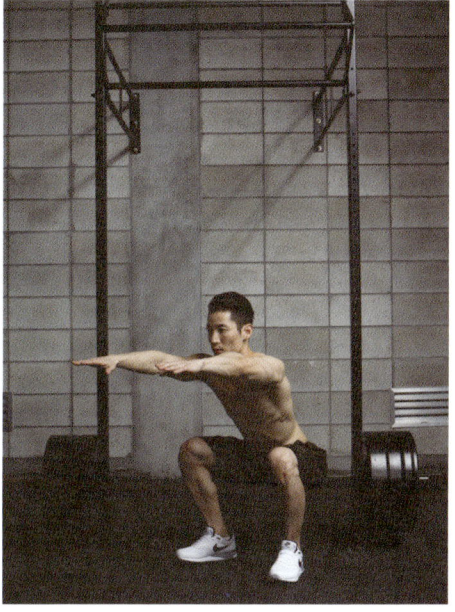

런지

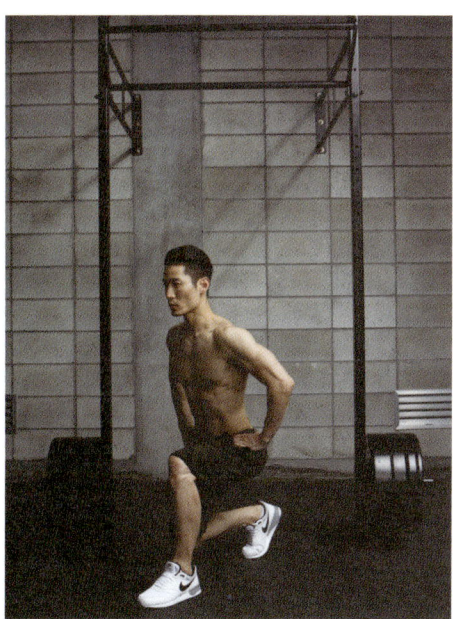
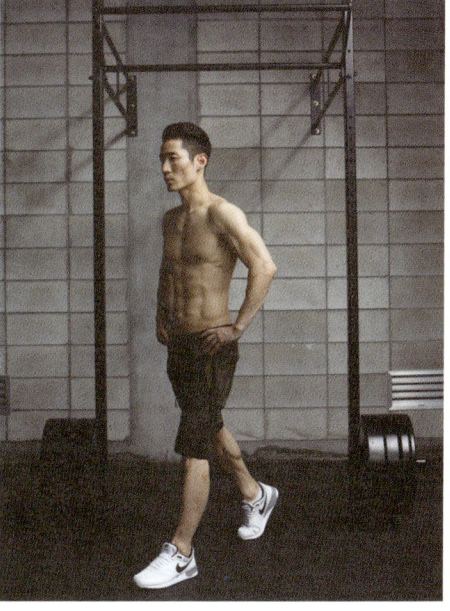

데드리프트

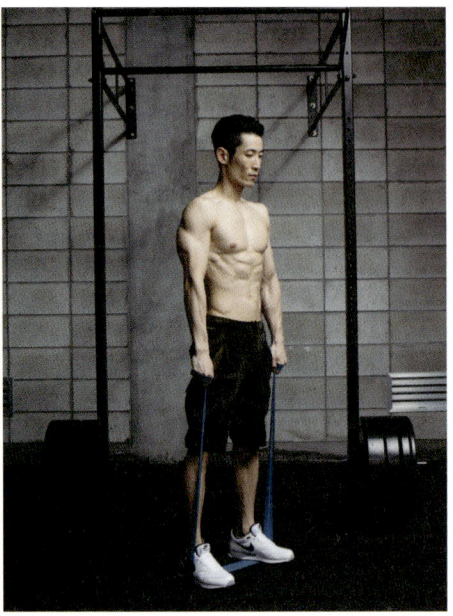
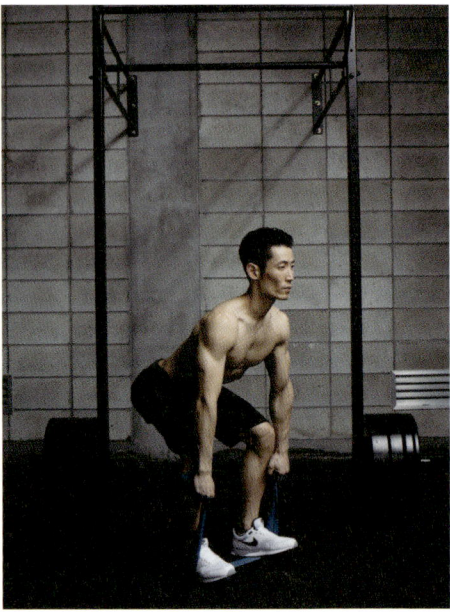

벤트오버로우

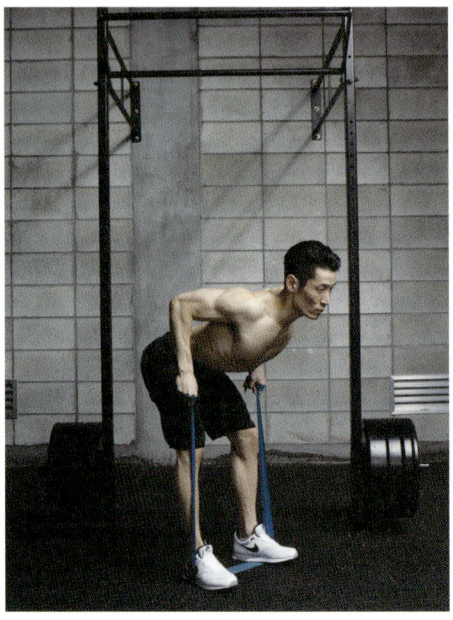
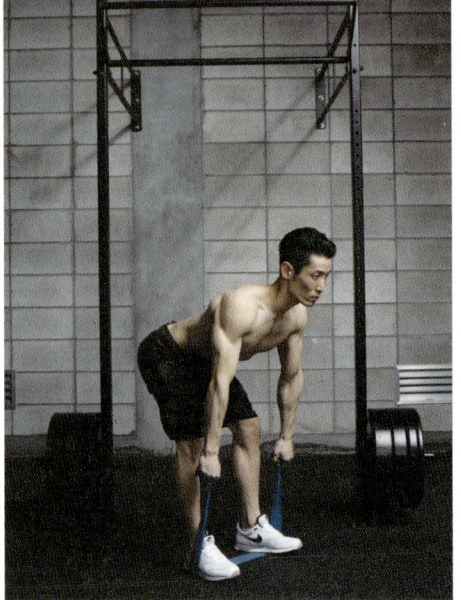

숄더프레스

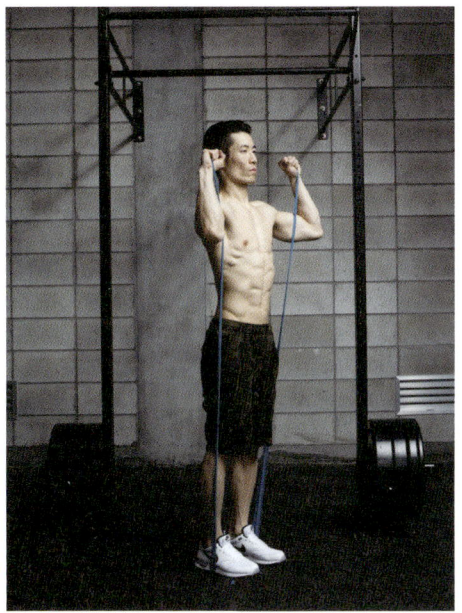
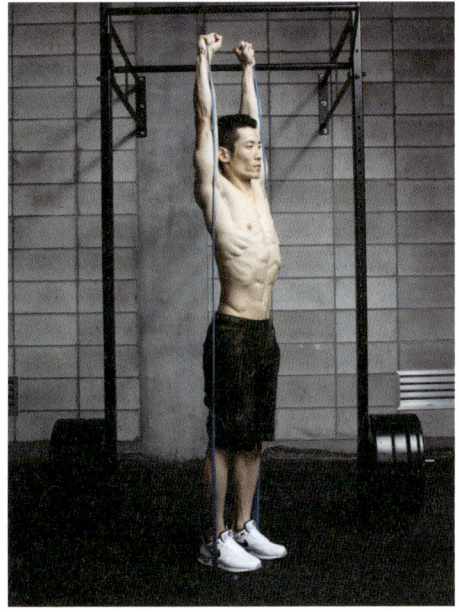

푸쉬업

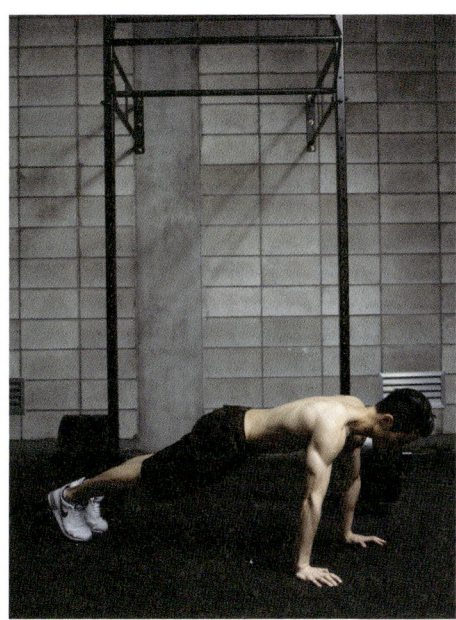
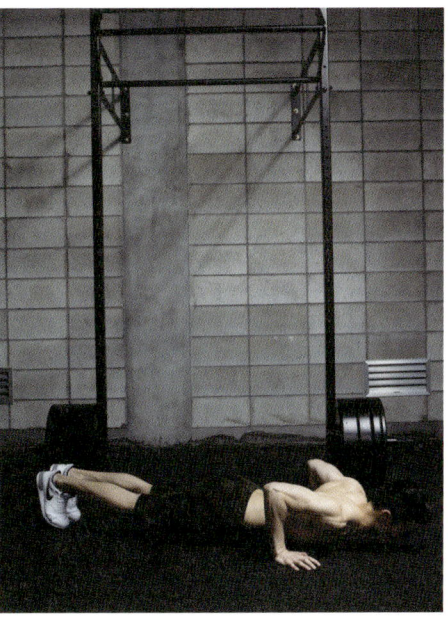

크런치

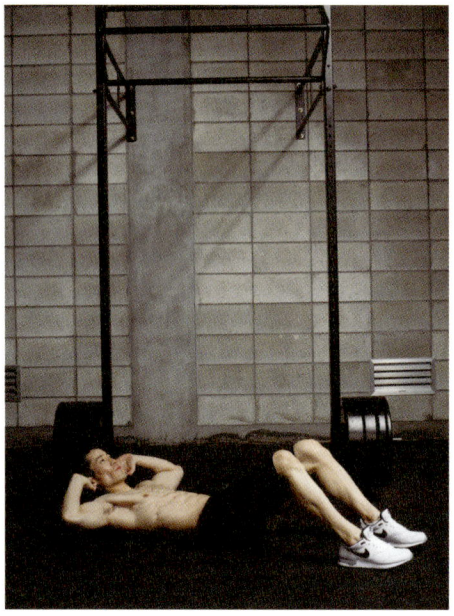
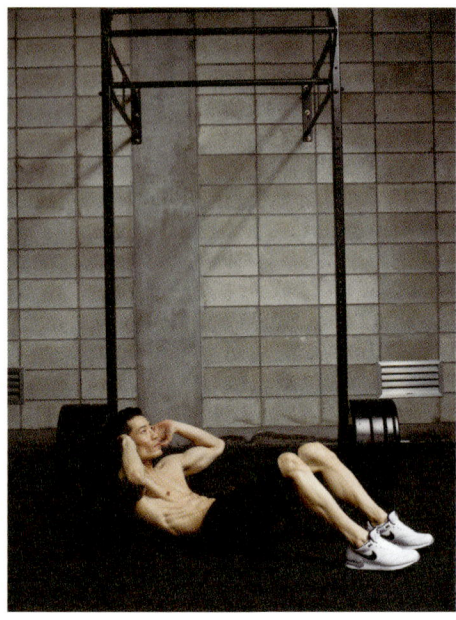

레그레이즈

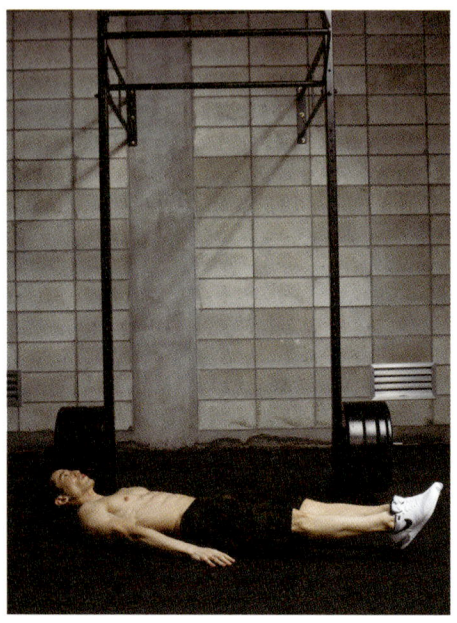
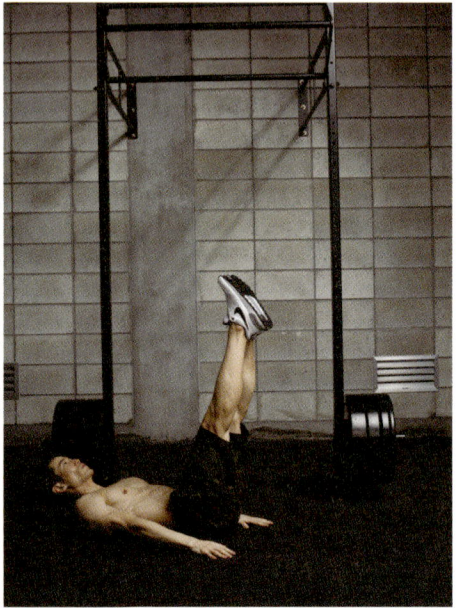

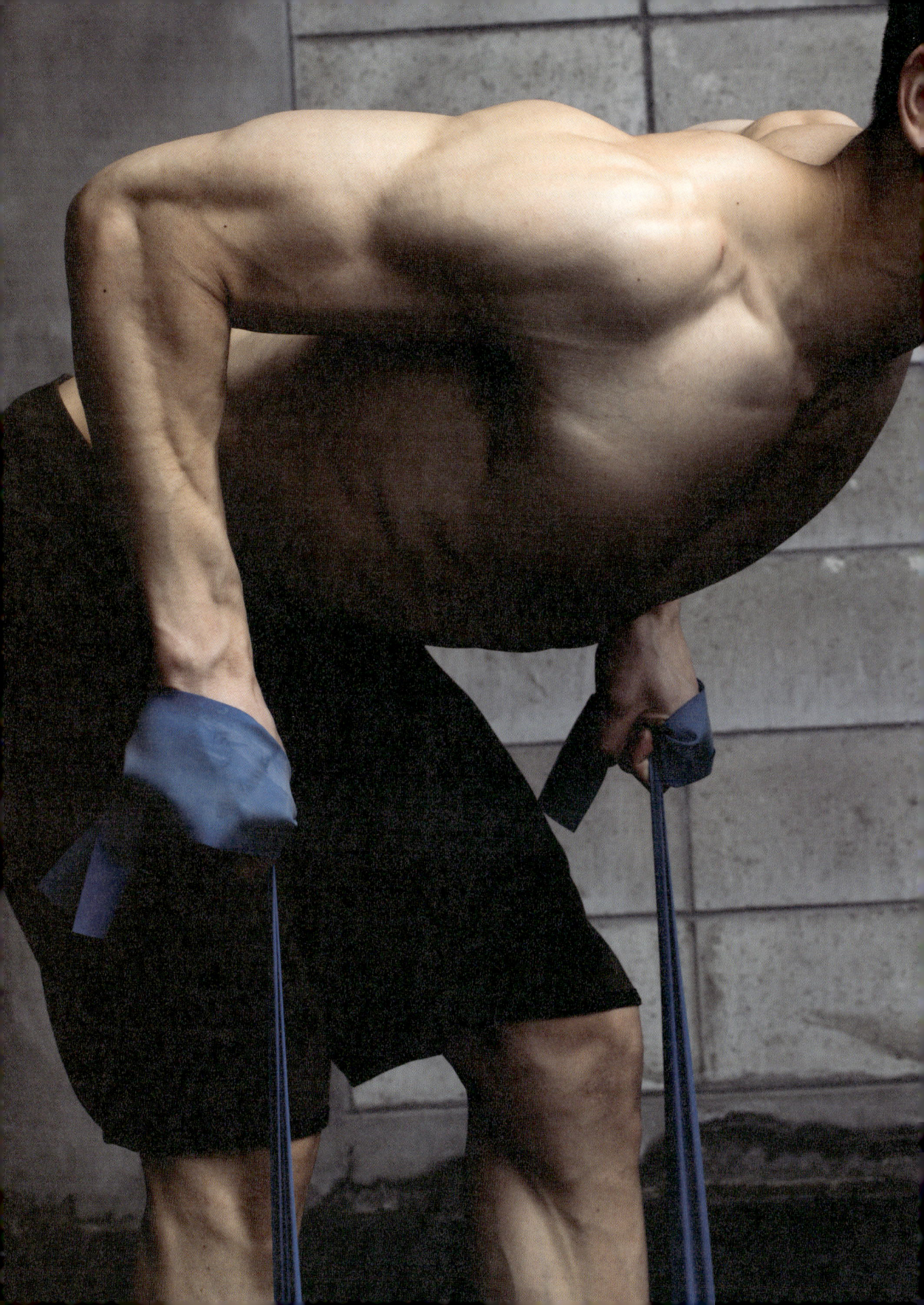

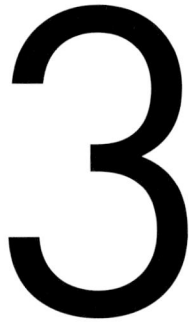

CHAPTER 3

데스런 푸시업

푸시업을 무시한다면 당신은 아직 운동의 '운'자도 모르는 것이다.

푸시업은 저자가 좋아하는 '구관이 명관이다'라는 문구에 어울리는, 예전부터 체력장에 항상 포함되었던 클래식한 운동 중 하나이다.

푸시업은 엎드린 상태에서 단순히 팔만 굽혔다가 펴면 되는 것이라고 생각할 수도 있지만 일정 횟수를 제대로 하기 위해서는 전신 근력과 지구력은 필수 요소다. '닥치고 데스런'의 푸시업 기본은 플랭크 상태에서 엉덩이와 허벅지를 바닥에 내려놓지 않고 곧게 펴고 가슴만 내려 놓았다가 완전히 팔을 펴서 올라가는 동작이다.

'데스런 푸시업'들을 본격적으로 시작하기 전에 정확한 구분 동작으로 바닥을 가슴으로 치고 팔을 펴는 자세가 몇 회나 가능한지 해보자. 처음하는 사람들은 10회도 힘든 건 당연하고, 운동을 꾸준히 해왔던 이들도 50회는 힘들다. 그러니 부끄러워 말고 '웨이브 푸시업'을 시작으로 '손 배꼽 위치에서 푸시업'까지 한 번에 50회를 뽑아내는 날까지 꾸준히 해보자. 몇 달이 걸릴 지 몇 년이 걸릴 지는 몰라도 '손 배꼽 위치에서 푸시업'을 한 번에 50회가 가능한 시점에 도달한다면 나머지 진정 '데스런 푸시업'을 할 준비가 됐다는 의미이다. 또한 정면 상체의 외적 변화를 제대로 느낄 수 있을 것이다.

'데스런 푸시업'의 순서는 '데스런 푸시업'의 완성과 최고 난이도인 물구나무 푸시업을 하기 위한, 부상의 위험을 최소한으로 근력과 밸런스를 잡아가는 훈련 과정이라고 생각하면 된다.

동영상을 보면 물구나무 푸시업 이후 동작들이 있으나 운동에 대한 욕구를 불러 일으키기 위한 시각적인 자극제일 뿐 본인도 평소 운동은 물구나무 푸시업에서 끝낸다.

데스런 푸시업 전과정 동영상 ▶▶▶

각이 선 멋진 몸을 만드는데 있어서 앞으로 소개하는 운동만으로도 충분하다. '데스런 푸시업'을 정복하기 위한 횟수를 정리해 보자.

솔직히 횟수를 정해주는 것은 참 힘들다. 하여 기본이라고 할 수 있는 '손 배꼽 위치에서 푸시업'까지는 한 세트 목표 회수를 50회로 하고 한 세트를 무리없이 하게 되는 순간 넘어가는 것으로 하겠다. 허나 그 이후의 운동은 정확한 자세로 3~5세트, 한 세트 당 15~20회가 가능할 때 다음으로 넘어가는 것으로 한다. 하지만 다음 단계의 동작이 힘들다면 무리하지 말고 전 단계로 돌아가 조금 더 힘을 키운 다음 다시 도전하는 걸로 한다.

모든 동작을 한 세트 정확하게 할 수 있게 되면 거기서 만족하는 것이 아니라 횟수를 줄이더라도 3~5세트에 도전하면서 힘을 키우는 것이 필요하다.

마지막으로 한마디 멋진 말을 던지자면, '힘들 때까지는 노동'이고 '힘들 때부터가 진짜 운동'이다. 힘들 때 파이팅해서 그때부터 나를 밀어붙여 보자. 그때 내가 성장하는 것이다.

01 웨이브 푸시업

푸시업이 쉬운 듯 싶지만 실질적으로 수업을 해보면 20회도 못하는 경우가 많다. 이런 경우 지구력과 힘 둘 다 부족한 경우이다. 웨이브 푸시업은 달리기 위해 운동화 끈을 묶는 단계라고 보면 된다. 운동화 끈이 느슨하거나 달리다가 끊어지면 결국 멈추거나 달리지도 못하고 돌아와야 하지 않는가. 시작이 반이다. 웨이브 푸시업을 정확히 50회를 할 수 있다면 바로 다음 동작으로 넘어가자.

경험의 노하우

많은 회원들이 여자들이나 하는 푸시업이라고 비웃다가 정확한 자세로 50회를 채우는 게 쉽지 않은 것을 몸으로 깨닫게 된 뒤, 무척 당황하는 모습을 수없이 봤다. 사람을 겸허하게 만드는 운동 가운데 하나다. 중간에 너무 힘들다면 내려놓았다가 올라가는 시점에서 엉덩이와 허리에 살짝 반동을 주면 좀 더 쉽게 올라갈 수 있다. 천천히 반동없이 해도 50회를 수월하게 할 수 있게 됐을 때 다음으로 넘어 가자.

주의사항

처음에는 잘 되다가 힘이 빠지면 무릎은 뒤로 밀리면서 손의 위치가 시작할 때보다 어깨 쪽 가까이 있는 경우가 많다. 이때마다 정확한 동작을 위해 엎드린 자세에서 다시 손의 위치를 가슴 아래로 재조정하는 것이 중요하다. 올라갈 때는 팔꿈치가 바깥으로 빠지지 않고 옆구리를 스친다는 느낌을 절대 잊지 말자.

1 양손을 어깨 너비보다 10cm 정도 넓게, 손끝을 살짝 바깥 방향을 향하도록 놓고, 엎드렸을 때 가슴 밑 부분에 엄지가 위치하도록 손을 놓은 다음, 무릎을 바닥에 대고 몸을 '1'자로 편다.

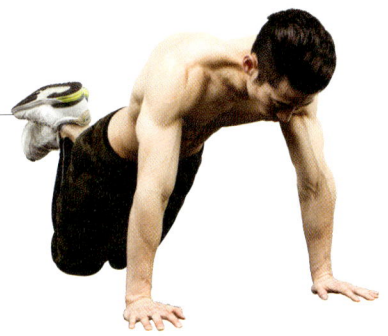

2 곧게 편 팔은 아직 움직이지 않고, 무릎부터 허벅지까지 바닥에 차례대로 내려놓는다.

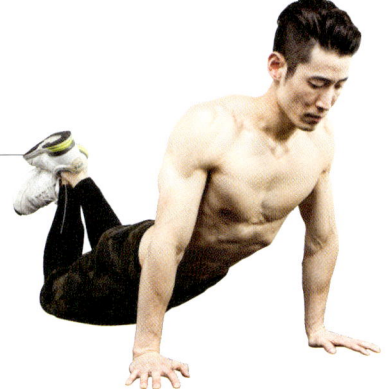

3 팔꿈치가 옆구리를 스치고 지나간다는 생각으로 구부리며, 허벅지에서 배까지 바닥에 내려놓는다.

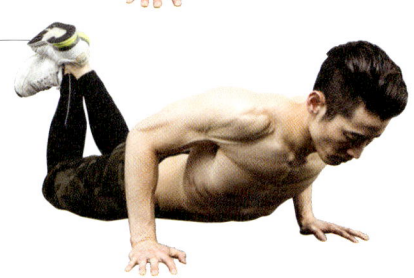

4 무릎 윗부분부터 가슴까지 모두 바닥에 내려놓는다.

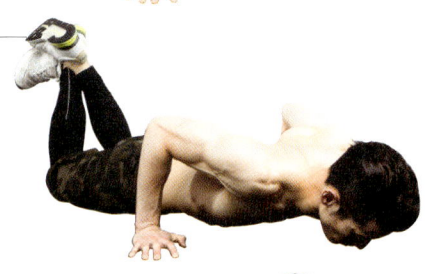

5 다시 거꾸로 가슴부터 무릎까지 바닥에서 떨어뜨리며 팔을 곧게 펴준다.

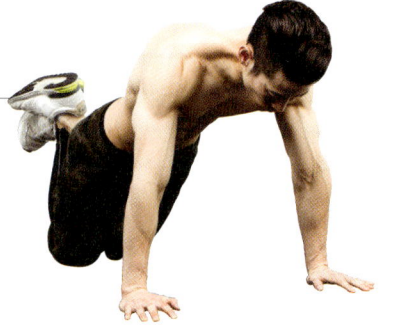

02 무릎 대고 스트레이트 푸시업

'웨이브 푸시업'을 무리없이 한 세트 50회를 뽑아낼 수 있다면 레벨을 한 단계 올려보자. '웨이브 푸시업'은 본인 체중의 50%를 들어 올렸다. 참고로 '발끝 대고 스트레이트 푸시업'은 본인 체중의 70%를 들어 올린다고 생각하면 된다. 만만하게 보지 말자. 지금까지 데스런 프로그램을 진행하면서 첫날 '무릎 대고 스트레이트 푸시업' 50회를 제대로 하는 사람을 보지 못했다.

1 푸시업 자세를 취한다.

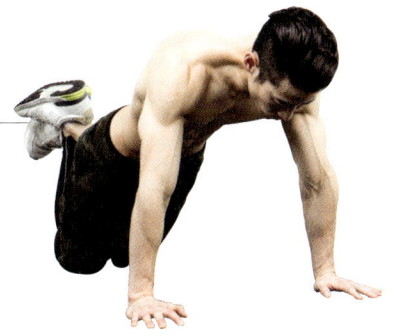

2 몸을 곧게 편 상태로 복부와 허리 엉덩이에 힘을 주면서 팔과 가슴의 힘으로 버티며 가슴을 바닥에 천천히 내려놓는다.

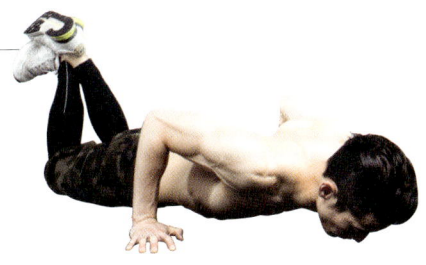

3 올라갈 때 역시 몸을 곧게 편 상태를 유지하며 밀어 올려서 팔을 완전히 펴준다.

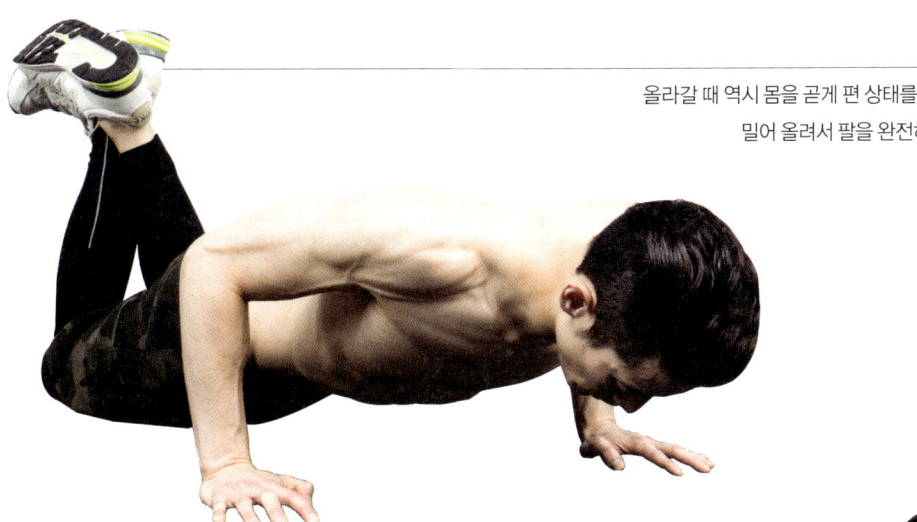

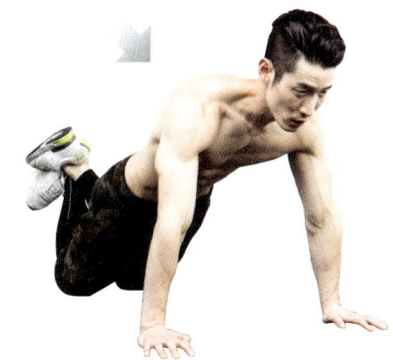

경험의 노하우

웨이브 푸시업과는 한끗 차이지만 난이도는 확실히 틀리다. 30~40회는 가능하지만 50회까지는 무리라고 생각될 때는 스트레이트로 내려가서 웨이브 푸시업 동작으로 올라가 보자. 이렇게 50회를 온전히 채우다 보면 점점 더 힘이 붙을 것이다. 세트 운동을 할 때는 본인의 한계점에서 포기하는 것보다 약간의 타협을 하더라도 횟수를 채우는 것이 더 효과적이다.

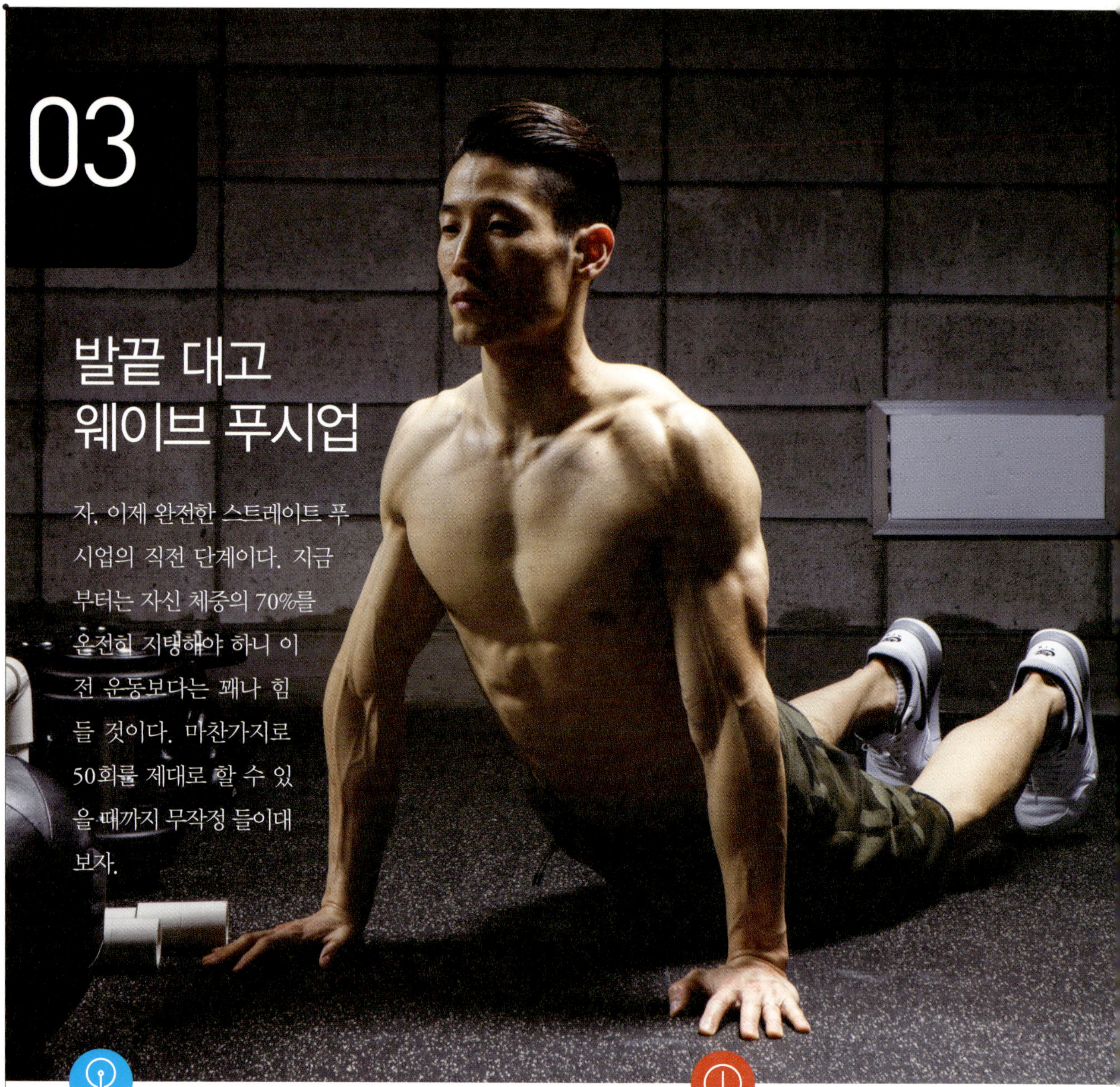

03

발끝 대고 웨이브 푸시업

자, 이제 완전한 스트레이트 푸시업의 직전 단계이다. 지금부터는 자신 체중의 70%를 온전히 지탱해야 하니 이전 운동보다는 꽤나 힘들 것이다. 마찬가지로 50회를 제대로 할 수 있을 때까지 무작정 들이대 보자.

경험의 노하우

이쯤 되면 '푸시업은 가슴운동 아닌가요? 왜 어깨에 근육통이 오나요?'라는 질문이 있을 수 있겠다. 위에서 움직이는 순서를 보자. 팔을 먼저 펴고 어깨로 지탱한 상태에서 몸의 각도를 틀어 몸을 '1'자로 만들고 있다. 이제부터는 자신 체중의 70%를 지탱해야 하기 때문에 무릎을 대고 푸시업할 때와는 달리 어깨가 슬슬 개입하는 것이 느껴지며 버티는 것만으로도 힘이 들어간다. 여기에다 내려간 상태에서 상체를 들어 올리다 보면 가슴과 팔 뒤쪽, 어깨 앞 부분의 근육에 같이 힘이 들어가기 때문에 어깨에 부하가 강하게 걸리면서 근육통은 자연스럽게 따라온다

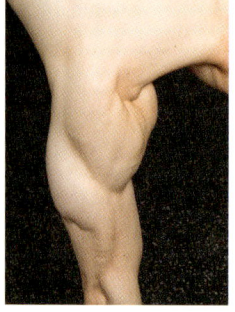

주의사항

몸을 곧게 펴고 하다 보니 반동을 쓰기 십상이다. 왠만하면 반동없이 아주 천천히 움직이도록 하고, 엉덩이를 들어 올릴 때 허리 근육도 힘을 쓰기 때문에 허리에도 근육통이 같이 올 수 있다는 것을 염두해 두자.

1 푸시업 자세를 취한다.

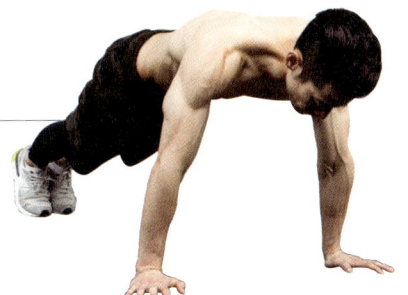

2 팔은 구부리지 않고 허벅지를 바닥에 내려놓는다.

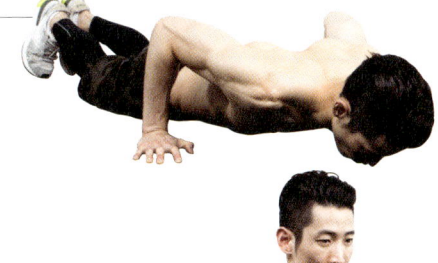

3 팔을 구부리며 배와 가슴을 차례대로 내려놓는다.

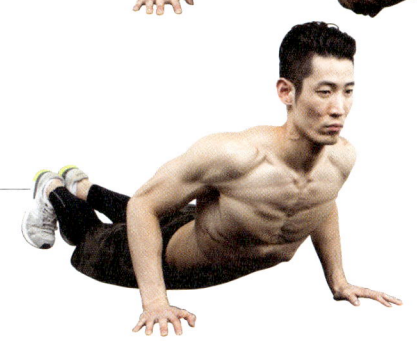

4 머리를 먼저 위로 들어 올리며 팔을 펴며 가슴과 복부를 바닥에서 떨어뜨린다.

5 이 자세에서 허벅지와 무릎을 들어 올려서 처음 자세로 돌아간다.

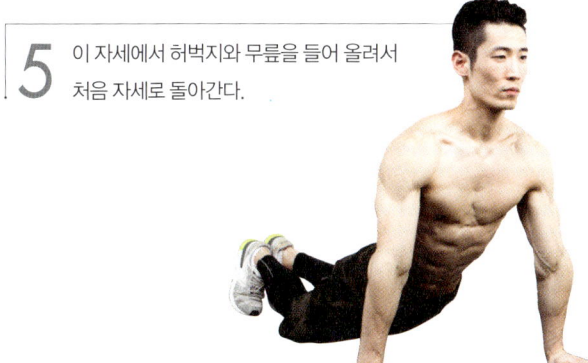
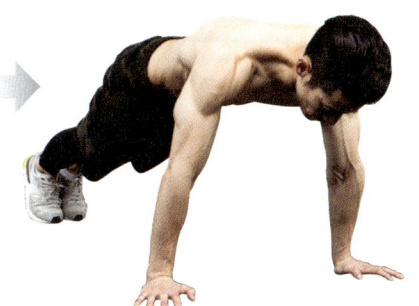

04 발끝 대고 스트레이트 푸시업

이제는 본격적으로 '푸시업다운 푸시업'을 해보자. 미는 힘이 내 체중의 70%를 온전히 받아줄 수 있어야 한다. 앞에서 한 '발끝 대고 웨이브 푸시업'과는 강도가 남다르다. 그래도 이를 완전히 마스터했다면 다시 돌아가지는 말자. 이 단계에서 한 세트 50회를 깨는 데는 앞에서 치고 나간 세 가지 푸시업을 모두 마스터하는데 걸린 시간만큼 걸릴 것이다. 그러나 이 단계를 넘어서는 순간, 앞으로 해야 할 많은 맨몸운동 중에서 미는 운동은 어느 정도 흉내를 낼 수 있을 만큼 밀고 버티는 힘이 길러져 있을 것이다. 본격적으로 제대로 도전해 보자.

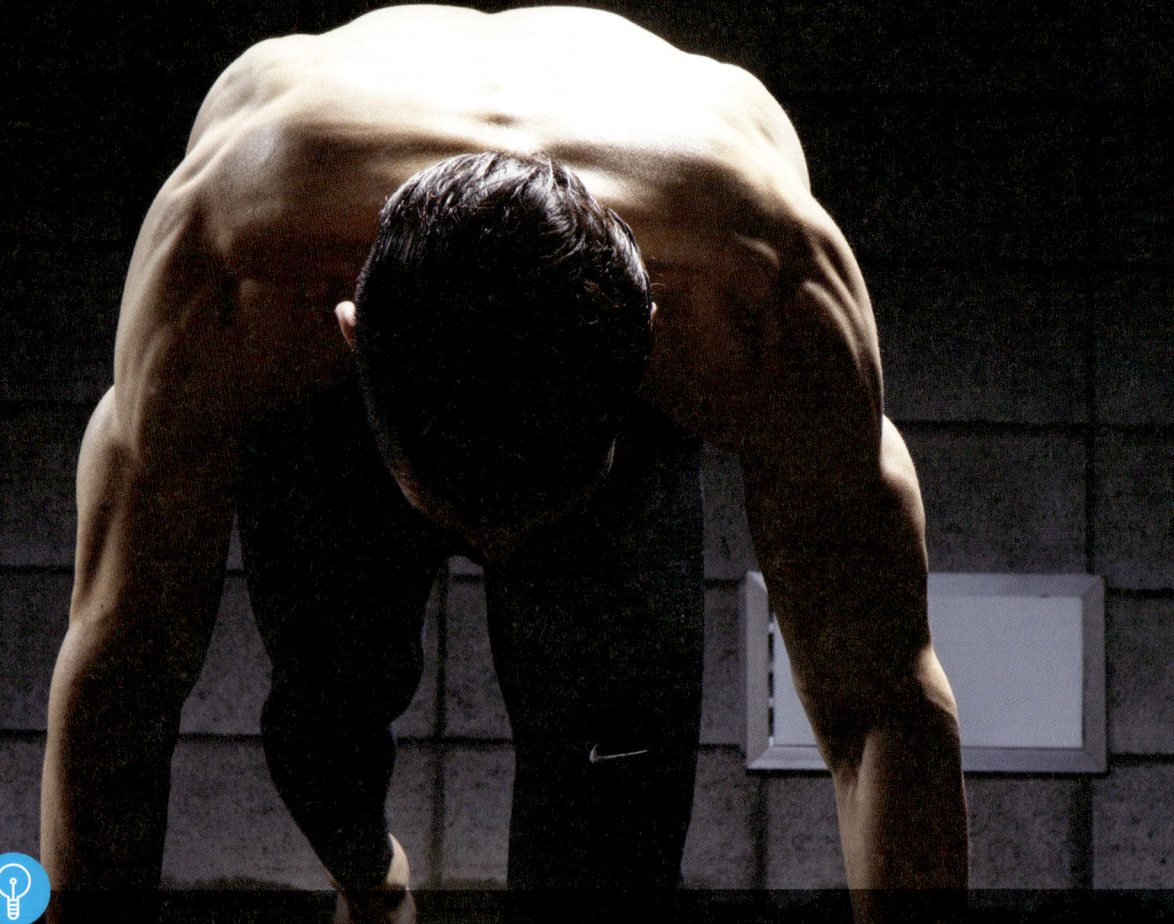

경험의 노하우
대부분 여기서 '우와, 푸시업이 이렇게 어려운거야?'라는 질문을 던지며 절망을 한번 맛볼 것이다. 분명 3번 운동까지 소화했다면 최소 30~40회는 할 수 있을 것 같지만, 위의 설명대로 처음 하는 사람이라면 30회 이상은 힘들 것이다. 그만큼 강도의 레벨이 틀리다. 효율적인 접근 방법을 설명하면 일단 도저히 못할 때까지 정자세로 천천히 한다. 나머지는 정자세로 내려가 '발끝 대고 웨이브 푸시업'처럼 밀어 올린다. 이처럼 꾸준히 하면 어느 순간 '발끝 대고 스트레이트 푸시업' 한 세트 50회를 제대로 해낼 수 있을 것이다.

1 푸시업 자세를 취한다.

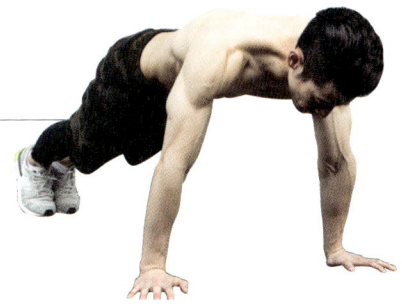

2 팔을 구부려서 내려가며 엉덩이를 조금 더 위로 치켜 세운다.

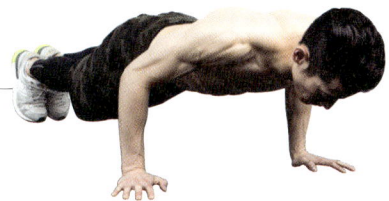

3 이때 팔꿈치는 옆구리 쪽에 최대한 가깝게 붙인 상태에서 내려가며 마지막으로 몸에서 가슴만을 바닥에 내려놓는다.

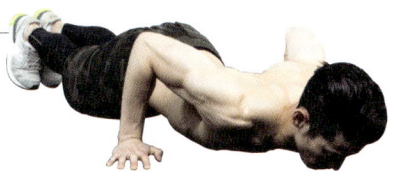

4 밀어 올릴 때에도 허벅지와 배가 바닥에 닿지 않도록 밀어 올려야 한다.

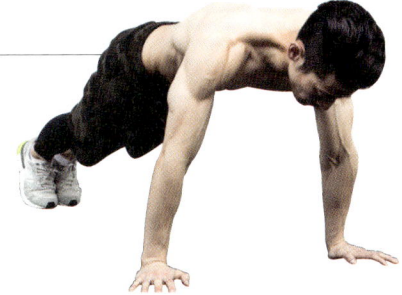

주의사항

감당하기 힘든 한계에 부딪히며 슬슬 자세가 망가지기 시작할 시기로, 분명히 제대로 하고 있지 않은데 '난 제대로 했어. 최선을 다했어. 더 이상 어떻게 해?' 등의 자기 합리화를 할 시기이다. 이 레벨에서는 끝까지 하는 영상을 풀로 찍어서 자신의 모습을 모니터하기를 권한다. 막상 보면 가관일 것이다. 반동은 반동대로, 팔꿈치 위치는 옆구리에서 한참 벗어나서 앞으로 한참 나와 있고, 손의 위치 또한 발이 뒤로 밀리며 시작했던 위치보다 많이 앞에 있을 것이다. 침착하게 스텝 바이 스텝을 외치며 마인드 컨트롤을 해야 할 시기이다. 한 세트 50회라는 횟수는 정해놨지만 솔직히 조금 모자라도 된다. 자세를 무조건 지키며 반동없이 운동해라. 다시 한 번 말하지만 '닥치고 데스런'은 단기 속성 운동이 아니다. 최소 2년이라는 시간을 두고 하는 만큼 너무 서두르지 말고 천천히 한 동작 한 동작 완벽하게 마스터하기를 바란다.

05 팔 좁게 푸시업

'발끝 대고 스트레이트 푸시업'을 제대로 소화가 가능하다면 전혀 어려움 없이 한 번에 패스할 수도 있는 운동이다. 단, 이 단계를 거쳐야 하는 이유는 팔 뒤쪽 근육의 힘을 집중적으로 길러 놓고 가야 하기 때문이다.

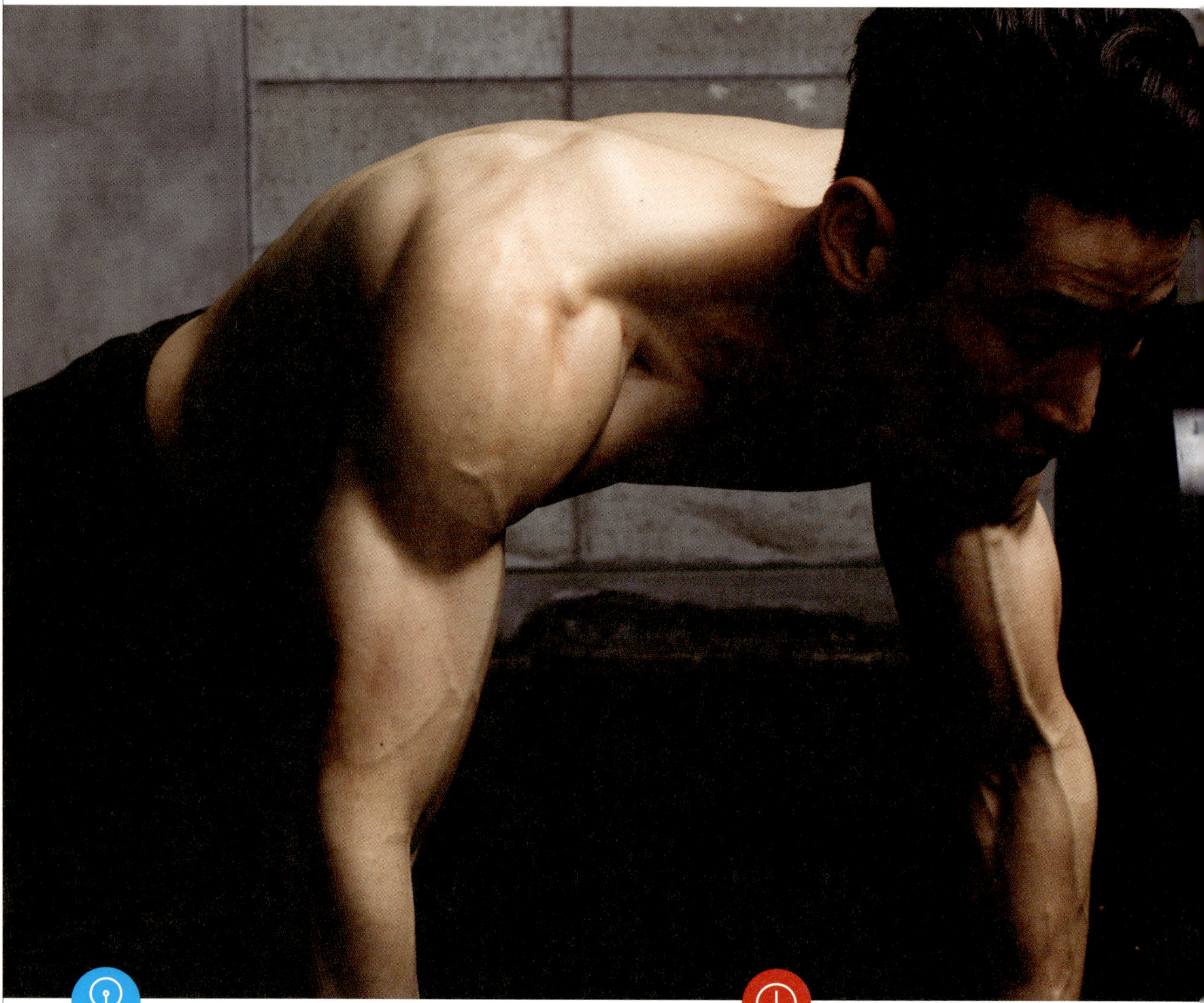

경험의 노하우
앞에서 마스터한 푸시업만으로도 충분히 팔 뒤쪽 근육은 이미 단련되어 있다. 하지만 팔 뒤쪽 근육을 조금 더 강하게 쓸 줄 알아야 뒤에 나올 푸시업들을 소화하기가 수월하므로 꼭 팔 뒤쪽 근육에 힘주는 법을 알고 넘어가야 한다.

주의사항
분명히 횟수가 쌓이고 힘이 빠지다 보면 팔꿈치가 옆구리에서 떨어진다. 이때는 손 끝을 살짝 바깥으로 틀어 주어 꼭 팔꿈치가 자연스럽게 몸통을 향하도록 하자.

1 양손을 어깨 너비로 놓고 손끝을 정면으로 향한다. 엎드렸을 때 가슴 밑 부분에 양손의 엄지가 위치하도록 하고, 발가락 끝에 힘을 주고 몸은 '1'자에서 엉덩이가 살짝 위로 올라간 상태를 만들고 버티자.

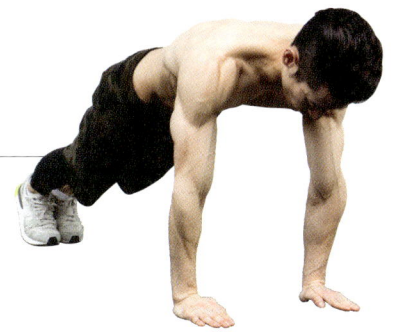

2 팔꿈치를 몸통에다 바짝 붙여 옆구리가 팔꿈치를 스쳐 지나가는 느낌으로 내려간다.

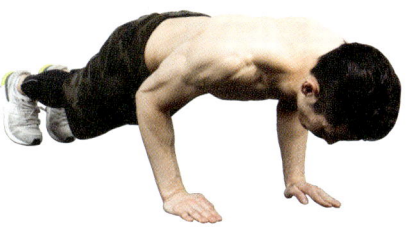

3 가슴이 내 엄지에 닿을 만큼 깊게 내려놓는다.

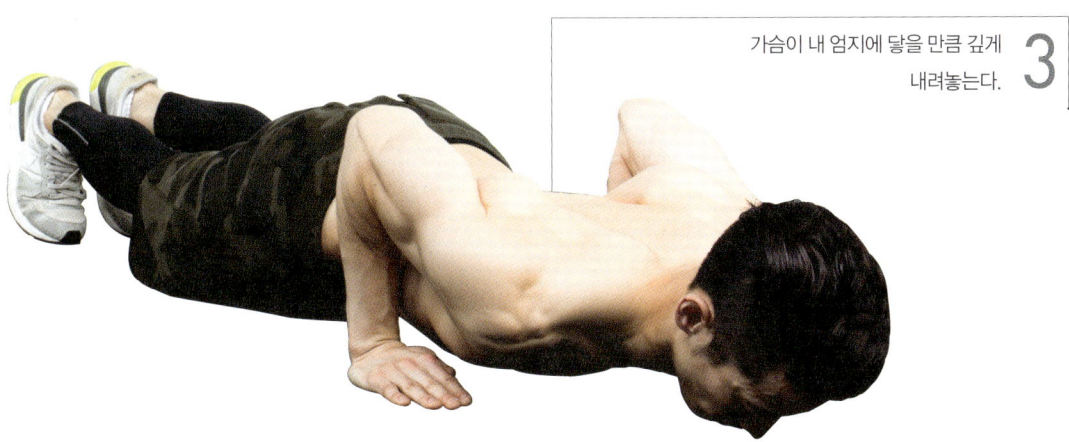

4 팔 뒤쪽 근육에 힘을 집중시켜 몸을 세운다.

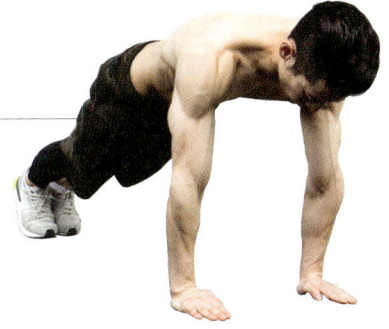

06 팔 넓게 푸시업

가슴이 밋밋하거나 가슴이 쳐져서 고민인 이들을 위한 보너스 운동이다. 이 동작은 못한다고 해도 뒤에 나올 다른 '데스런 푸시업'들을 수행하는 데는 문제없다. 그렇지만 폭발적인 가슴을 만들어주는 동작이 없는 맨몸운동의 약점을 확실하게 보완해주는 운동이다. 웨이트 트레이닝에서 덤벨 플라이의 효과와 비슷하다고 보면 되고, 오히려 집중만 잘한다면 더 큰 자극을 받을 수 있다. 본인은 가슴 운동은 오직 이 운동만 한다.

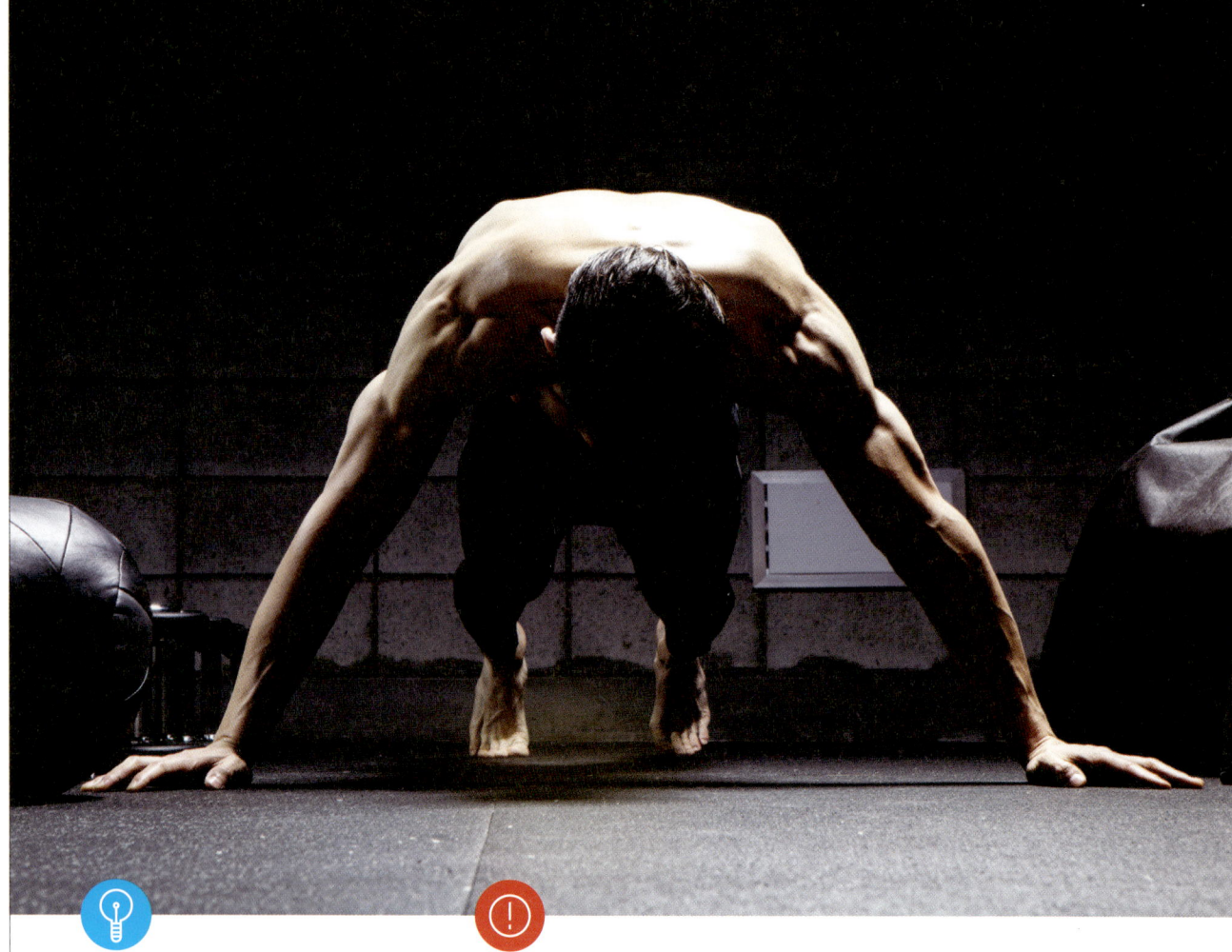

경험의 노하우
엉덩이와 복부, 그리고 허리에 힘을 풀어버리면 자연스레 웨이브가 생기면서 정확한 자세가 안 나온다. 상하체가 '1'자로 연결되어 움직여야 된다.

주의사항
팔꿈치를 아래로 누르지 않고 위로 들어서 미는 힘을 쓰면 가슴보다 어깨와 목에 힘이 더 들어갈 수 있으니 꼭 팔꿈치가 옆구리 방향으로 향하게 버티며 운동한다. 내가 먹이고자 하는 부위에 먹일 수 있는 능력을 갖는 법은 오직 집중과 마인드 컨트롤뿐이다. 항상 집중하며 운동하도록 하자.

1 어깨 너비의 세 배로 팔 벌려 푸시업 자세를 취한다.
이때 손끝은 완전히 바깥쪽을 향하도록 한다.

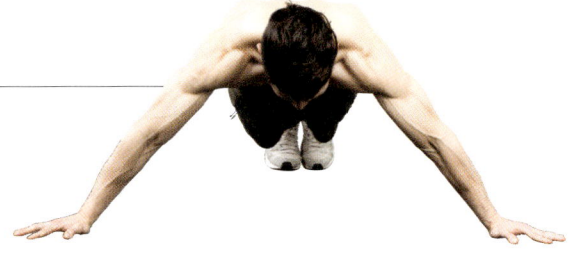

2 팔꿈치를 위가 아닌 아래로 눌러주며 구부려서 천천히
가슴을 바닥에 내려놓는다. 이때 등의 날개뼈를
모으며 가슴이 앞으로 최대한 나오도록 내밀어준다.

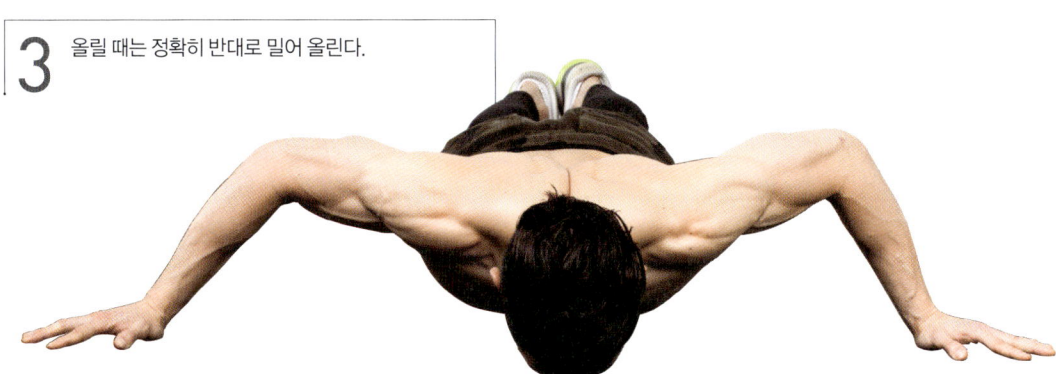

3 올릴 때는 정확히 반대로 밀어 올린다.

4 팔이 곧게 펴질 때까지 밀어 올린다.

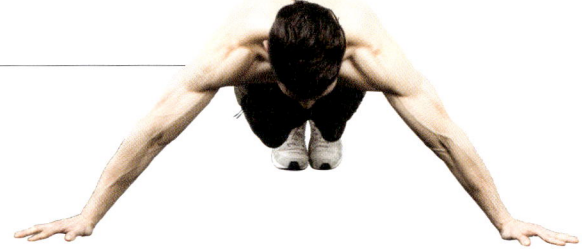

07 손 배꼽 위치에서 푸시업

기본 푸시업은 끝났다. 이제는 하드코어 푸시업 준비 단계로 들어간다. 지금까지 해온 푸시업들은 손이 모두 가슴 아래에 위치했다. 이번에는 손의 위치를 좀 더 아래인 배꼽 라인으로 잡는다. 손의 위치를 배꼽 라인으로 하면 이전 푸시업과는 달리 팔 뒤쪽 근육과 가슴의 역할이 줄어 들고 어깨가 본격적으로 개입하게 된다. 처음에는 배꼽 아래에 손을 위치시키고 플랭크 자세를 유지하는 것도 무척 힘들다. 이번 운동부터는 한 세트 횟수를 줄인다. 본인도 제대로 하면 20회만 해도 죽을만큼 힘들다.

경험의 노하우

이 동작은 손목에 큰 무리를 줄 수 있다. 하지만 이 동작 이후 오는 통증이 부상이라는 염려는 안 해도 될 것이다. 이전 '데스런 푸시업'에서도 팔꿈치 통증을 한 번 정도는 느꼈을 것이다. 이 또한 마찬가지이다. 손목이 평소 가동 범위보다 조금 더 큰 각에서 힘을 쓰며 적응해 나가는 과정이라고 생각하자. 손목 위치를 조금씩 배꼽 쪽으로 당기면서 적응해 나가자. 내려갈 때는 어느 정도 버틸 수 있어도 올라갈 때는 웨이브를 쓸 수밖에 없을 것이다. 꾸준히 해나가면 스스로가 놀랄 정도로 금방 힘이 붙을 것이다.

주의사항

충분한 손목 스트레칭과 준비 운동을 하고 들어가자. 솔직히 스트레칭이라는 것도 별 것 아니다. 그저 앞뒤로 최대한 꺾이는 만큼까지 꺾어준 채로 20초 정도 늘려주면 된다.

1 손끝을 측면 45도를 향하게 놓고 팔을 곧게 편 상태로 플랭크 자세를 취한다.

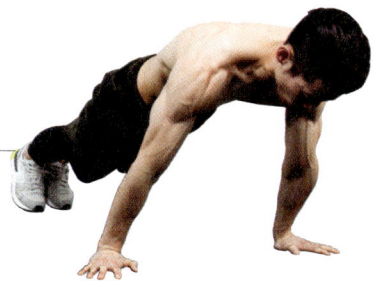

2 다리를 조금씩 앞으로 끌고 나오면서 상체를 앞으로 밀어 손의 위치가 배꼽 라인에 자리잡도록 한다.

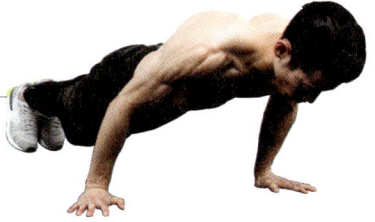

어깨로 버티는 긴장 상태를 유지하며 가슴이 바닥에 닿을 때까지 내려간다. 3

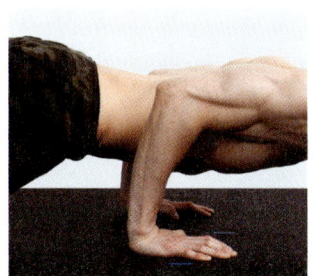
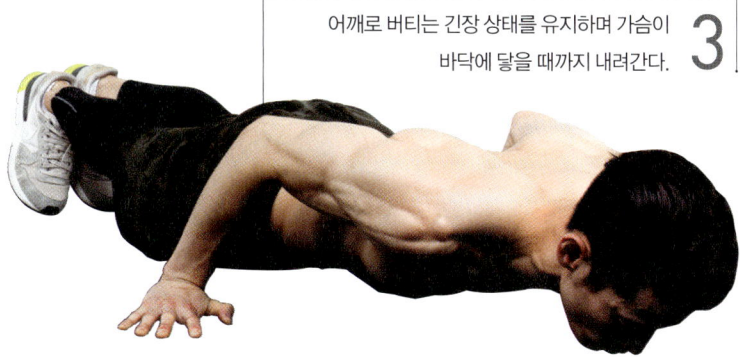

4 최대한 어깨에 집중하여 밀어올려 다시 1번 자세로 돌아간다.

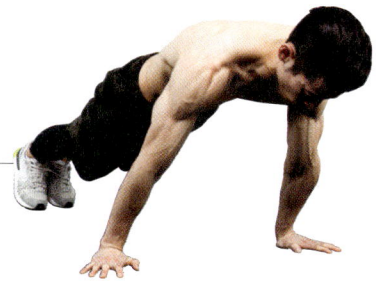

08

팔꿈치 바닥에 닿는 푸시업

팔 뒤쪽 근육을 강화하고 가동 범위를 넓혀주는 운동이다. 다음 진도를 나가기 위한 필수 코스로 처음에는 팔꿈치에 엘보우 증상(끊어질듯한 통증)과 흡사한 근육통이 올 수 있다. 원래 쓰던 범위를 조금씩 벗어나며 팔 뒤쪽 근육이 동작에 적응해 나가는 과정이라 보면 되겠다. 푸시업 자세 자체가 본인 체중의 70% 정도를 지탱하는데 이 무게를 팔 뒤쪽 근육으로 버텨내다 보니 당연히 처음에는 근육통이 수반된다. 꾹 참으면서 익숙해질 때까지 계속해 보자.

경험의 노하우 1

나 역시 이 동작이 쉽지 않았다. 하지만 다음 단계인 힌두 푸시업과 팔 뒤쪽 근육의 가동 범위를 끝까지 뽑아내려면 꼭 거쳐야 하는 과정이다. 내 경우는 내려가는 동작을 생략하고 팔꿈치를 바닥에 대고 시작했다. 밀어 올릴 수 있다면 내려올 수도 있을 거라는 생각이 들어서다. 자연스러운 동작으로 10회 정도를 밀어 올릴 수 있게 되니 내려가는 동작을 무리없이 할 수 있었다.

경험의 노하우 2

완벽한 자세를 취하기 어렵다면, 팔꿈치가 떨어지는 위치에 500㎖짜리 생수병을 놓고 동작을 취해 보자. 팔의 힘이 떨어지면 팔꿈치를 바닥에 '꽝' 찍을 수 있는데 물통이 중간 높이에서 지지대 역할을 해주는 만큼 도움이 될 것이다. 그리고 익숙해지면 물통을 치우고 제대로 다시 도전하자

1 플랭크 자세를 취한다.

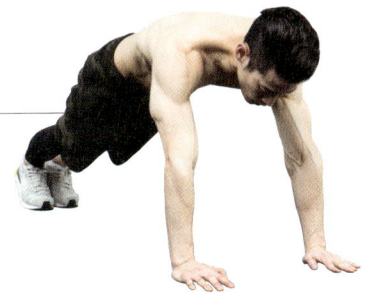

2 팔꿈치를 몸쪽으로 살짝 기울인다.

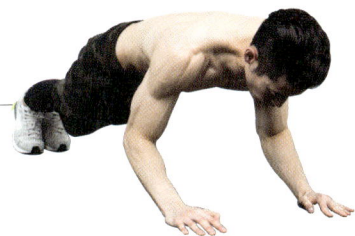

팔꿈치를 바닥에 내려놓는다는 느낌으로 내려간다. **3**
이때 무리다 싶으면 더 이상 내려가지 말고 다시 올라간다.
이 동작이 점점 익숙해지면 지면에 팔꿈치를 내려 놓을 수 있게 된다.

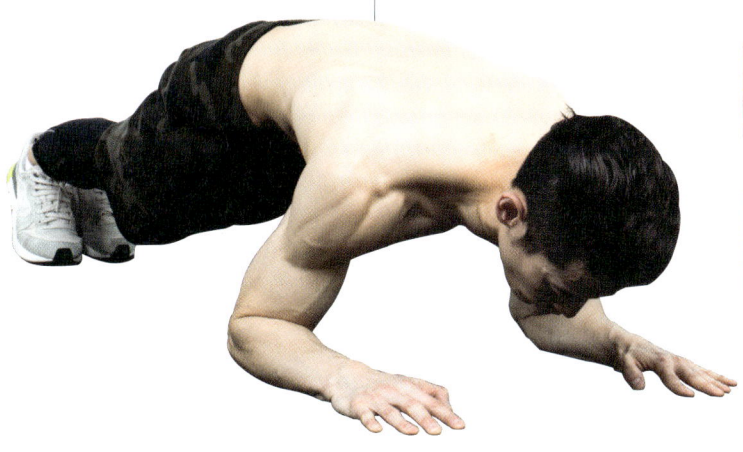

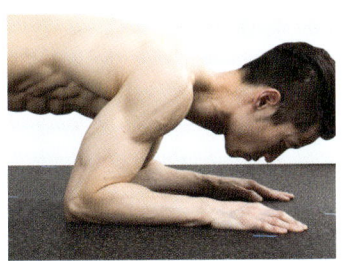

4 몸의 미동 없이 팔 뒤쪽의 힘으로만 상체를 세운다.

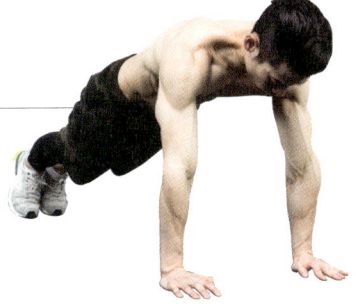

09 힌두 푸시업 + 앞으로 밀기

가슴과 팔 뒤쪽 근육은 베이스로 깔고 가고 본격적으로 어깨의 전면, 측면, 후면 전체를 키워주는 어깨 깡패가 되기 위한 길을 여는 필수 코스다. 정확한 자세를 뽑아내기까지는 많은 반복이 필요하겠지만 어깨에 주는 자극만큼은 물구나무 서기를 제외한다면 가장 강한 푸시업이라고 확신한다. 이 동작은 자신의 모습을 동영상으로 촬영하여 자세를 체크하는 것을 권한다.

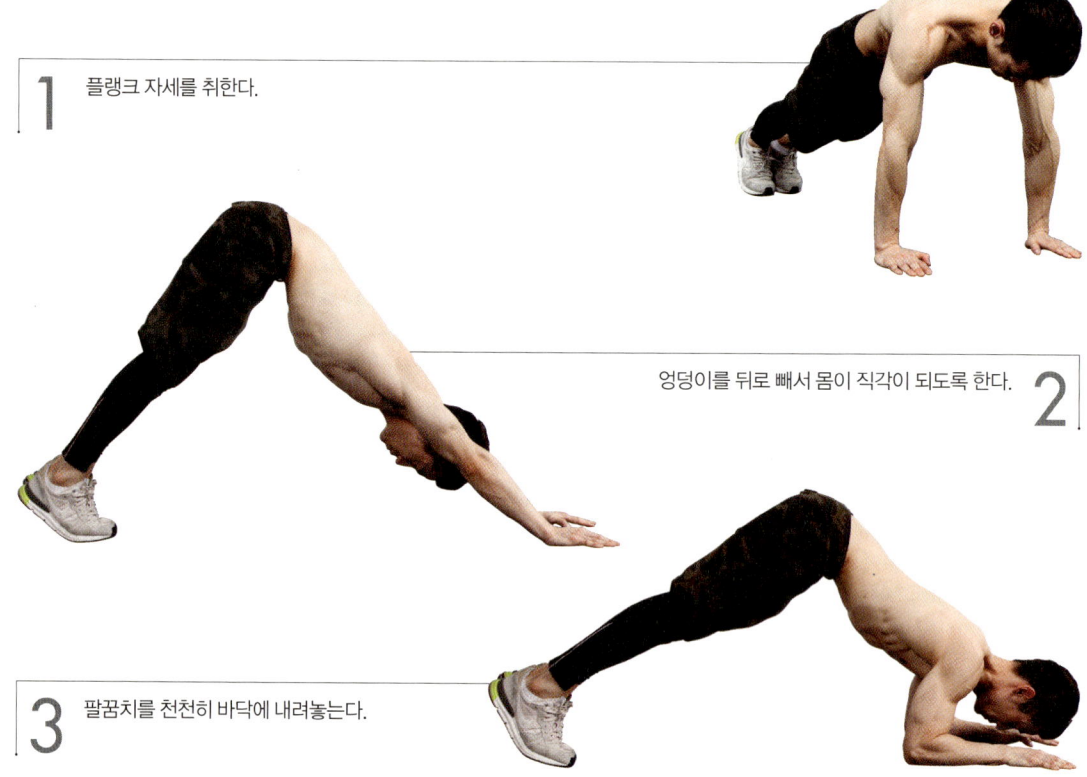

1 플랭크 자세를 취한다.

2 엉덩이를 뒤로 빼서 몸이 직각이 되도록 한다.

3 팔꿈치를 천천히 바닥에 내려놓는다.

경험의 노하우 1
힌두 푸시업은 강도가 무척 높은 동작이다. 여기에 한 가지 과정을 더했으니 강도는 말할 것도 없다. 하지만 운동은 힘들고 하나가 더해지면 효과도 배가 된다는 것을 상기하자. 이 동작을 마스터했다고 해서 다음 단계로 넘어가는 것보다는 앞으로 밀고 나가는 정도를 최대한으로 늘리는 것에 초점을 두자. 물구나무 푸시업을 할 때 큰 도움이 된다. 응용 동작과 자유 물구나무 푸시업을 할 때는 앞으로 나가서 버틸 수 있는 힘이 강할수록 내 몸의 밸런스를 잡는 큰 힘이 된다.

경험의 노하우 2
같이 운동한 분들을 보면 엉덩이를 들어 몸을 90도로 만든 상태에서 팔꿈치를 바닥에 닿도록 내려왔다가 앞으로 나가는 동작에서 돌아오지 못하거나 돌아와서 90도로 밀어올릴 때 실패하는 경우가 많다. 이 과정이 너무 버겁다면 7번 과정을 생략하고 상체가 앞으로 나간 상태에서 팔을 펴서 몸이 원을 그리듯 다시 90도로 만든 상태로 돌아가서 내려가는 동작을 반복해서 연습한다. 그것이 원래의 힌두 푸시업이다.

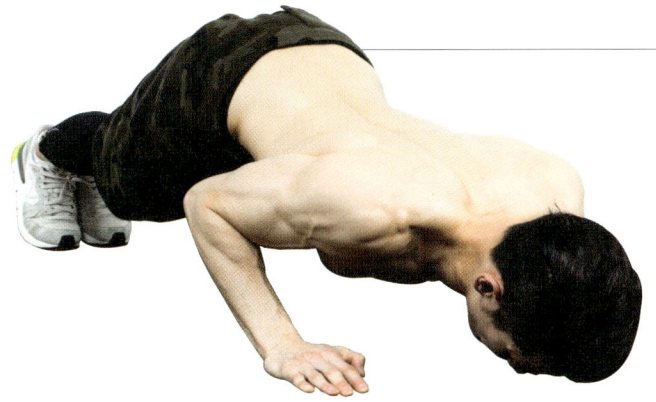

4 엉덩이를 내리며 삼두근과 어깨의 힘으로 앞으로 밀고 나간다.

5 발끝을 최대한 앞으로 밀면서 몸통을 어깨가 어깨가 버텨줄 수 있는 최대 지점까지 밀어준다.

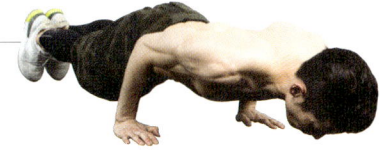

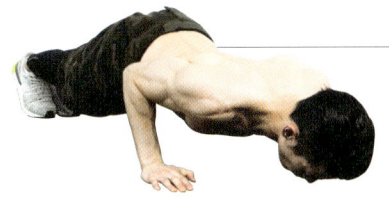

6 발끝을 다시 당기며 엉덩이를 살짝 들며 뒤로 밀기 시작한다.

7 다시 엉덩이를 90도까지 올려주며 팔꿈치를 지면에 내려놓는다.

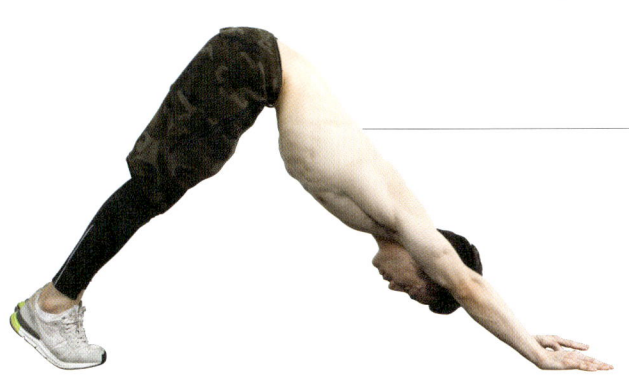

8 팔뒤쪽 근육의 힘으로 밀어 팔을 곧게 펴서 몸이 완전한 90도가 되도록 만든다.

10 무빙 푸시업

배우 김무열 씨가 드라마에서 멋지게 보여주면서 이슈가 된 동작이다. 강한 어깨를 가져야 할 수 있는 동작으로 앞에서 '팔꿈치 바닥에 닿는 푸시업'과 '힌두 푸시업 + 앞으로 밀기'를 충분히 소화했다면 멋지게 즐겨 보자. 강도는 '힌두 푸시업+앞으로 밀기'에 비하면 분명히 약하지만 왜 '힌두 푸시업 + 앞으로 밀기'를 해야 하는지 무빙 푸시업에서 느낄 수 있을 것이다.

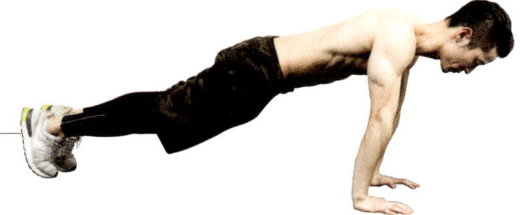

1 손끝을 '1'자로 놓고 플랭크 자세를 취한다.

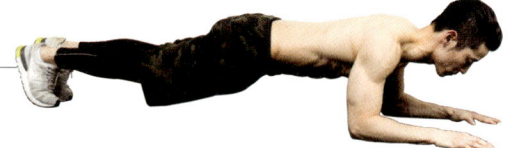

2 발끝으로 잔걸음치며 뒤로 물러나며 몸은 '1'자를 유지한 채로 팔꿈치를 내려놓는다.

경험의 노하우
이 동작은 어깨의 전면부터 후면까지 거의 가동 범위의 끝에서 끝을 넘나든다. 기존에 만들어 놓은 운동 능력들이 동작을 받아주기는 하겠지만 어깨가 감당해야 하는 모든 부위의 힘을 다 쓰기 때문에 운동량이 엄청나다. 꼭 측면에서 영상으로 모니터해 보기를 권한다. 대부분의 경우 발이 부자연스럽게 움직이거나 몸이 너무 낮게 깔려서 움직이거나 '1'자가 아닌 상태로 움직이면 동작이 부자연스럽고 멋드러지지 않는 동작이 나온다. 몸은 '1'자로, 높이도 일정하게 선을 긋고 움직인다는 생각으로 연습하자.

3 다시 잔걸음으로 뒤로 물러나며 손을 목 뒤에 가져가서 두손 끝을 마주댄다.

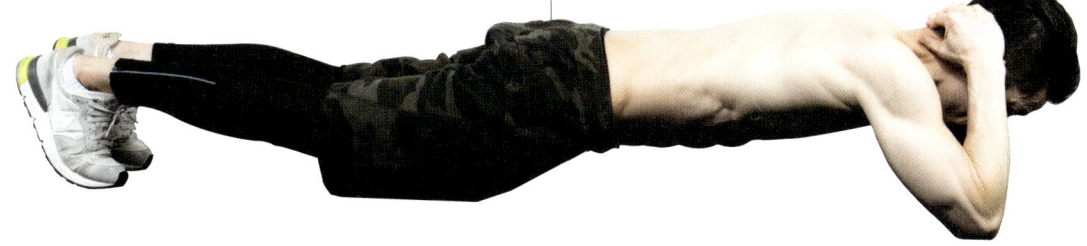

4 잔걸음으로 앞으로 나오며 손바닥을 바닥에 댄다.

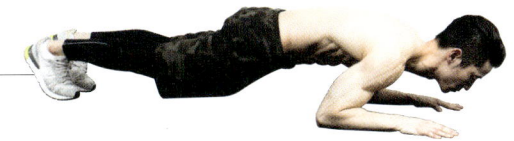

5 잔걸음으로 앞으로 나오며 손이 배꼽 위치에 올 때까지 몸을 밀어준다.

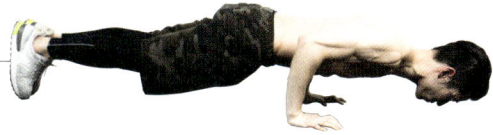

6 다시 잔걸음으로 뒤로 물러나며 3번 과정으로 돌아간다.

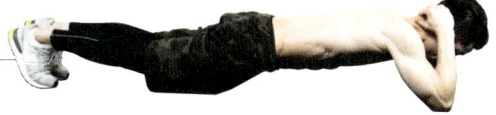

11 인클라인 푸시업

맨땅에 엎드려서 하는 맨몸운동은 끝났다. 이제 발의 위치가 달라진다. 하여 내 체중의 70% 만 실어주던 운동 강도가 85% 정도로 올라간다고 보면 된다. 지금까지의 '데스런 푸시업'은 기본 가슴 근육만을 단련시켜 주었지만 이제부터는 힘을 쓰는 각도가 달라지면서 가슴 윗 부분을 자극하는 푸시업이라고 보면 된다.

경험의 노하우 1
내려갔는데 상체를 들어 올릴 힘이 안된다면 어떻냐고? 최대한 밀어보다가 안 되면 턱을 바닥에 내려놓으면 된다. 팔이 어느 정도 버텨주기 때문에 턱이 찢어질 정도로 땅에 턱을 세게 박을 일은 없다. 그리고 다리를 동시에 양쪽으로 벌리면서 내려놓아라. 나는 실패했을 때마다 항상 이 같은 방법으로 자세를 풀었지만 단 한 번도 턱에 상처가 난 적은 없다. 걱정 붙들어 매고 끝까지 들이대자.

경험의 노하우 2
유연성이 안 좋다는 핑계로 다리를 펴지 않는 이들이 있다. 다리는 힘을 주면 누구나 펴진다. 힘이 들어 안 펴는 것일 뿐이다. 나 역시 유연성이 좋은 편이 아니라 잘 안다. 최대한 다리를 펴고 가슴과 어깨 팔에 고르게 힘이 들어가도록 버티며 내려간다.

1. 발을 올려놓을 수 있는 박스나 의자를 준비한 뒤 푸시업을 할 수 있을 정도 앞에 손을 디딘다.

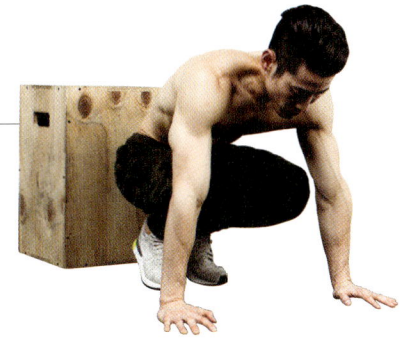

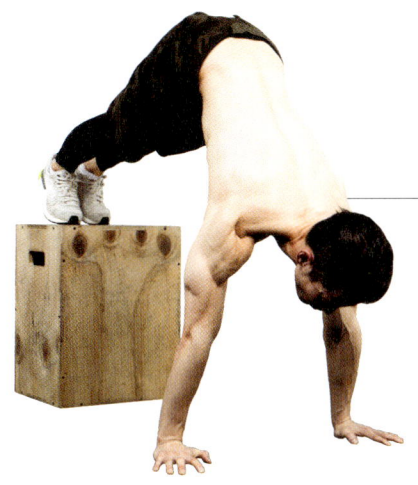

2. 한 발씩 안전하게 두 다리를 박스 위에 올려 놓는다.

3. 다리를 곧게 펴고 엉덩이를 세워 놓은 상태에서 팔을 굽혀 턱이 바닥에 닿기 직전까지 내려간다.

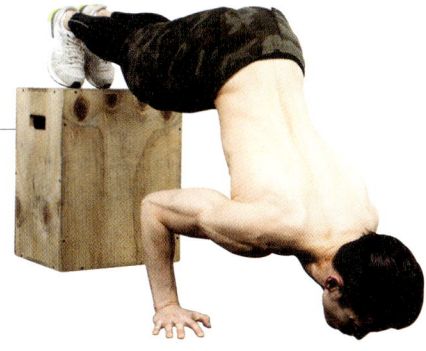

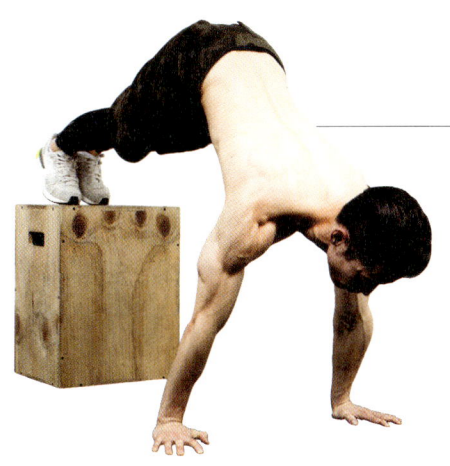

4. 2번으로 돌아간다.

12 상체 곧게 세워 푸시업

'인클라인 푸시업'에서 상체를 어느 정도 구부려 놓고 가슴과 어깨와 팔 뒤쪽 근육에 골고루 부하를 주는 운동을 했다면 이번에는 가슴을 가두어 고립시키고 어깨와 팔 뒤쪽 근육만으로 하는 운동이라고 보면 된다. 이제 미는 운동 중에서 남은 운동은 '물구나무 푸시업' 뿐이다. 드디어 '물구나무 푸시업'으로 가는 첫 관문에 들어섰다. 조금만 더 가면 멋지게 '물구나무 푸시업'을 할 수 있게 되고, 그 순간 거울 속에 나는 어깨 깡패가 되어 있을 것이다.

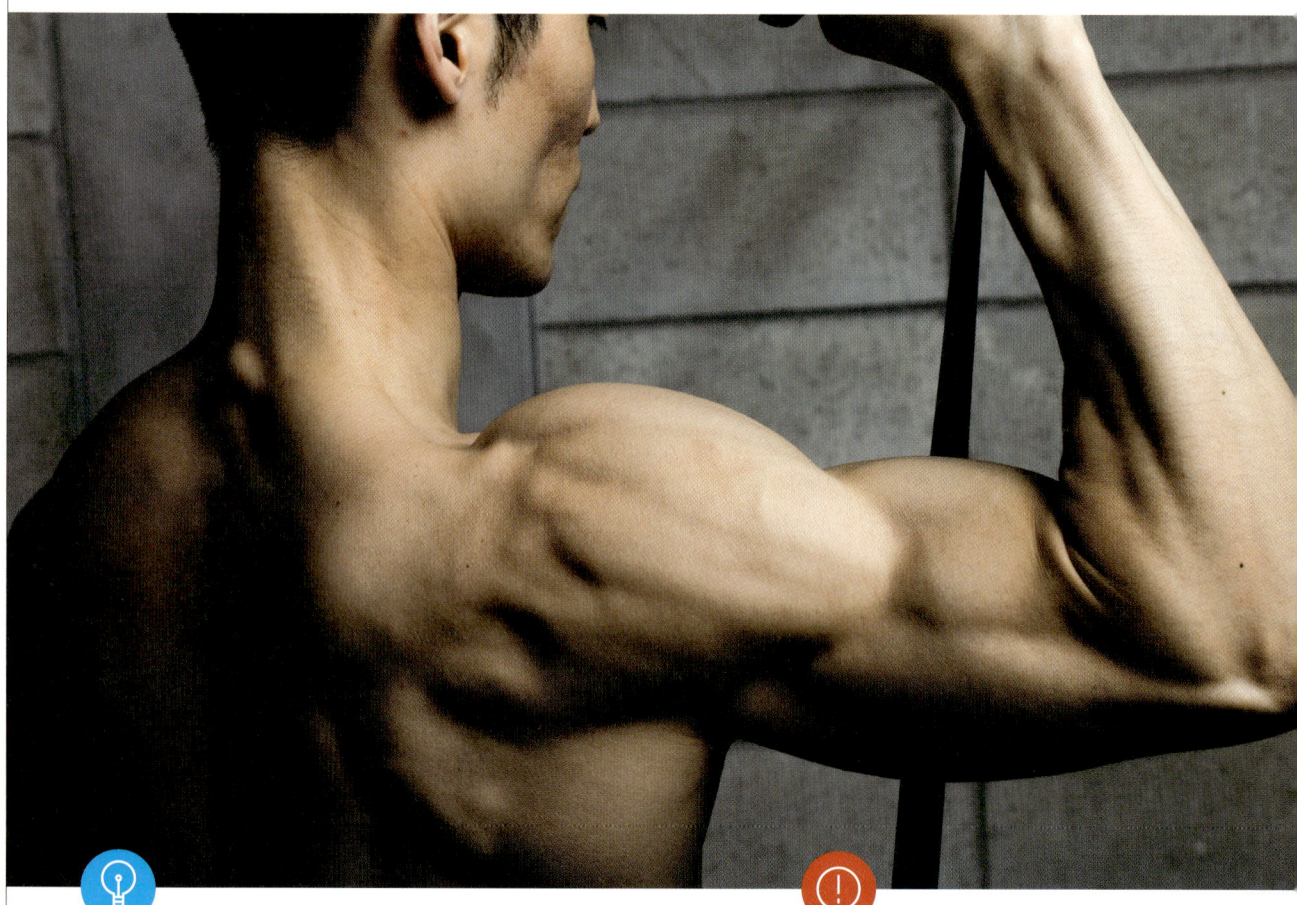

경험의 노하우
대부분 사람들이 이 동작을 할 때 상체가 지면과 수직을 이뤘다고 생각하지만 앞으로 기울어져 있는 경우가 많다. 이 역시 동영상 촬영을 권한다. 내려갈 때는 바닥과 수직이 될지 모르겠으나 올라올 때는 대부분 각도가 틀어진다. 상체가 바닥에 수직으로 박히지 않으면 어깨에 효과적으로 부하가 집중되지 않는다. 이 운동을 할 때면 상체가 지면과 수직 상태를 이루는지 꼭 확인하자.

주의사항
팔꿈치 각도를 사방에서 찍어 보자. 팔 뒤쪽 근육이 끊어질 듯한 강한 텐션을 느끼지 못한다면 아마도 팔꿈치가 옆으로 빠져 있을 가능성이 크다. 무조건 팔꿈치는 뒤로 빠져야 제대로 된 운동 효과를 볼 수 있다.

1 푸쉬업을 할 수 있을 정도의 거리를 보고 손부터 자리를 잡는다.

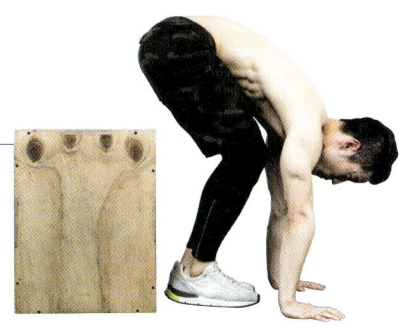

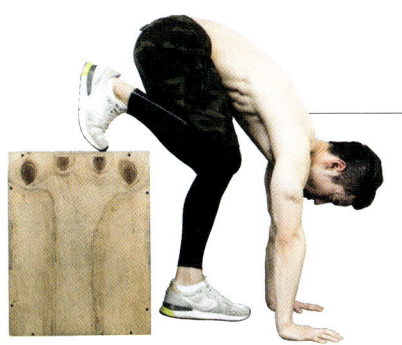

2 한 발씩 안전하게 다리를 올려놓는다.

3 엉덩이를 최대한 들어 올려 상체가 지면과 직각이 되도록 최대한 곧게 펴준다.

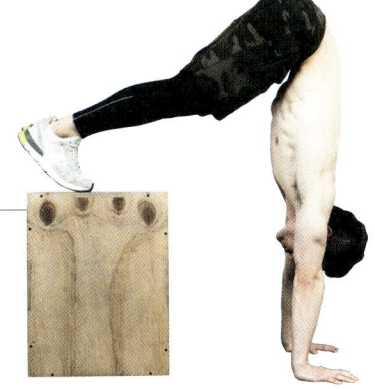

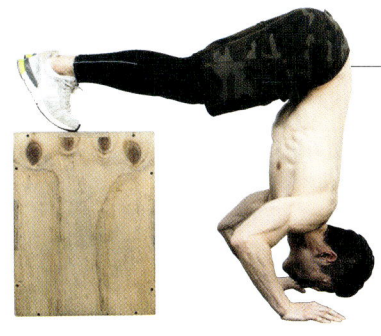

4 팔꿈치를 안쪽으로 모으며 구부리면서 턱이 바닥에 닿기 직전까지 몸을 '1'자로 버티며 내린다.

5 다시 곧게 밀어 올려 3번 자세를 취한다.

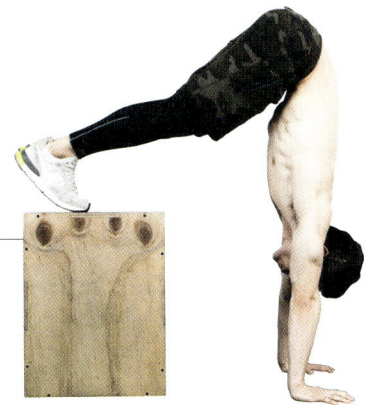

13 벽 보고 물구나무

대부분 벽을 보고 물구나무는 안해 봤을 것이다. 물구나무 서기는 '닥치고 데스런'에서 다루는 어깨운동 가운데 아주 중요한 단계 중 하나이다. 당신이 마지막 관문인 '자유 물구나무 푸시업' 단계까지 갈지는 모르겠지만 '자유 물구나무'는 앞뒤로 흔들리는 중심을 잡아야 하기 때문에 먼저 앞뒤로 버티는 연습을 하고 넘어가야 한다. 목표 시간은 2분이다. 처음에는 30초, 1분, 2분씩 서서히 늘려가다 보면 그간 갈고 닦아 놓은 내 몸의 근력과 깨어난 운동 세포들이 아주 빠른 시간 안에 2분을 버틸 수 있도록 도와줄 것이다.

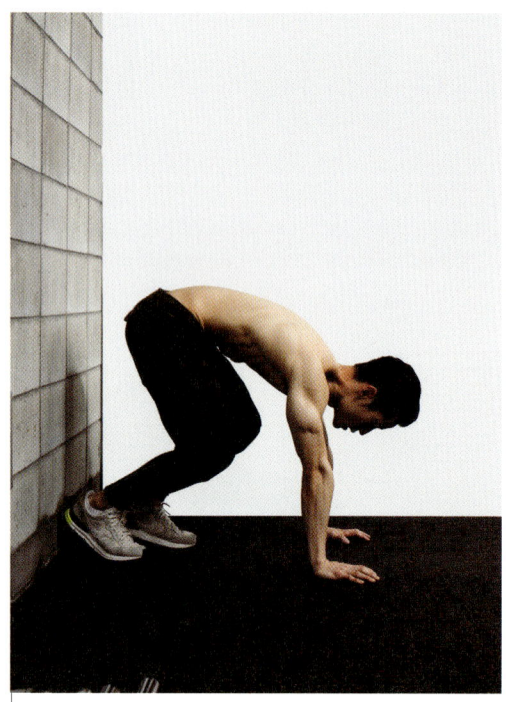

1 벽을 등지고 앉아서 바닥에 손바닥을 댄다.

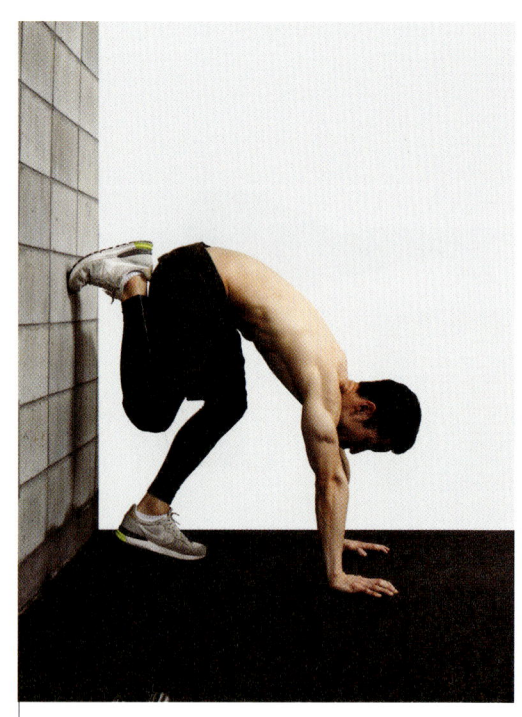

2 한쪽 발씩 벽을 타고 두 발을 모두 올리며 손으로 체중을 받는다.

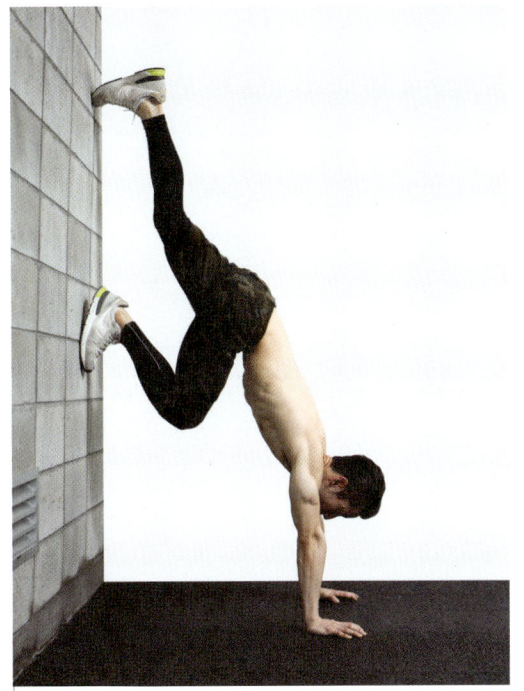

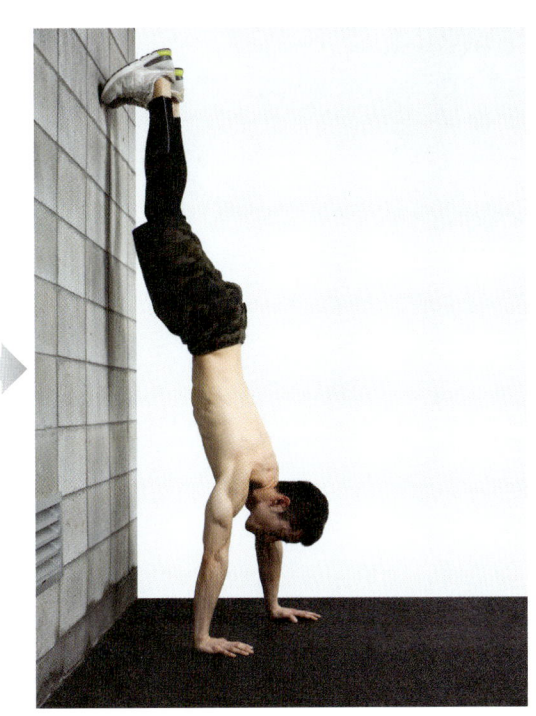

3 발로 뒷걸음치듯이 벽을 타고 올라가며 손도 같이 뒤로 걷듯이 벽과 30cm 정도 간격이 될 때까지 붙는다.

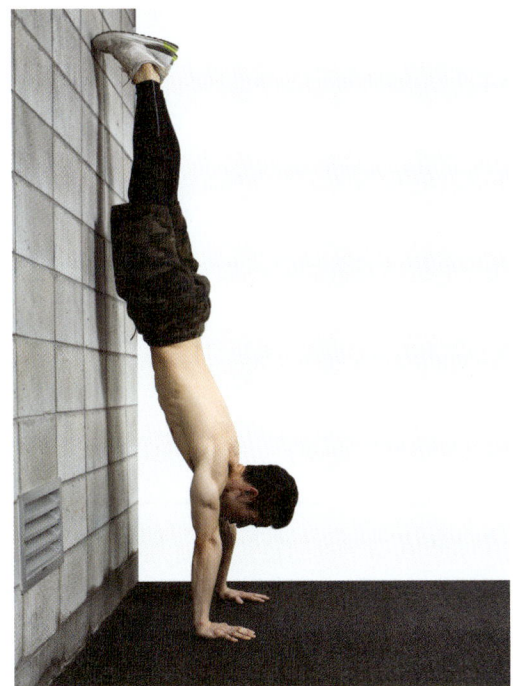

4 벽에는 발끝만 붙인다. 이제부터 못 버틸 때까지 버틴다.

경험의 노하우

이건 정말 죽도록 버티는 수밖에는 방법이 없다. 그간의 선행 훈련들이 이 정도는 몇 번 안에 2분을 버틸 수 있도록 남모를 도움을 줄 것이다.

주의사항

혈압이 오를 수도 있고 초반에는 눈이 충혈될 수도 있을 것이다. 고개를 숙이지 않고, 바닥에 시선이 정면이 향하게 하면 조금 수월할 수 있고, 승모와 어깨에 강한 자극이 가면서 약 한 달 정도 목이 뭉친 느낌과 함께 두통이 온 적이 있다. 근육이 어느 정도 자리잡고 익숙해지면 괜찮아진다.

14

벽을 등지고 물구나무

흔히 알고 있고 한두 번은 해보았을 벽을 등진 다음 발을 차고 올라가서 서는 물구나무 자세이다. '그냥 버티기일 뿐인데 무슨 어깨가 이렇게 아프고 힘들지?'하고 생각하게 되는 순간일 것이다. 심지어 여기서 팔을 완전히 곧게 펴면 버틸 수 있는 시간은 더더욱 줄어들고 운동 강도는 강해진다.

경험의 노하우
본인도 처음 시작할 때는 '이게 뭐 얼마나 어렵겠어. 해봤던 건데……' 처음 시도했을 때 40초 버텼다. 버티는 것만으로도 어깨에 많은 자극이 왔다. 처음에 손목과 전완근 쪽에 많은 무리가 가는 느낌이 들었지만 한 달 정도 지나니 괜찮아졌다. 팔은 구부리지 않고 곧게 펴고 버티는 것이 훨씬 더 운동 효과가 좋다.

주의사항
엉덩이이다. 물구나무를 섰을 때. 벽에 다리와 엉덩이가 닿는다면 운동 효과는 반밖에 안 된다. 발끝만 벽에 대고 몸을 최대한 곧게 펴거나 바나나처럼 배를 앞으로 밀어서 버텨 보자. 힘을 안 쓰던 어깨 뒤쪽 근육에 자극이 팍팍 오는 것을 느낄 수 있을 것이다.

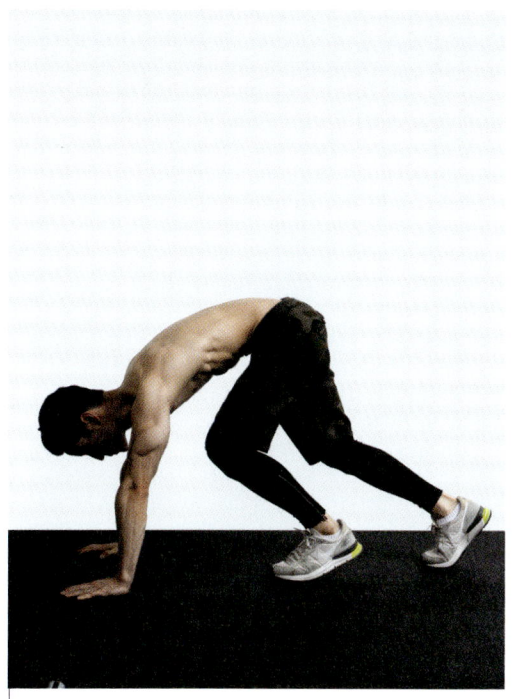

1. 벽과 약 40cm 정도 거리를 두고 어깨 너비보다 조금 넓게 손을 놓는다.

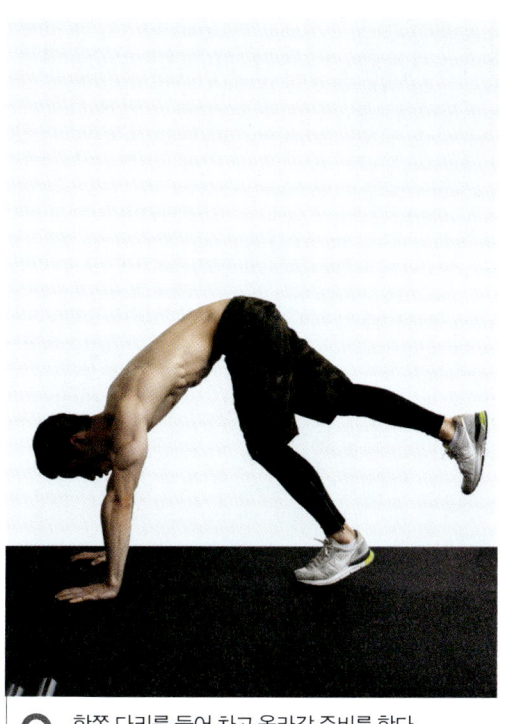

2. 한쪽 다리를 들어 차고 올라갈 준비를 한다.

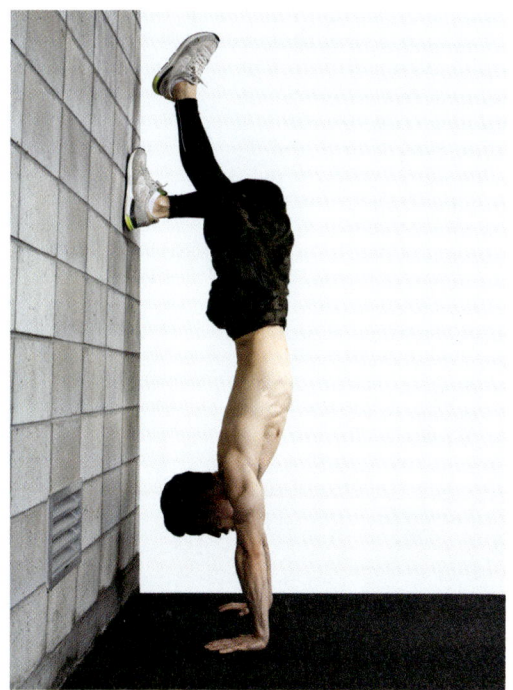

3. 차고 올라간 다리는 90도 구부려서 벽을 발바닥으로 의지하고 다른 쪽 다리는 곧게 펴서 자리를 잡는다.

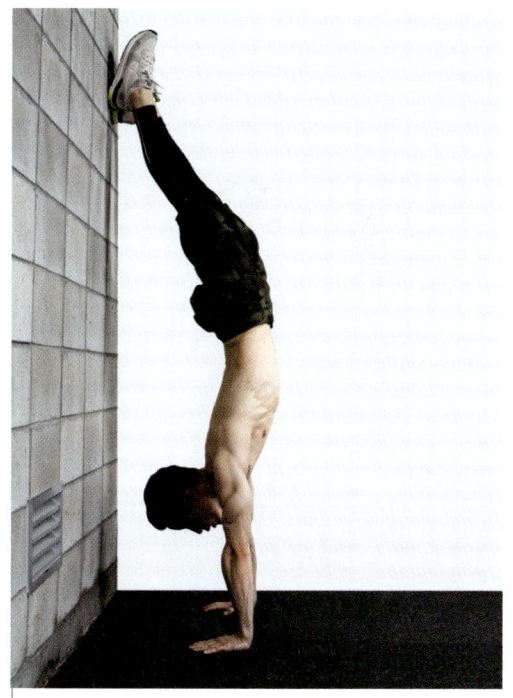

4. 남은 한쪽 발도 곧게 펴서 발끝이 천정을 향하게 곧게 펴서 버틴다. 이때 엉덩이는 벽에서 떨어져야 한다.

15 벽 보고 물구나무 푸시업

물구나무 푸시업을 다룬 책이나 동영상 컨텐츠를 보면 팔을 반 정도만 굽혀 정수리를 바닥에 대는 정도였다. 하지만 나는 더욱 강한 자극을 원했고, 완벽하게 물구나무 푸시업하고 싶었다. 나는 번번히 실패했고 그 후 기초 체력부터 다시 다지기로 마음 먹고 14가지의 선행 훈련을 만들었다. 그 결과물이 앞에서 해온 운동들이다. 지금 여러분들에게 한마디 한다면, '지금까지 잘 따라와 주었고 이제부터 앞 선 14가지의 훈련이 왜 필요했는지를 뼈저리게 느끼게 될 것이다.'

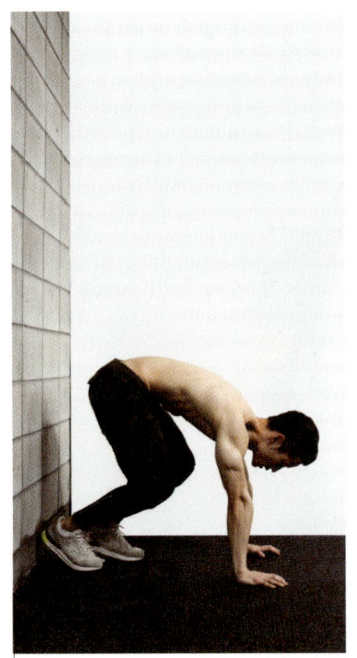

1 벽을 등지고 앉아서 바닥에 손바닥을 놓는다.

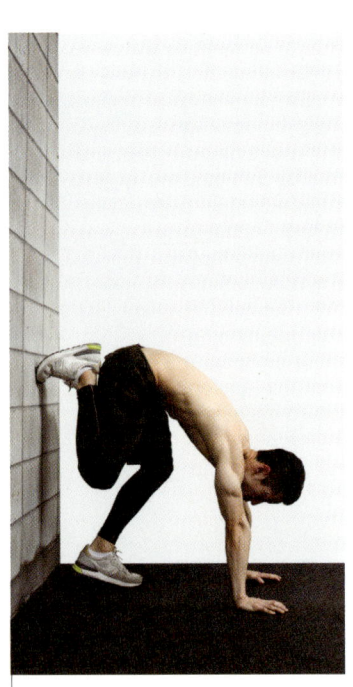

2 한쪽 발씩 벽을 타고 올라간다.

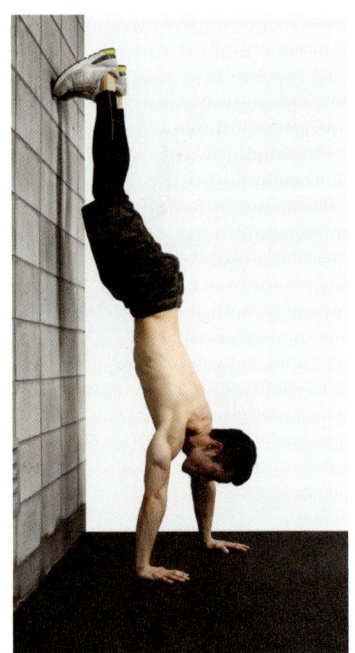

3 물구나무 자세가 완벽하게 나왔다면 양손을 벽에서 30cm 정도 떨어진 위치까지 차례로 옮긴다.

경험의 노하우

물구나무 서서 한 동작 한 동작 하다 보면 많이 내려가고 있다고 생각하겠지만 직접 동영상을 찍어서 보면 정말 찔끔찔끔 움직이는 것을 보게 될 것이다. 정말이지 힘든 동작이다. 여기부터는 횟수는 중요하지 않다. 몸을 곧게 세우고 완전히 턱이 바닥에 닿기 직전까지 내려가는 정확한 동작이 중요하다. 그래야 어깨와 허리의 버티는 힘이 증가한다. 움직이는 범위는 조금씩 횟수를 많이 하는 것은 어떠냐는 질문을 많이 받는다. 내 대답은 단호하다. 'NO'다. 그건 노동이다.

주의사항

내려올 때가 늘 문제이다. 여기부터는 본인의 한계를 잘 알아야 한다. 벽을 등지고 할 때는 그냥 다리를 차서 내려오면 되지만 이 동작을 할 때는 그냥 무너지게 된다. 나도 역시 이 동작을 연습하다가 한쪽으로 무너져서 수도 없이 어깨를 바닥에 박았다. 운동 공간이 넓다면 매트 한 장 깔고 앞구르기를 하고, 공간이 넉넉하지 않다면 먼저 턱을 바닥에 댄 다음 한쪽 어깨를 바닥에 대고 옆으로 구르는 수밖에 없다. 그래도 알고 덤비면 쉽게 다치지는 않는다.

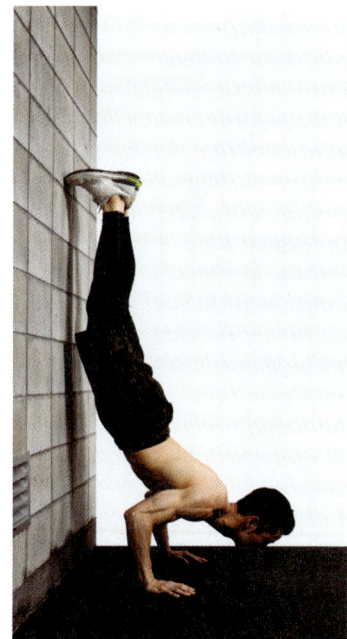

4 벽면에는 발끝만 붙인다. 이제 발끝만 벽에 의지한 체, 팔을 구부리기 시작한다.

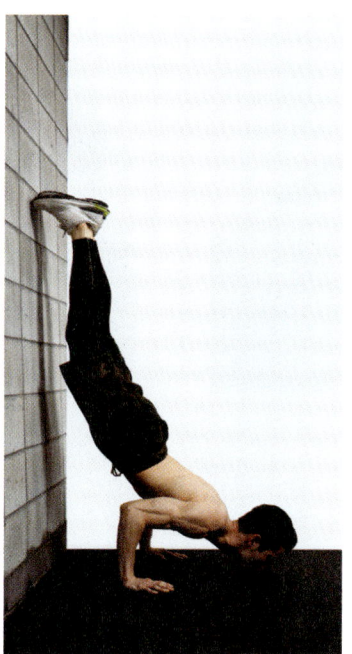

5 이때 시선은 바닥을 보며, 팔꿈치는 벽면을 정확히 향한 상태로 턱이 바닥에 닿기 직전까지 내려간다.

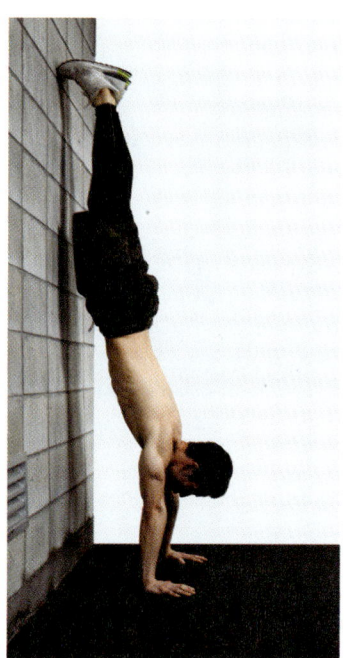

6 다시 밀어 올려 몸을 곧게 편다.

16 벽을 등지고 물구나무 푸시업

'팔 좁게 푸시업'과 '팔꿈치 바닥에 닿는 푸시업'이 빛이 나는 순간이다. 대부분의 물구나무 푸시업 사진이나 자료를 찾아 보면 팔꿈치가 밖으로 퍼져 나가거나 턱이 바닥에 닿을 만큼 내려온 자료가 없다. 나는 이왕 하는 거 같은 시간에 최대한의 운동 효과를 내려면 가동 범위를 최대한 뽑아내야 한다는 것이 내 생각이다. 팔 뒤쪽 근육과 어깨가 받쳐준다면 충분히 가능하리라 생각했고, 성공한 뒤 운동 효과는 실로 엄청났다.

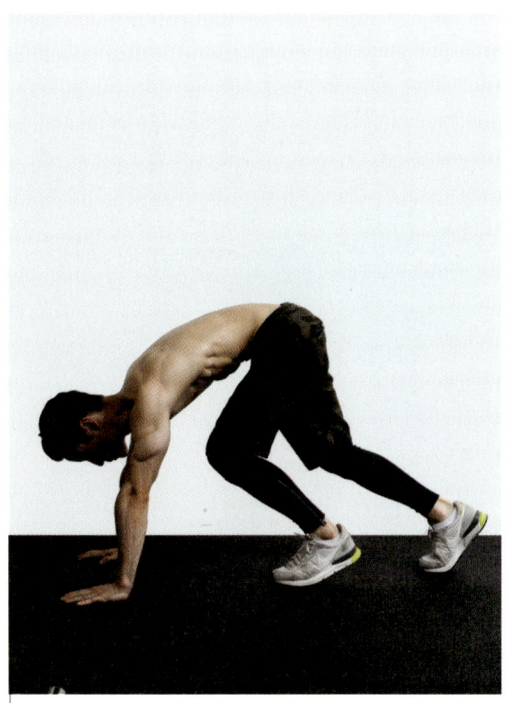

1 벽과 약 40cm 정도 거리를 두고 어깨 너비보다 조금 넓게 손을 놓는다..

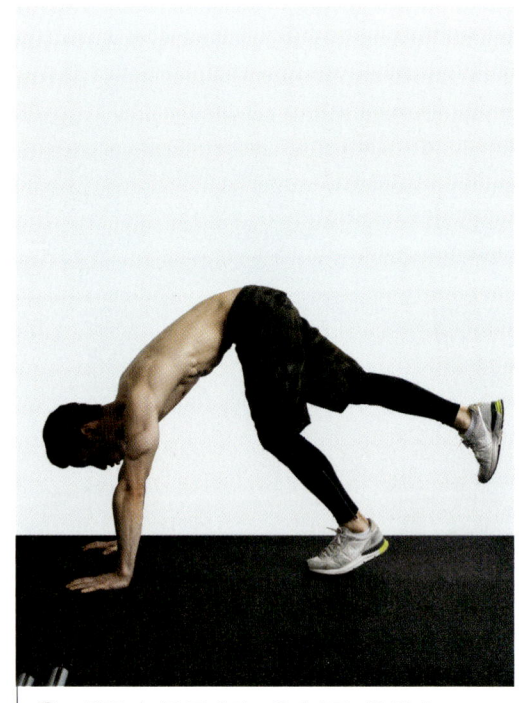

2 한쪽 다리를 들어 차고 올라갈 준비를 한다.

경험의 노하우
대부분 처음할 때는 팔꿈치가 옆으로 퍼지며 팔과 팔 사이로 얼굴이 떨어지게 내려가게 된다. 이렇게 되면 목과 어깨, 팔꿈치에 무리가 가면서 운동 효과가 별로 없다. 벽과 바닥의 경계를 쳐다보며 앞으로 나간다는 생각으로 내려가야 옆에서 봤을 때 사진의 자세가 나올 수 있다.

주의사항
몇 개를 하다 보면 몸이 내려간 상태에서 밀어 올리지 못하는 경우가 생긴다. 그때는 당황하지 말고 이마나 정수리를 바닥에 대고 다리를 한쪽씩 천천히 내리면 된다.

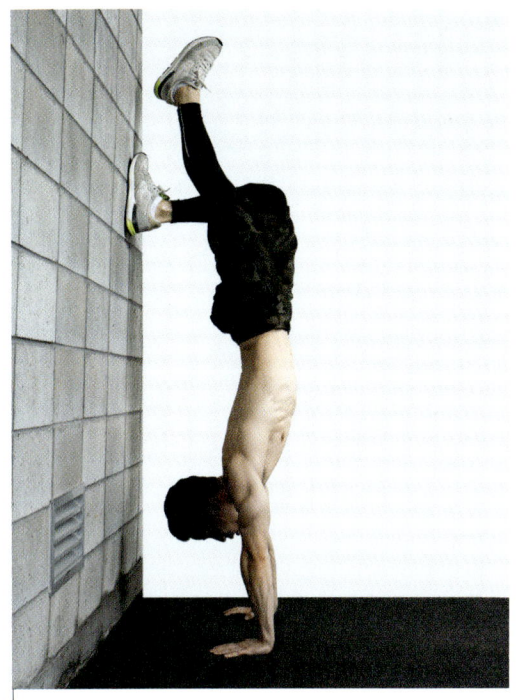

3 차고 올라간 다리는 90도 구부려서 벽을 발바닥으로 의지하고 다른 쪽 다리는 곧게 펴서 자리를 잡는다.

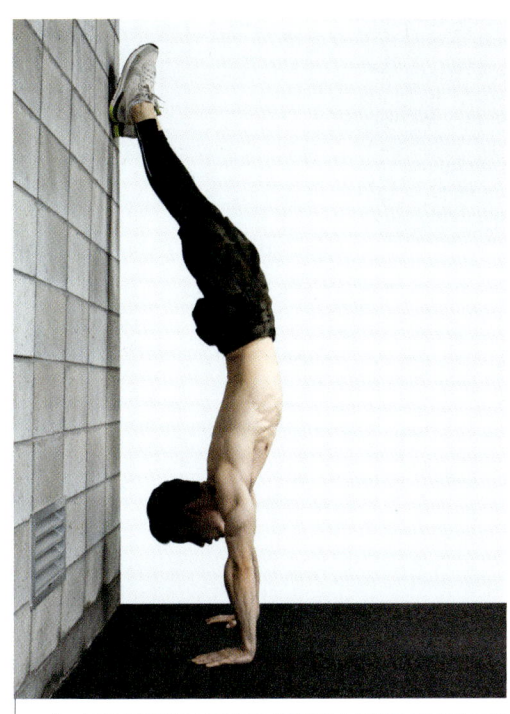

4 남은 한쪽 발도 곧게 펴서 발끝이 천정을 향하게 곧게 펴서 버틴다. 이때 엉덩이는 벽에서 떨어져야 한다.

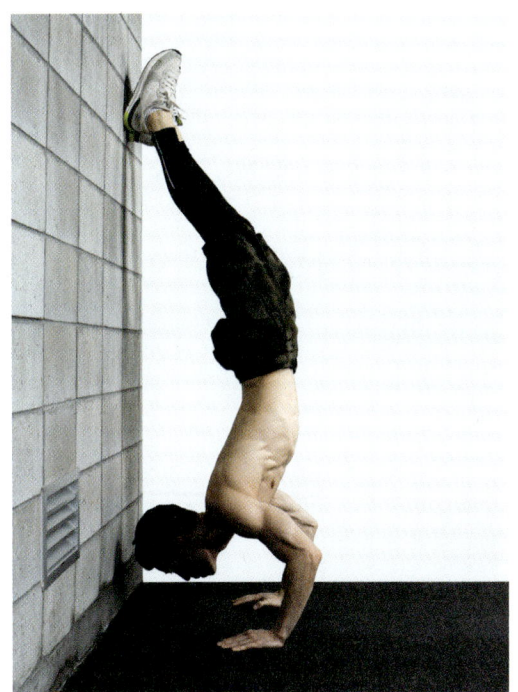

5 팔꿈치를 안쪽으로 모으듯이 구부리며 내려가기 시작한다.

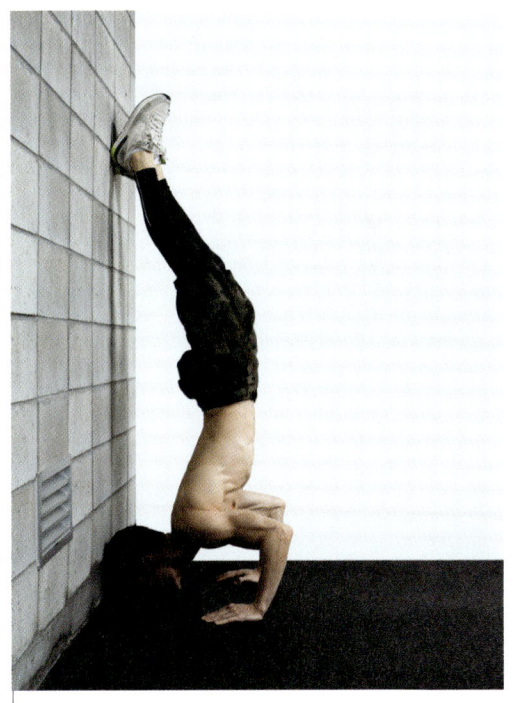

6 내려갈 때, 내 이마를 벽과 바닥의 코너에 밀어 넣는다는 생각으로 끝까지 내려간다.

17 벽을 등지고 물구나무 어드밴스

내가 만든 과정이다. 나는 '벽을 등지고 물구나무 푸시업' 이후 무작정 자유 물구나무 서기를 시도했다. 족히 1000번은 꼴아박았다. 담 걸리고 찢어지고 아팠지만 재밌게 성공했고, 푸시업을 하기 위해 또 1000번을 꼴아박고 나서야 깨달은 과정이다. 하체와 허리, 복근이 강해야 하지만 데드리프트나 웨이트 트레이닝으로 만든 근육으로는 절대 무리구나 싶었다. 물구나무를 설 때 거꾸로 선 하체를 잡아줄 수 있는 강한 허리 힘은 필수다. 허리 힘을 키우기 위해 여러 익스텐션 동작을 시도했지만 가장 큰 효과를 본 것은 바로 이 동작이다. 다음 동작과 병행하면서 '자유 물구나무' 연습을 한다면 난 1000번을 넘어지고 쓰러졌지만 여러분은 그 횟수가 절반으로 줄어들 것이다.

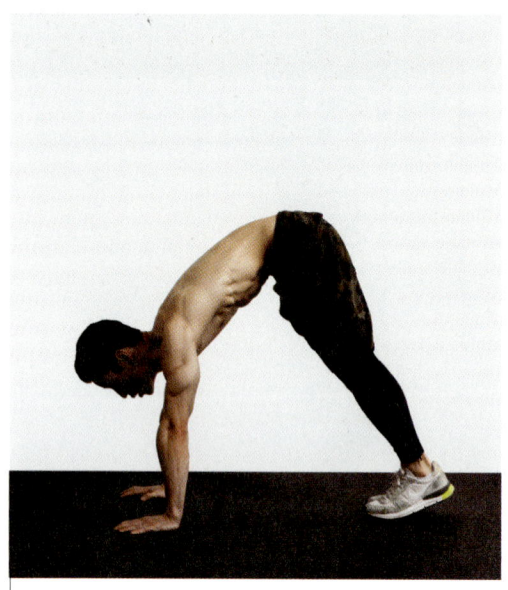

1 벽 1m 앞에 손을 놓고 자리를 잡는다.

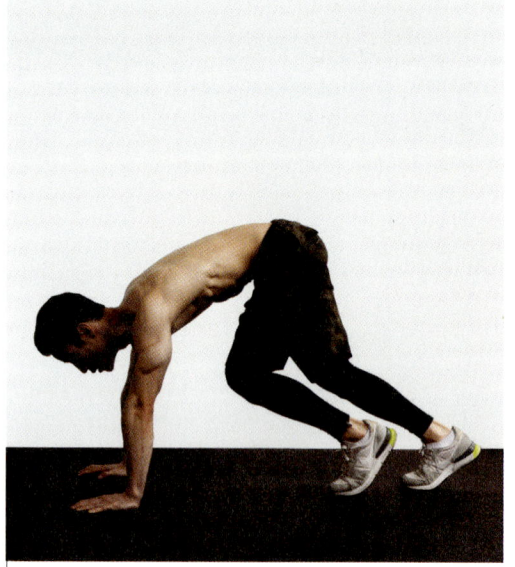

2 다리를 차서 올라갈 준비를 한다.

경험의 노하우
상당히 까다로우나 운동 효과는 '갑'이다. 본격적으로 허리와 엉덩이 힘이 개입하게 된다. 이때 강하게 당겨주지 못하고 복근의 힘이 더 강하게 되면 다리는 바닥으로 떨어지게 된다. 어깨의 받아주는 힘은 기본이며, 전신의 힘과 밸런스를 유지하는 이미지 트레이닝 후에 시도하는 것을 권한다.

주의사항
내 몸이 그동안 전혀 겪어보지 못한 방향과 각도로 움직여야 하는 동작이므로 내려간 상태로 무너지면 큰 부상으로 이어질 수 있다. 운동 시작 전에 내려간 상태에서 안전하게 몸을 내리는 연습부터 하도록 한다. 이마나 정수리를 조심히 바닥 코너에 내려놓고 다리가 내려오면 된다. 서두르면 다칠 수 있으니 천천히 차분하게 내려온다.

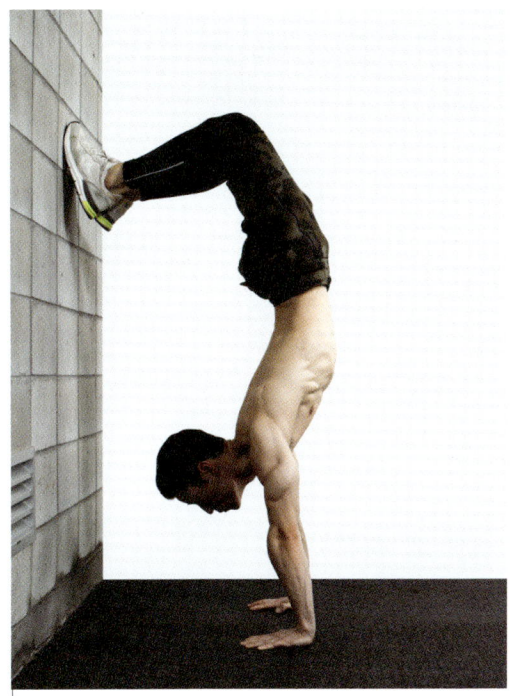

3 다리를 평소 물구나무보다 조금 더 강하게 차서 발바닥으로 벽을 의지한다.

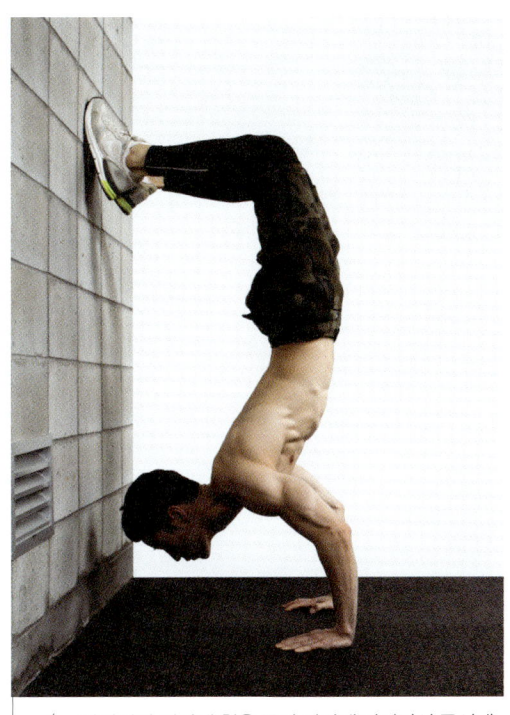

4 엉덩이와 허리에 힘을 주어 강하게 당기면서 동시에 시선은 벽과 바닥의 경계선을 바라보며 내려간다.

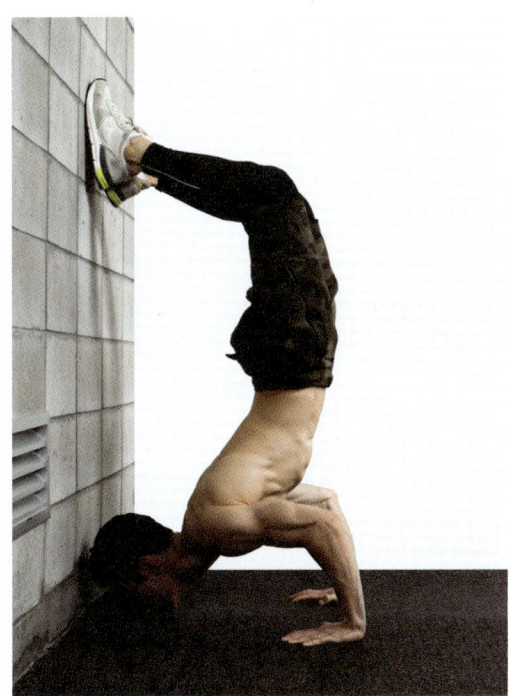

5 다리가 벽에서 떨어지지 않는 상태로 벽과 바닥의 코너에 얼굴이 닿기 직전까지 내린다.

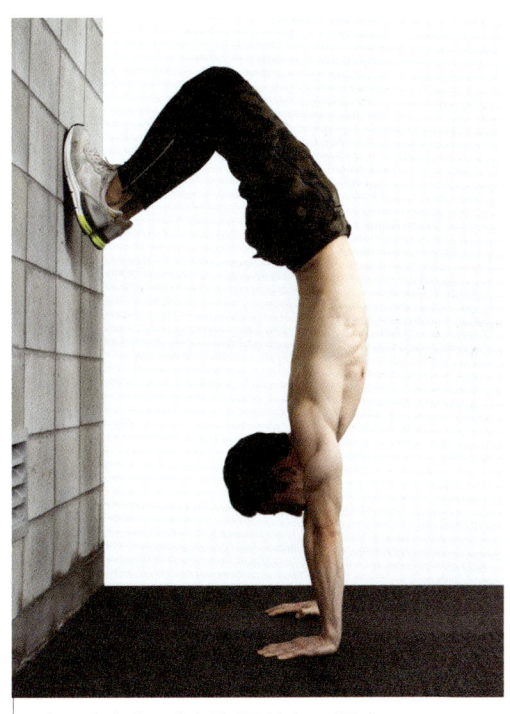

6 다시 뒤로 밀어 상체를 '1'자로 만든다.

18 벽 보고 물구나무 푸시업 어드밴스

마찬가지로 자유 물구나무 서기에 성공한 뒤, 푸시업을 한두 개쯤 할 수 있을 때 깨다른 것이 있었다. 몸이 수직 상태를 유지한 채로 푸시업을 하면 넘어질 확률이 크다는 것이다. 앞뒤로 30도 정도 기울어졌을 때 컨트롤할 수 있는 능력이 필요하다는 결론을 내고 연습을 시작했던 것이 이 동작이다.

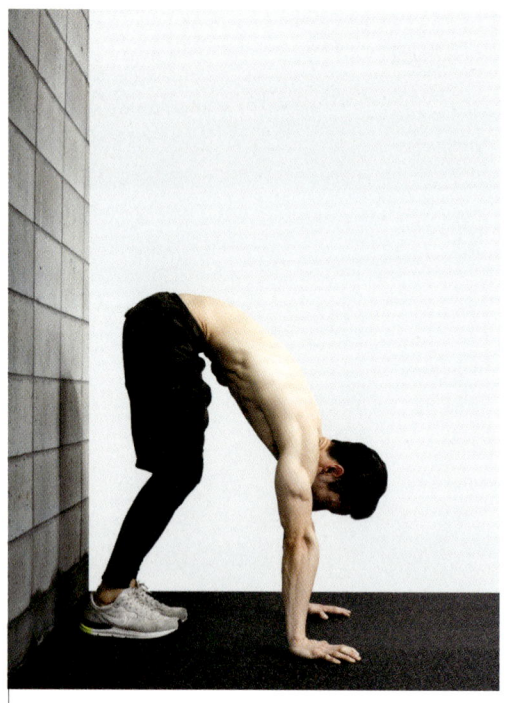

1 벽을 등지고 서서 벽 앞 1m 위치에 손바닥을 대고 자리를 잡는다.

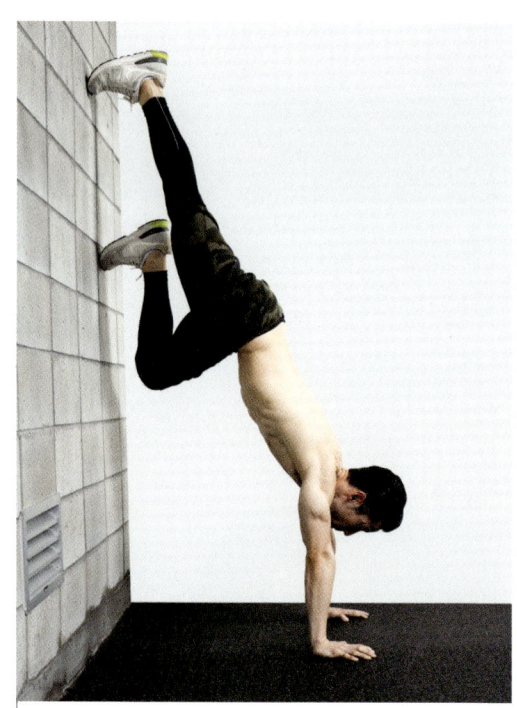

2 한 발 한 발 벽을 디디며 타고 올라가 몸을 곧게 펴준다.

경험의 노하우
앞으로 1cm 더 나가기가 여간 힘든 게 아니었다. 여러분들도 사진의 본인처럼 앞으로 많이 나가고 있다고 생각할 수 있다. 얼마만큼 나가는지 사진이나 영상으로 찍어보며 연습하자. 그간의 운동 과정들이 이 정도 동작은 금방 할 수 있게 만들어 줄 것이다.

주의사항
이 동작은 내려갔다가 못 올라오는 실패 지점을 맞닥뜨리면 그냥 두 발을 동시에 바닥으로 떨궈서 안전하게 내려오면 된다.

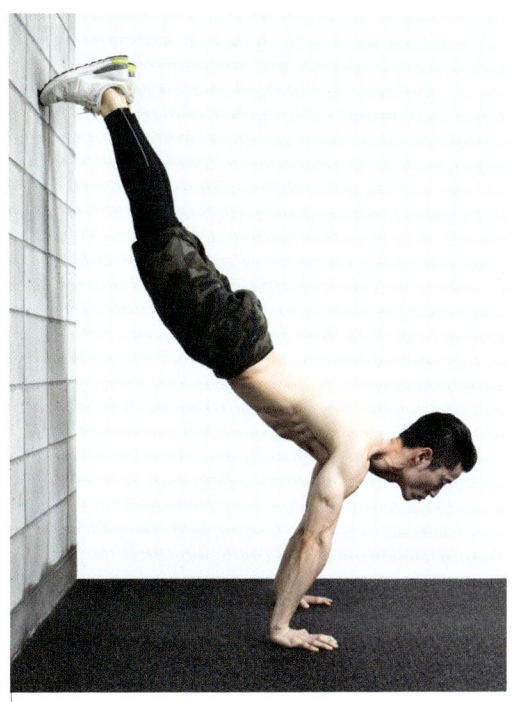

3 다리를 조금씩 내려주며, 몸을 앞으로 구부린다.

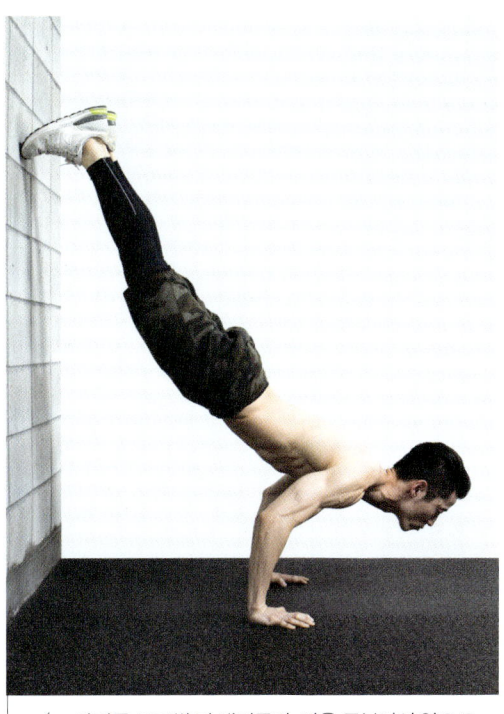

4 다리를 조금씩 더 내려주며, 팔을 구부려서 앞으로 버티며 내려간다.

5 이 자세까지 뽑을 수 있도록 노력해 보자.

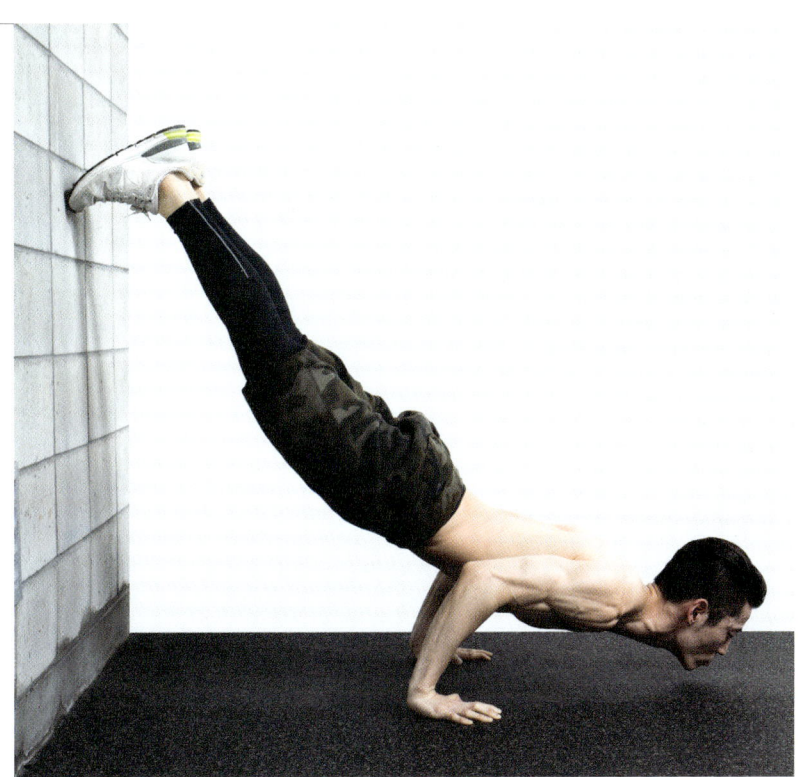

 벽에 기대지 않고 물구나무 연습과 물구나무 푸시업

자, 이 챕터는 선택사항이다. 저 위의 단계까지 오면서 온몸의 근육은 충분히 만들어졌을 것이다. '데스런 푸시업'을 통해 미친 몸을 만드는 것이 목표였다면 이전까지의 동작을 마스터한 것만으로도 충분하다. 하지만 이왕 여기까지 온 거 끝을 보자. 내 몸이 어디까지 받아줄지 궁금하지 않은가? 궁금하면 들이대자.

1 어깨 너비보다 10cm 정도 넓게 손바닥을 넓게 펴고 자리를 잡는다.

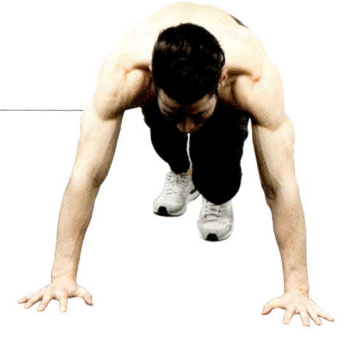

엉덩이를 먼저 세우며 본격적으로 물구나무 다리차기를 할 준비를 한다. **2**

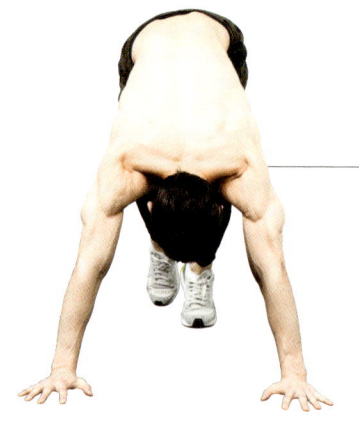

경험의 노하우

밀기 운동의 끝 단계이다. 물구나무는 진정 어려운 운동이다. 발끝이나 허리의 밸런스가 약간만 틀어져도 틀림없이 무너진다. 이를 다 컨트롤하며 30초만 버텨도 온몸의 근육이 꿈틀대는 것이 느껴질 것이다. 그리고 버티기 동작에서 조금 여력이 남는다면 서서히 내려가는 시도해 봐라. 한 개, 두 개, 세 개⋯⋯, 여기까지 왔다면 넘어지는 방법도 알게 될 것이다. 등판으로 넘어질 때는 조심해야겠지만 다른 방향으로 넘어지면 팔꿈치가 살짝 까지는 정도이지 큰 부상을 당할 확률은 극히 적다.

주의사항

물구나무를 서서 몸을 곧게 펴다 보면 다리가 뒤로 넘어가며 등판으로 떨어지는 경험을 하게 될 것인데, 이때는 발바닥으로 바닥을 먼저 딛고 후방 낙법처럼 충격을 흡수해야 한다. 그간의 해온 운동들이 부상으로 이어질 만큼까지 내 몸을 버려두지는 않을 것이다. 단, 언제나 긴장 상태는 유지하면서 즐기며 운동하시라.

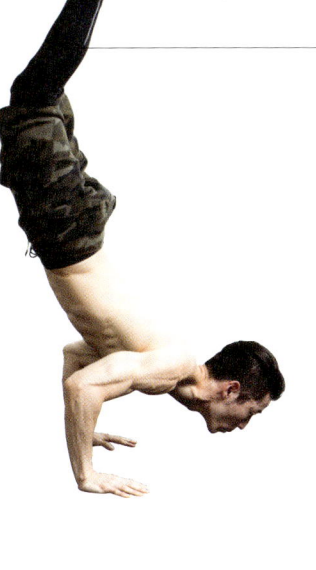
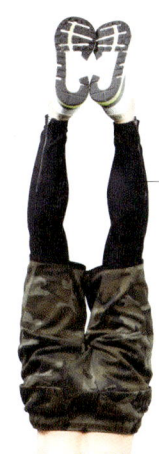
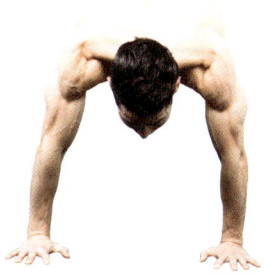

3 두 발 같이 차올라가거나 한 발씩 따로 차올라가거나 편한 방법으로 물구나무를 선다.

4 물구나무를 선 상태에서 흔들리는 중심을 컨트롤하면서 팔꿈치를 몸 안쪽으로 구부리며 몸을 앞으로 살짝 던져본다.

5 엉덩이부터 허벅지, 발끝까지 힘을 주어 다리를 뒤로 당기며 버틴다는 느낌으로 천천히 턱이 바닥에 닿기 직전까지 간다.

CHAPTER 4

데스런 턱걸이

'닥치고 데스런'을 가장 널리 알려준 영상 중 하나가 '왕초보의 턱걸이 하는법 강좌'이다. 그만큼 남자들이 관심이 많지만 멋지게 해내기 까다로운 운동이기 때문이라 생각한다. 물론 턱걸이를 잘하기 위해서는 힘도 좋아야 하고 밸런스도 좋아야 하지만 무엇보다 체중이다. 본인은 176cm에 64kg의 스펙이다. 완벽에 가까운 음식조절과 운동으로 자연스럽게 만들어진 몸이라 이대로 유지하고 있다.

만약 내가 같은 키에 80kg의 체중을 갖고 있다면 분명 그 영상처럼 턱걸이를 멋지게 해낼 수 없을 것이다. 결론은 음식조절을 잘 해야 한다는 것이다. 운동을 하는 데 있어 지방은 전혀 쓸모가 없다. 오히려 무게추 역할을 하다 보니 운동을 하는 데 방해만 된다. 나는 내 체중 64kg에서 근육량이 37kg이다. 당신은 같은 체중에 근육량이 30kg이라고 해보자. 나보다 7kg의 근육량 만큼 힘은 못 쓰고, 7kg의 지방을 차고(?) 운동을 한다면 결국은 운동 능력이 그 만큼 떨어진다고 보면 되는 것이다.

많이 듣는 질문 중 하나가 '어떻게 그 키와 체중에 그 사이즈가 나오나요?'이다. 사실은 실제로 보면 사이즈가 크지 않다. 상하체의 밸런스가 적절한 것일 뿐이다. 물론 운동 짬밥도 있다. 하지만 체성분의 구성이 다를 것이다. 본인은 늘 체지방을 3%~5%로 유지한다. 지방이 끼면 제일 먼저 티나는 곳이 복부인지라 기준은 복근에 혈관이 '서느냐, 안 서느냐'로 판단한다. 하복부에 혈관이 덮이기 시작하면 5%를 벗어나 있는 것이고 배꼽 아래까지 선명하게 올라온다면 3%대에 있는 것이다. 물론 본인만의 기준이다.

서론이 길었다. 턱걸이를 정의하자면 맨몸으로 하는 운동 중에서 '물구나무 푸시업' 이상의 레벨을 제외하면 가장 힘들고 오래 걸리는 운동이다. 남자 신입 회원에게 턱걸이를 시키면 꾸준히 운동했던 분들은 10회, 운동을 처음 시작하는

데스런 턱걸이 전과정 동영상 ▶▶▶

분들은 1회 내외다. 턱걸이 역시 내가 순서를 정해 놓은 이유는 이 과정을 반드시 거쳐야만 내 동영상의 모습을 흉내낼 수 있기 때문이다. 아무 생각없이 그냥 봤겠지만, 당기고 내려오고 스텝을 밟으며 매달려 있는 시간이 1분 정도 된다. 1분이라는 시간 동안 매달려서 등과 어깨, 허리, 다리, 복근의 힘을 다 끌어다 써도 그립이 풀리지 않고 버텨내려면 2분 이상 철봉에 매달려서 매달릴 수 있는 악력과 전완근의 힘이 필요하다. 다들 기본은 무시하고 턱걸이로 바로 넘어가서 덤빌 것이 훤히 보이기에 이 말은 해주고 싶다. 어느 단계부터 치고 올라가든 부족하다고 느꼈다면 레벨을 낮춰서 다시 시작하라. 본인이 겪었던 실제 경험이다.

나는 한손 턱걸이가 하고 싶었다. 그리고 프랭크 매드라노 보다 '더 천천히, 멋지게' 해내고 싶었다. 물론 내 기준에서는 성공했지만 그러기 위해서 한 손 턱걸이와 아처 풀업, 타입라이터 풀업이 되야 했다. 나야 턱걸이는 언제나 해왔기에 자신있게 바로 덤볐다. 하지만 처음 아처 풀업을 하려고 들이댄 순간 어깨에서 '드드득' 소리가 나며 바로 부상을 입었다. 회복까지 2~3주 걸린 듯하다. 그 시간만큼 결국 손해를 본 것이다. 한 손 턱걸이 연습 과정을 거쳤어야 하는데 무작정 들이댔기 때문이다.

'풀업' 이후부터는 어깨의 본격적인 개입이 시작된다. 왜 턱걸이는 '등 운동'인데 어깨가 개입을 하냐고 묻는다면 일단은 한 손 턱걸이 연습과, 아처 풀업, 타임라이터 풀업 단계를 해보면 그때 알게 될 것이다. 운동은 아무리 백날 설명해도 모른다. 머리가 아니라 몸으로 배우는 것이기 때문이다. 일단은 시작하고 대략 1년에서 그 이상이 걸리겠지만 한번 가 보자. 그리고 여기에 있는 것들을 다 소화한 후에 이 글을 다시 읽는다면 내 말이 이해가 될 것이다.

01

매달리기 2분

많은 데스런 동지들이 턱걸이를 하면 첫 세트를 제외하고는 당기기도 전에 손아귀의 힘이 풀린다며 전완근에 통증을 호소하며 떨어진다. 그래서 힘의 이동 과정을 정확히 알고 그에 맞는 선행 훈련이 필요하다. 철봉을 한번 잡아 보자. 봉을 잡고 있는 그립이 탄탄히 받쳐주고 그 다음은 당겨주는 팔 위쪽의 힘, 어깨, 등 순으로 힘이 들어간다. 그런데 아무리 내가 강하게 당길 수 있는 힘이 있다고 해도 잡고 버티지를 못한다면 그 힘은 무용지물이다. 데스런 철봉 운동을 함께 하려면 적어도 2분 정도 버틸 힘이 있어야 한다. 첫 관문이지만 그저 쉽지만은 않을 것이다.

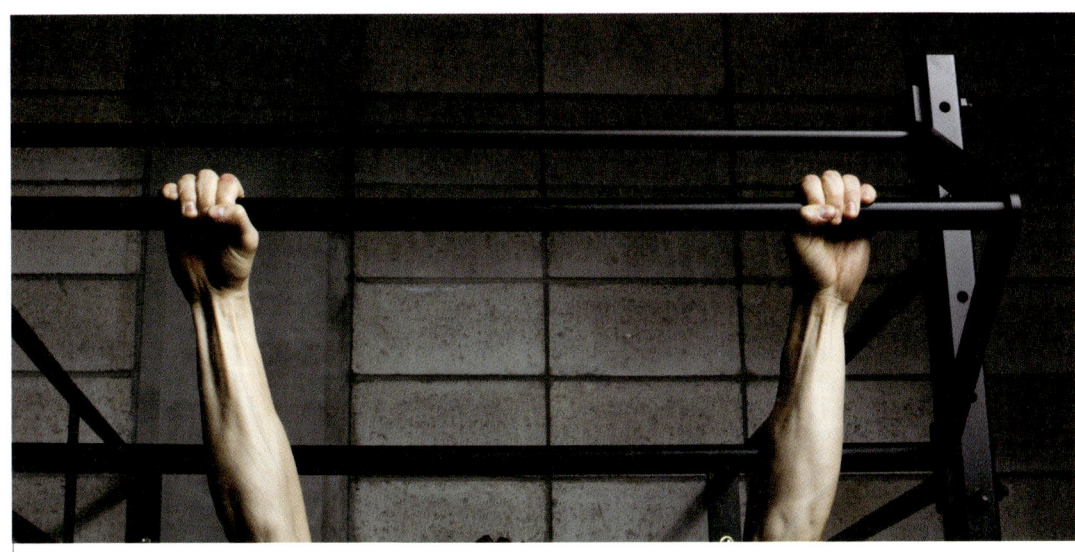

1 점프하여 봉을 강하게 움켜잡는다.

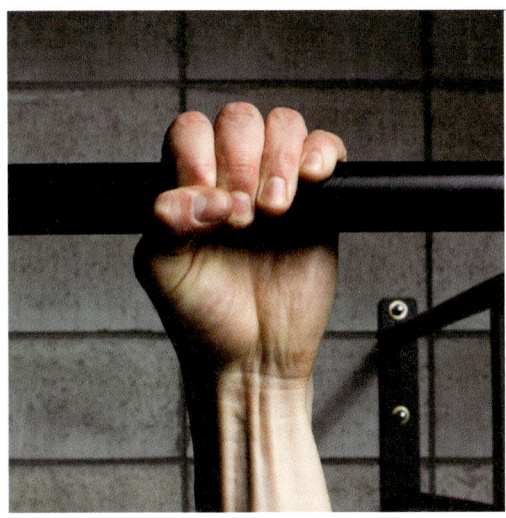

봉을 잡을 때 엄지로 검지를 강하게 눌러주며 버텨준다. **2**

경험의 노하우

왜 엄지로 검지를 강하게 눌러줘야 하는지 궁금할 것이다. 엄지를 빼고 네 손가락으로 2분을 버틸 수 있다면 그렇게 해도 된다. 하지만 못 버티기 때문에 손가락 중 가장 힘이 센 엄지로 검지가 안 풀리게 눌러주는 것이다. 간혹 스트랩을 사용하는 이들이 있다. 본인도 한때 애용했지만 그때는 데드리프트를 160kg 넘게 당길 때였다. 내 몸 하나 컨트롤하는데 도구의 힘을 빌리려는 나약한 정신은 '닥치고' 버리는 것이 좋을 것이다.

주의사항

처음에는 손바닥의 살이 구겨지는 자국이 나고 하얗게 선이 생기며 극심한 통증이 온다. 장갑을 껴도 그 안에서 살이 구겨지기 때문에 소용없다. 손이 너무 아픈데 어떻게 하냐는 질문에 나는 쿨하게 답한다. 익숙해질 때까지 그냥 버티라고……. 굳은살이 잡히고 익숙해지면 그때는 손바닥의 고통을 느낄 여유가 없을 것이다. 다른 근육들이 힘들다고 울부짖을 것이기에…….

02 점핑 풀업

턱걸이를 하나도 못하는 사람들을 위한 첫 단계다. 점프하는 힘 50%, 팔로 당기는 힘 50%를 써서 턱걸이 흉내를 내며 올라가 보자. 한 세트 횟수는 내 몸이 버티는 한 최대한이다. 몸은 단순하다. 반복숙달을 하다 보면 언젠가 익숙해지고, 다음 단계를 내어 준다. 점핑 풀업을 최소 50회를 한 번에 할 수 있을 때까지 연습해 보자.

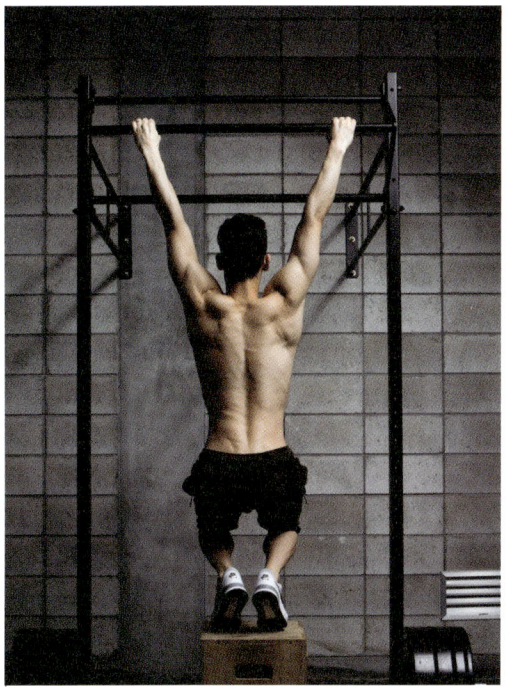

1 받침대를 밟고 쪼그려 앉아 철봉을 잡고 몸을 늘어뜨린다.

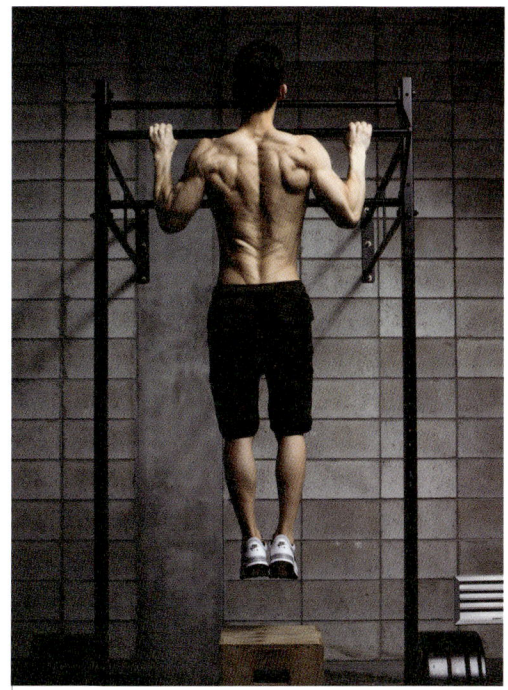

2 점프함과 동시에 그 탄력으로 턱걸이를 한다.

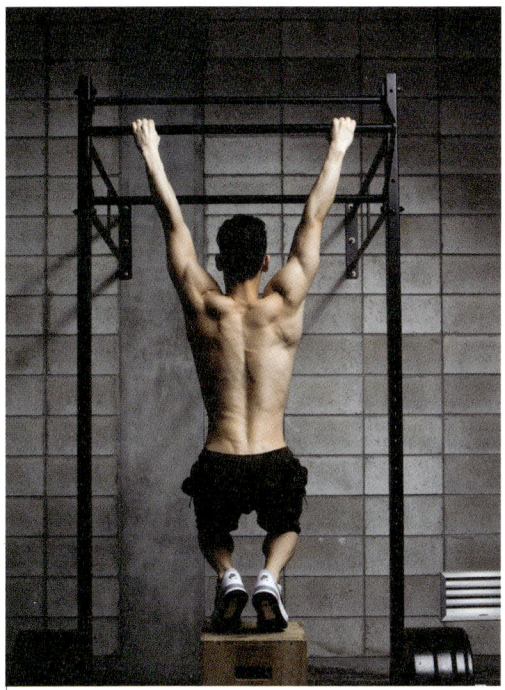

3 1번 자세로 돌아와서 힘 닿는데까지 무한 반복한다.

경험의 노하우
우습게 보이겠지만 처음하는 이들은 극심한 전완근의 통증을 호소하며 손바닥을 잡고 아프다며 울기까지 하는 사람도 봤다. 일단 해보자. 한 세트 50회가 가능하다면 바로 다음 단계로 넘어가도 좋다.

주의사항
회원들과 운동하다 보면 턱걸이에 익숙하지 않기 때문에 종종 턱을 철봉에 부딪히는 경우가 있다. 대부분은 멍 드는 것으로 끝났지만 최악의 경우에는 혀를 깨물거나 앞니가 깨지는 경우도 있었다. 늘 긴장하고 봉과 턱의 간격을 잘 인지한 상태에서 수행하자.

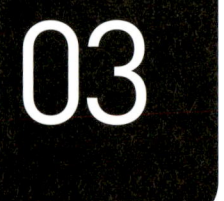

점핑 풀업 버티기

점핑 풀업을 지겹도록 했다면 점프 후 올라가서 버텨 보자. 그렇지만 몇 개 못하고 이내 팔이 풀려버릴 것이다. 이후 점핑 풀업과 버티기를 번갈아 연습을 하면 차차 버티기 횟수가 늘어날 것이다. 일단은 점핑 풀업 버티기 한 세트 30회를 목표로 해보자.

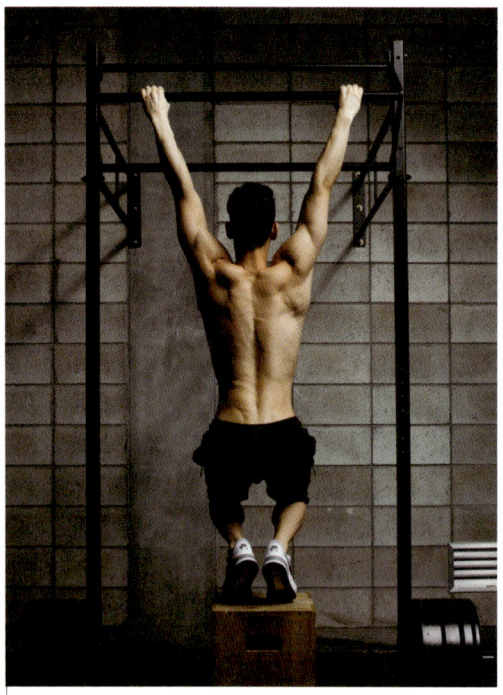

1 받침대를 밟고 쪼그려 앉아 상체를 완전히 철봉에 맡긴다.

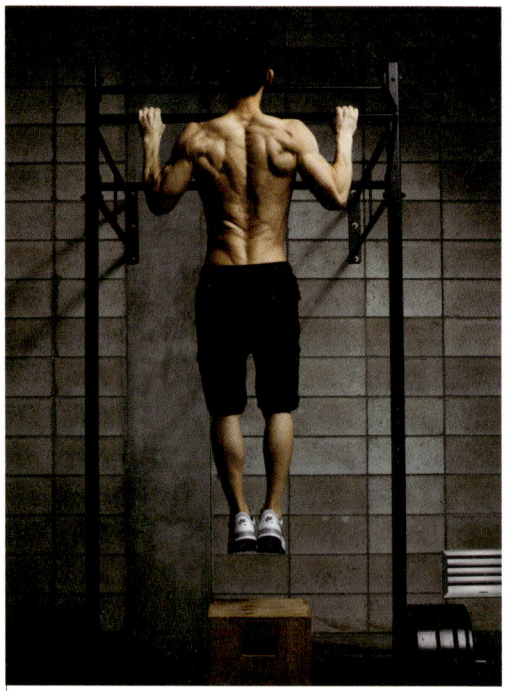

2 점프함과 동시에 그 탄력으로 턱걸이를 실시한다.

경험의 노하우
턱걸이를 제대로 하지 못해 점핑 풀업 단계에 있지만 진짜로 턱걸이를 한다는 이미지 트레이닝을 하면서 팔과 상체가 완전히 펴진 상태에서 점프와 버티기를 반복하다 보면 금방 성장할 것이다.

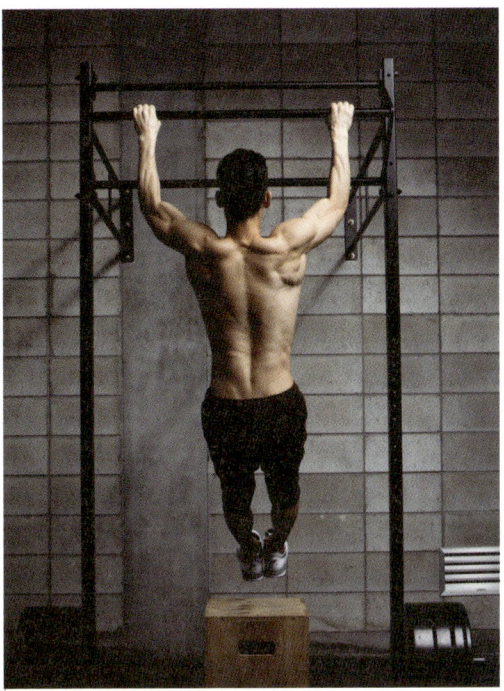

주의사항

본인의 실패 지점을 빨리 알아채야 한다. 죽자살자 버티는 건 좋지만, 내려오며 버틸 때 다리가 앞으로 뻗어 있는 상태에서 손아귀의 힘이 풀려 등으로 떨어지면 꽤나 아플 수 있다. 그렇다고 버틸 수 있는데 일찍 포기를 하라는 것은 절대 아니다.

3 내려올 때는 다리를 앞으로 빼주고 등힘으로 버티며 내려온다.

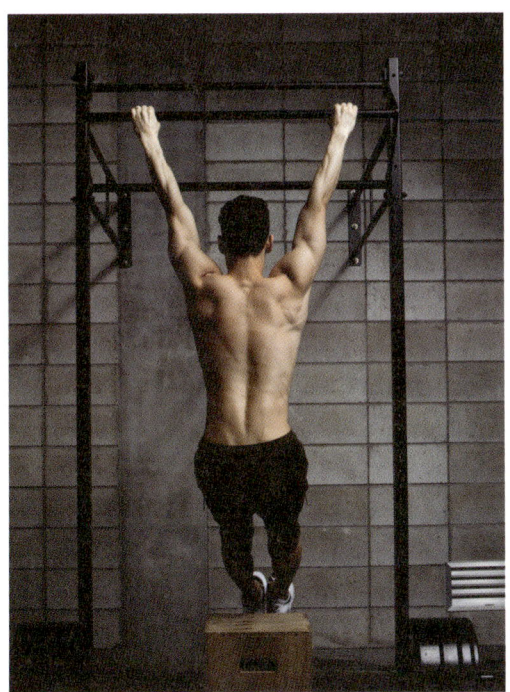 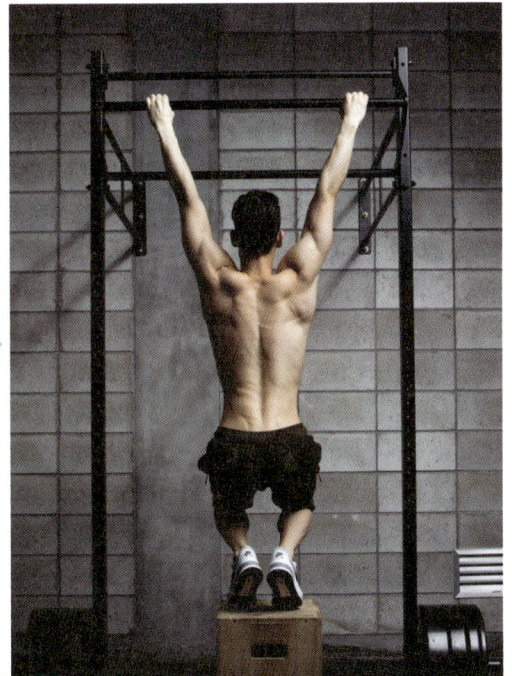

4 버티며 내려오다 상체가 완전히 펴지면 다리를 받침대에 올린 다음, 바로 점프를 반복한다.

04 풀업, 20회

제일 어려운 단계에 왔다. 이제는 죽자 살자 당겨야 한다. 점핑 풀업도 결국은 턱걸이를 못해서 하는 선행 훈련에 불과하다. 팔을 쭉 편 상태에서 일단 등을 뒤로 빼고 팔을 구부릴 수 있어야 한다. 처음에는 거기까지 하기도 정말 힘들 것이다. 그렇게 팔이 살짝 구부려진다면 그 다음은 턱이 봉 높이까지 오를 때까지 무조건 당기자. 처음에는 팔과 어깨만 써서 해도 좋다. 등에 힘이 안 들어가도 좋다. 그 단계를 거치고 익숙해지고 나서야 광배를 뺄 수 있는 능력이 생기게 되는 것이다.

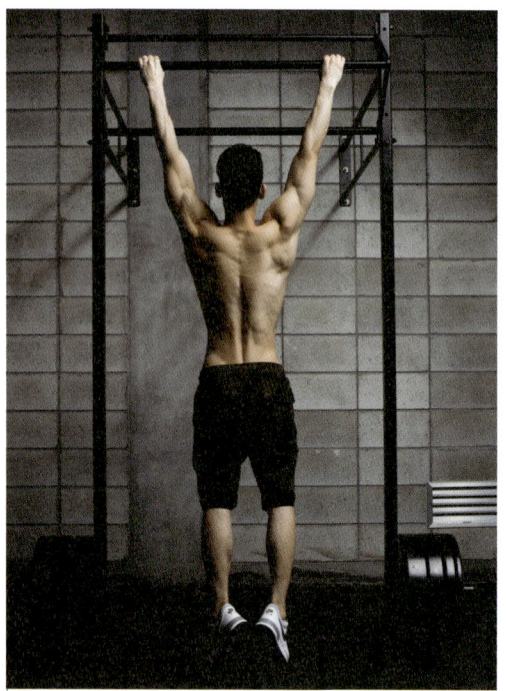

1 어깨 간격보다 양 옆으로 10cm 정도 넓게 철봉을 잡는다.

경험의 노하우
본인은 턱걸이를 모든 운동을 통틀어 가장 어렵고 오래 걸리는 운동이라고 말하고 싶다. 미는 운동은 어떻게든 밀어지는데 내 몸을 봉에 매달아 당긴다는 게 정말 쉽지 않다. 대부분 사람들이 10회까지는 어떻게든 하지만 그 이후로 한두 회 늘리는 게 쉽지 않다. 어느 정도 하게 되더라도 근육량이 줄거나 체중이 조금이라도 늘면 도로아미타불이 되는 아주 냉정하고도 1차원적인 단순한 운동이다. 그저 열심히 하는 수밖에 없다. 식이조절도 빼놓지 말자. 그리고 죽자 살자 연습에 또 연습하자.

주의사항
턱걸이를 처음 10회 정도 성공했을 때 즈음해서 동영상 촬영을 해봐라. 책 속 과정 컷처럼 몸이 곧게 펴지는지, 끝까지 올라가고 반동없이 끝까지 내려왔다 다시 당기는지……. 냉정하게 바라보면 그 10회가 5회가 될 수도 있다. 본인을 엄격하게 평가할 필요가 있다. 그 편이 훨씬 빠를 것이다.

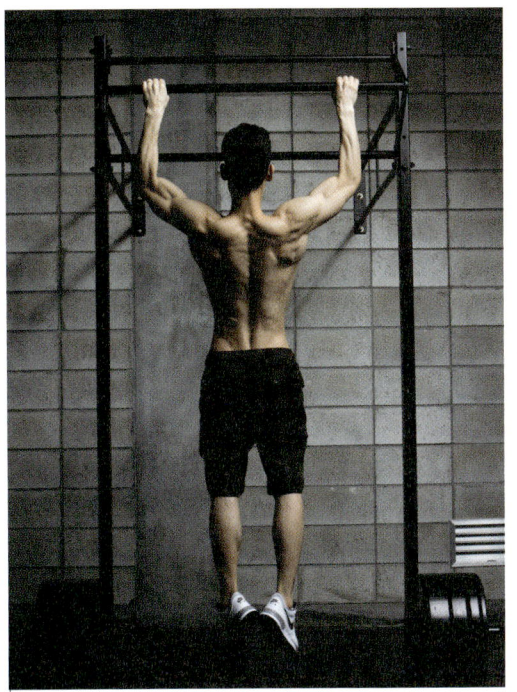

2 몸의 미동 없이 팔과 등의 힘으로 당겨 올린다.

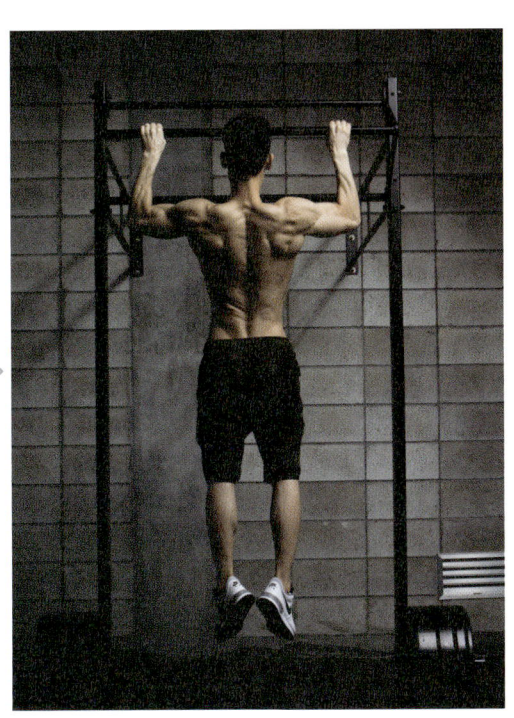

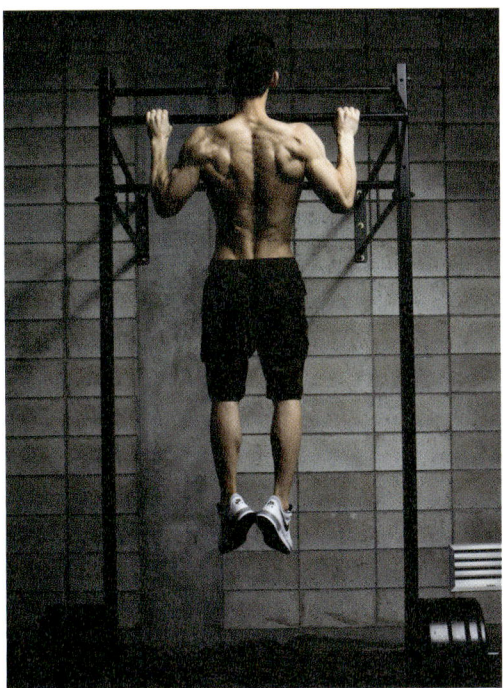

3 턱이 봉보다 높은 위치에 올 때까지 당겨 올린다.

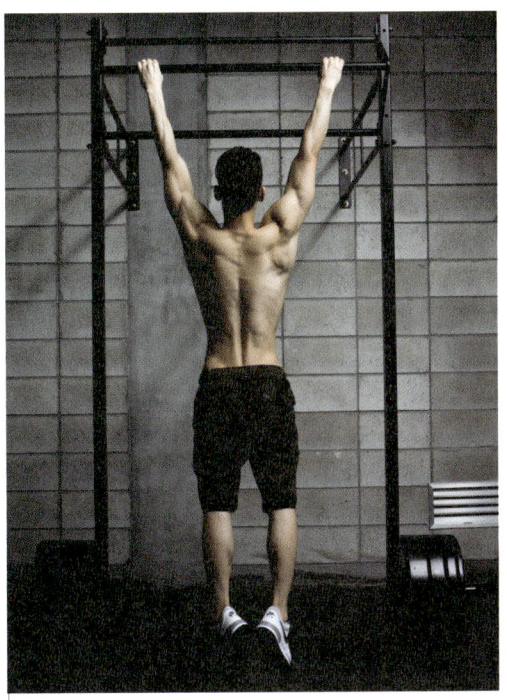

4 천천히 내려오며 1번 동작으로 돌아간다.

05

턱걸이 배꼽닿기

일단 이 단계에서는 내가 턱걸이 20회를 완벽한 자세에서 했는지, 그저 횟수를 늘리고 싶은 욕심에 팔도 펴지 않고, 등도 꾸부정한 상태의 속된 말로 '가라'로 한 것이 아닌지 영상을 보며 판단해 보자. 그리고 괜찮은 자세로 하고 있다면 조금의 반동과 당기는 힘을 조금 더 강하게 사용해서 배꼽을 봉에 댈 수 있을 만큼 당겨 보자. 머슬업이 되려면 팔꿈치 위치가 중심을 바꿔야 할 높이까지는 올라가야 한다. 한 세트 15회를 할 때까지 연습하자. 물론 머슬업을 1회로 만족하고 싶다면 3회만 해도 할 수 있을 것이다.

경험의 노하우
이전까지는 반동을 안 썼지만 이제는 살짝살짝 반동을 쓸 줄 알아야 한다. 팔이 펴져 있는 상태에서 몸을 아주 살짝 흔들어서 그 반동을 받아 당기는 것이 요령이다. 풀업을 20회 정도 할 수 있다면 그 요령을 한 번에 '아하' 하면서 넘어갈 수 있을 것이다.

주의사항
배꼽 높이까지 당기는 것이 아니라 봉에 배꼽을 댈 수 있어야 한다. 다음 단계 머슬업을 위해 꼭 필요한 연습이다.

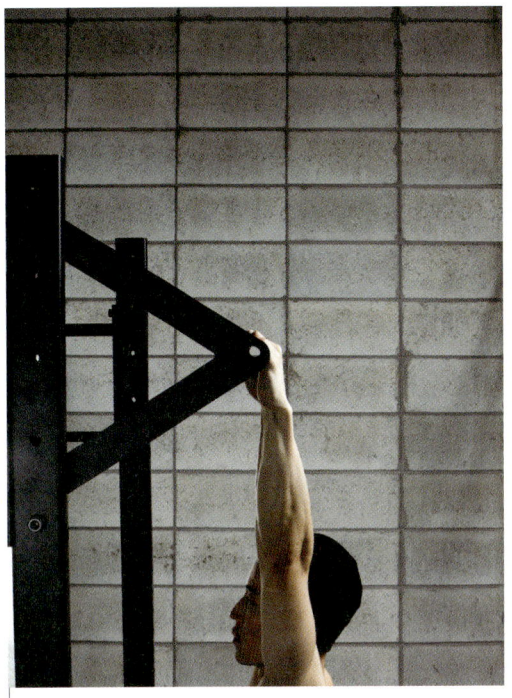

1 철봉에 매달린다.

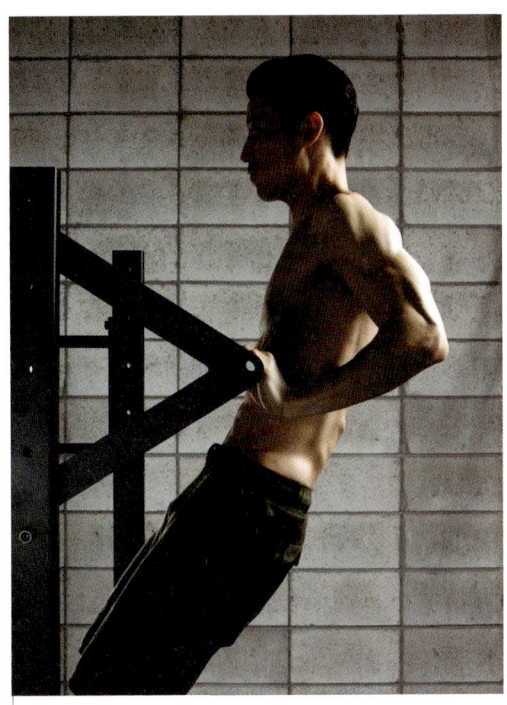

2 배꼽을 철봉에 댄다는 생각으로 강하게 당겨 보자.

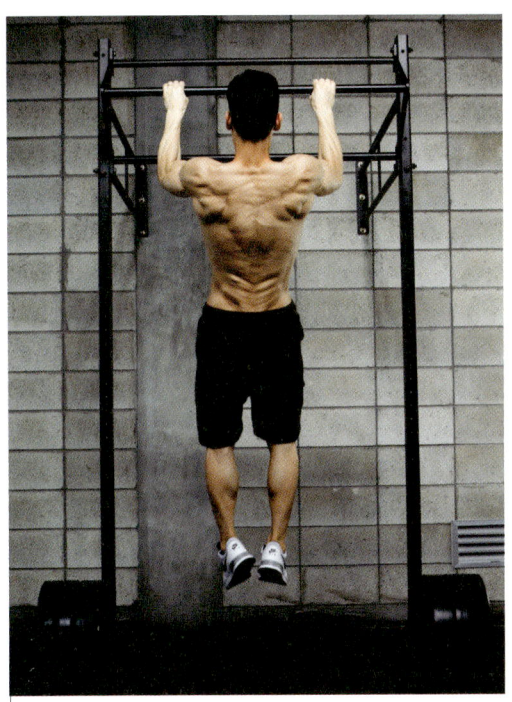 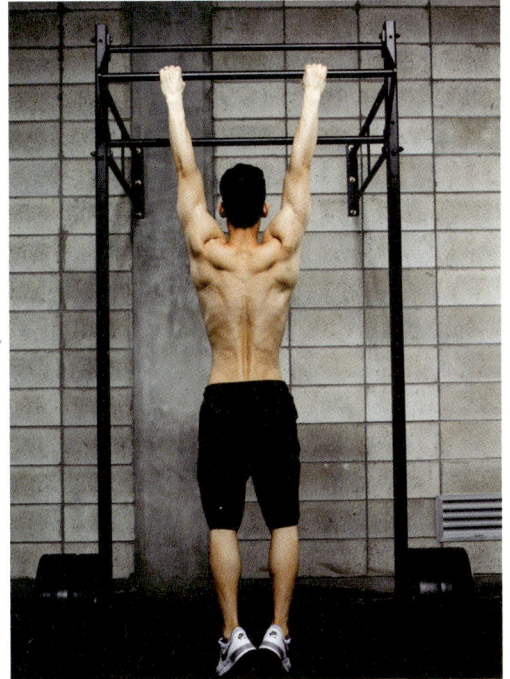

3 팔을 펴며 내려와서 다시 살짝 반동을 주어 강하게 당기며 반복한다.

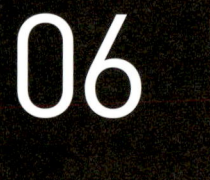

머슬업

머슬업은 '반은 힘, 반은 요령'이다. 먼저 몸을 앞뒤로 살짝살짝 튕겨주며 몸을 배가 앞으로 나가게 활처럼 휘었다가 튕기듯 반동을 주어 배꼽이 봉의 위치에 닿을 때까지 당겨 올라간 다음, 상체를 팔이 완전히 펴질 때까지 밀어 올린다. 턱걸이로 어깨 높이까지 올라갈 수 있으면 그 다음은 요령과 미는 힘이다.

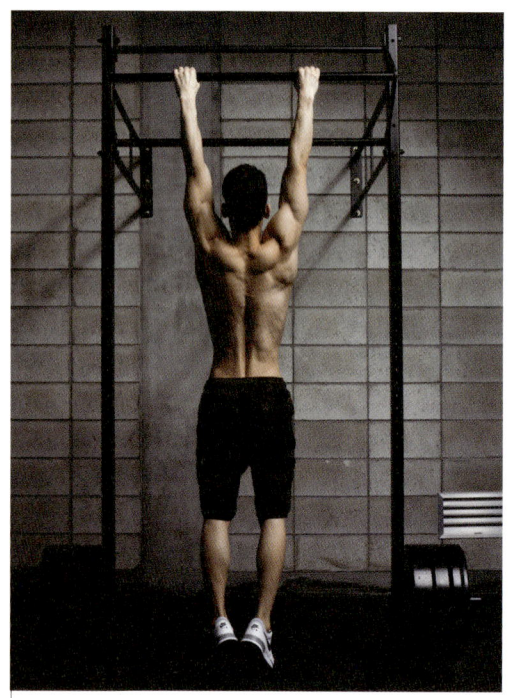

1 봉에 매달려서 다리를 곧게 편다.

경험의 노하우
역시 기본기가 중요하다. '풀업'과 '턱걸이 배꼽닿기' 과정만 할 줄 알면 언제든 5회 이상 할 수 있을 것이다. 하지만 당기는 힘도 없이 요령으로만 당긴다면 겨우 한두 회로 그칠 것이다. 먼저 기본기를 확실히 다질 것을 당부한다.

주의사항
처음으로 봉 위에서 아래를 내려다 볼 수 있는 능력을 갖게 된 것인데 생각보다 높을 수 있다. 내려올 때 몸무게를 감당 못하고 손을 놓게 되면 부상의 위험이 있으니 처음 올라가서 내려올 때에는 긴장하고 천천히 내려오며 내 무게를 느껴보기 바란다.
＊머슬업 시 그립을 바꿔 잡는 법은 턱걸이 동영상을 참고하자!

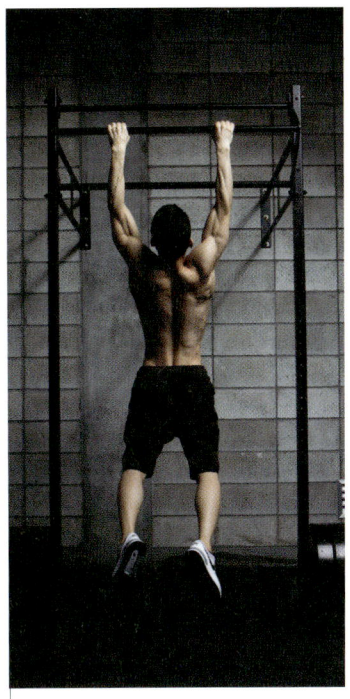

2 다리를 뒤로 빼며 두발로 앞을 걷어 차듯 몸을 튕기며 차오른다.

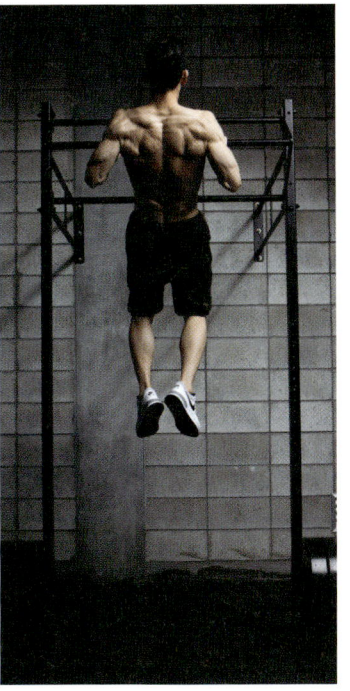

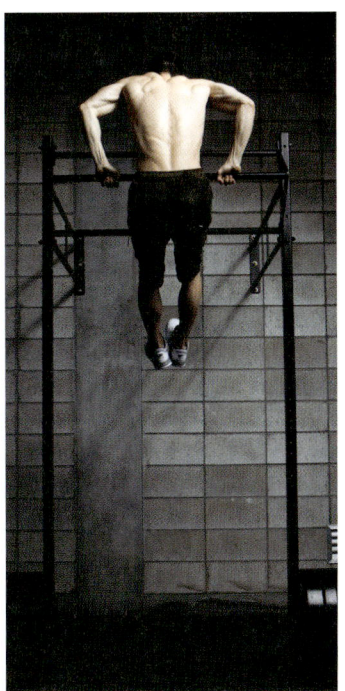

3 배꼽이 봉의 위치에 닿을 때까지 당겨 올라간다.

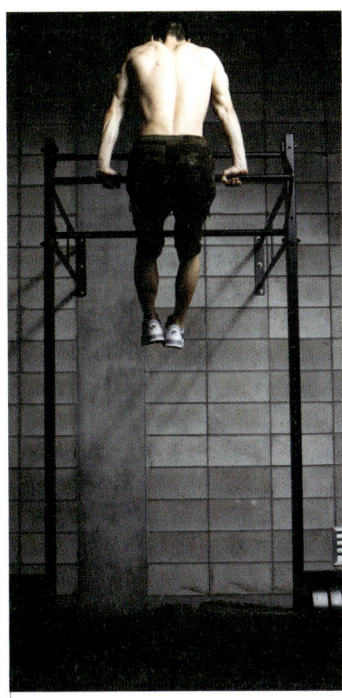

4 상체를 팔이 완전히 펴질 때까지 밀어 올린다.

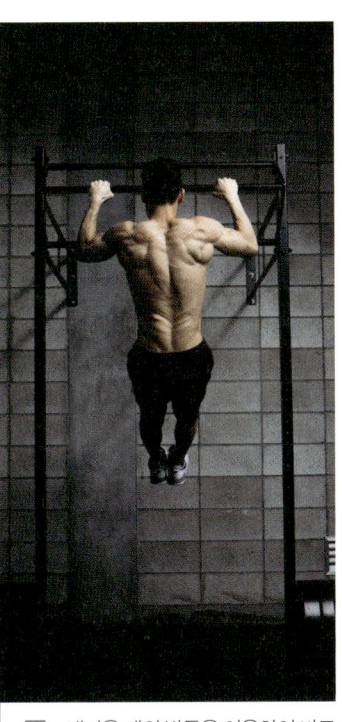

5 내려올 때의 반동을 이용하여 바로 다시 튀어 오르며 반복한다.

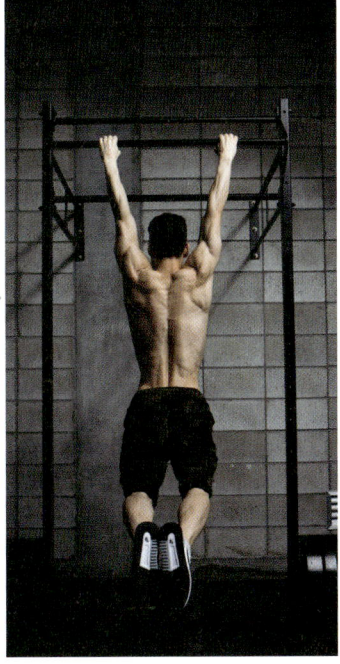

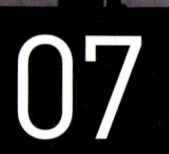

한 손 턱걸이 연습

여기부터는 옵션이다. '왕초보의 턱걸이 하는 법 강좌' 영상에서 본 것처럼 멋지게 한 손으로 올라가고 무중력에서 걷듯이 걸어 다녀 보고 싶다면 반드시 거쳐야 하는 단계로, 그럴 필요없이 어느 정도 단단한 몸으로 만족한다면 '머슬업' 단계에서 끝내라. 충분하다.

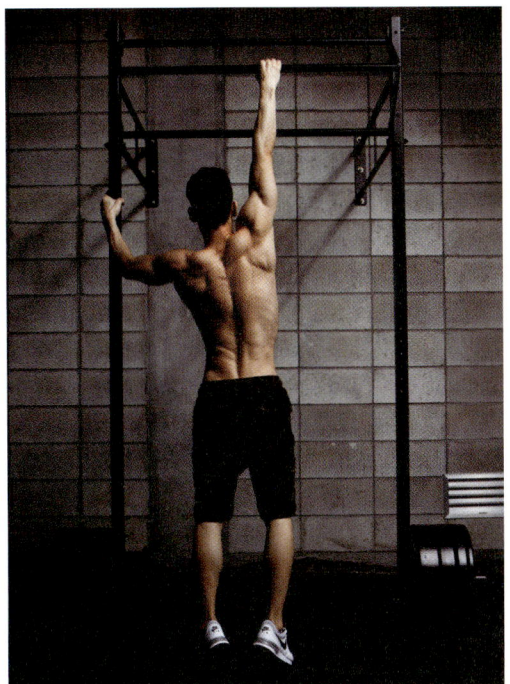

1 한 손은 철봉을 잡고, 다른 한 손으로는 옆의 기둥을 잡고 매달린다.

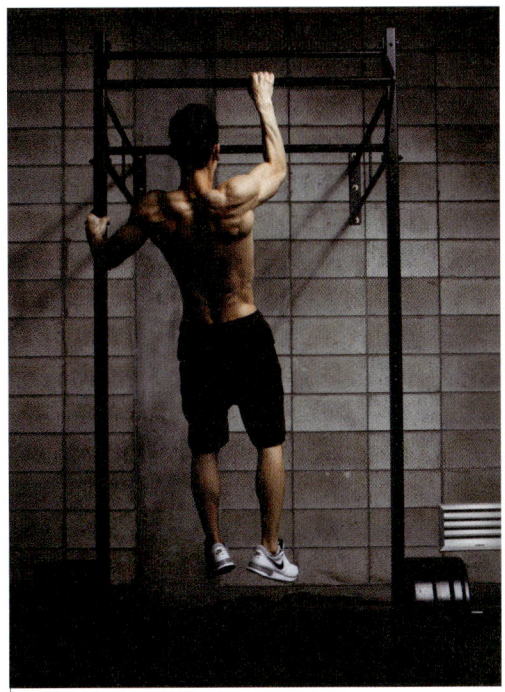

2 철봉을 잡은 손으로 있는 힘껏 당겨 올린다. 이때 다른 한 손은 중심을 잡으면서 전체 힘의 20% 정도 서포트한다는 느낌으로 버텨준다.

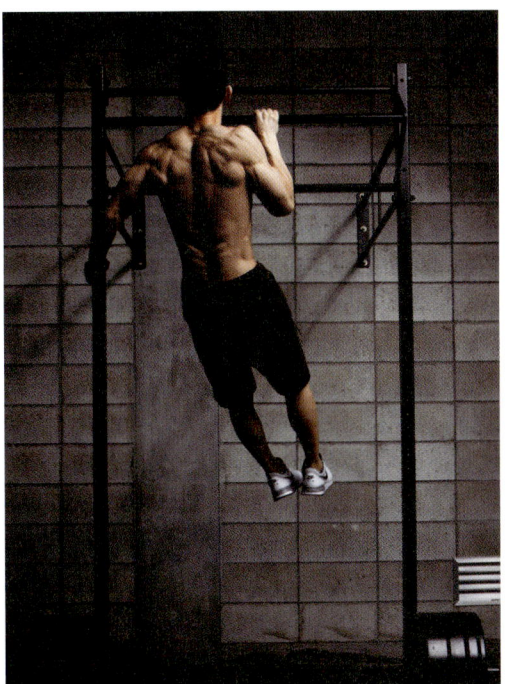

3 턱이 봉보다 높이 올라갈 때까지 당겨준다.

경험의 노하우

'이걸 왜 할까?'라는 의문을 품을 수 있다. 이 다음 동작들을 위함이다. 책장을 넘겨 보자. 아처 풀업과 타입라이터 풀업은 모두 한 손은 당기고 다른 손은 어깨 힘으로 밀고 버텨야 하는 운동이다. 이 두 운동을 하기 전 이 연습없이 가면 100% 무리가 온다. 10회까지 가능하도록 연습해 보자.

주의사항

처음부터 덤비면 부상 위험이 있다. 이전의 선행 훈련을 확실하게 해내야 근육들이 방향에 맞춰 힘을 쓸 수 있게 된다.

08 아처 풀업

배우 소지섭 씨가 드라마에서 멋지게 해내 이슈가 되었던 운동 중 하나이다. 소지섭 씨가 배우로써는 엄청난 기량이지만, 팔을 완전히 펴는 것과 높이까지만 튕겨 올라가는 것의 차이는 푸시업할 때 가슴을 바닥에 대는지, 10cm 남기고 올라가는지의 차이라고 보면 된다. 팔을 쫙 펴는 것이 두 배는 힘들고, 자극 또한 두 배 이상 강하다. 한 쪽 팔로 당기는 힘이 있어야 하고 펴지는 쪽 팔은 등이 아닌 어깨의 힘으로 봉을 누르며 올라가는 것이다. 이 동작을 처음 연습할 때 무작정 들이대다 보니 2주 정도 고생했다. 한 손 턱걸이 연습과 다른 '데스런 운동'을 진행하면서 몸을 충분히 만든 다음 도전하자.

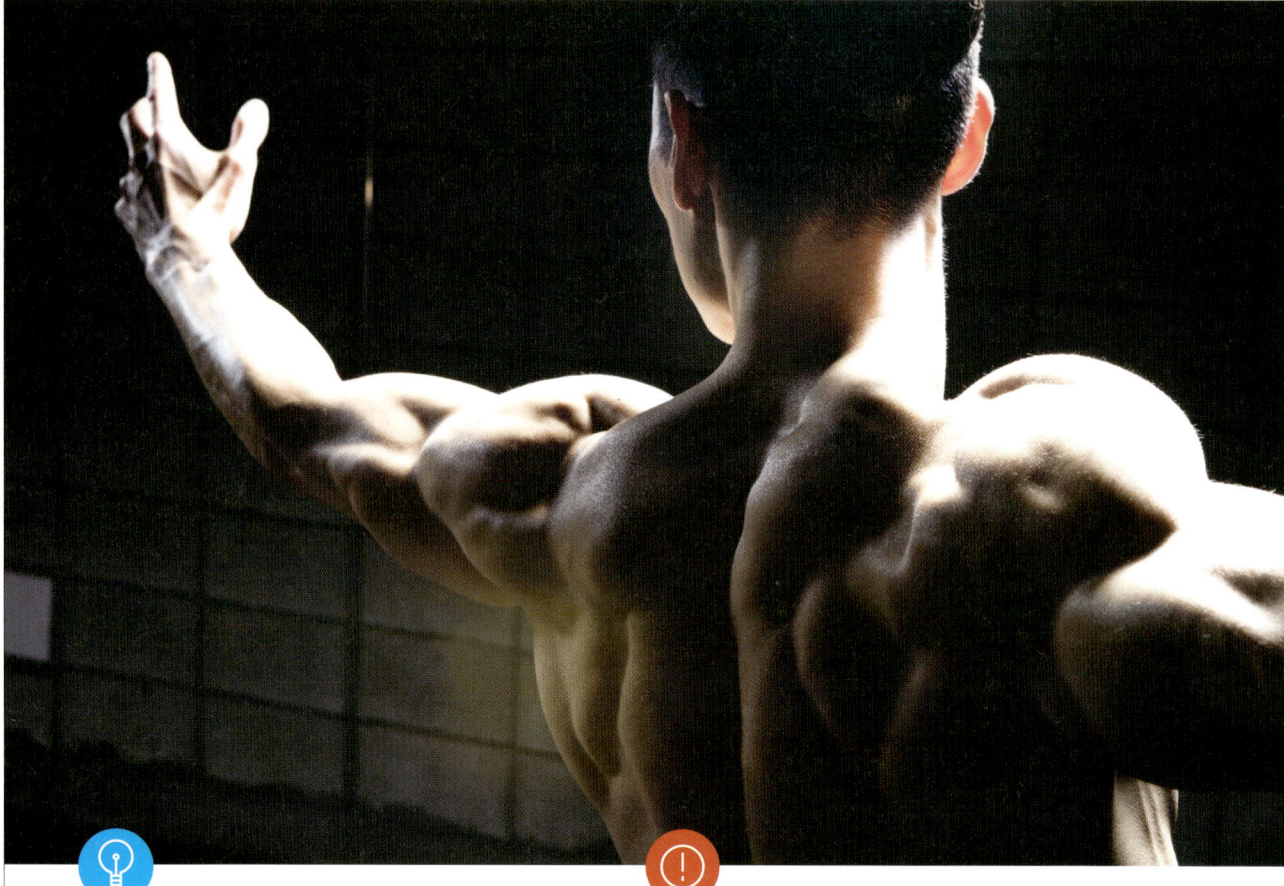

경험의 노하우

개인적으로 가장 좋아하는 운동이다. 멋도 멋이지만 등과 어깨를 동시에 잡을 수 있는 강한 운동 중 하나이기 때문이다. 개인 운동 시에 이 동작으로 세트를 돌고, 풀업으로 들어가는 경우가 대부분일 정도로 자극 면에서는 최고이다.

주의사항

탄력을 주어 빨리 올라가고 빨리 떨어지는 것은 운동 효과가 반도 안 된다. 아주 천천히 당기고 미는 힘을 느끼며 끊어질 듯한 근육의 저항을 느끼며 운동해라. 분명 어깨 운동에서 볼 수 없던 근육의 가닥을 볼 수 있을 것이다

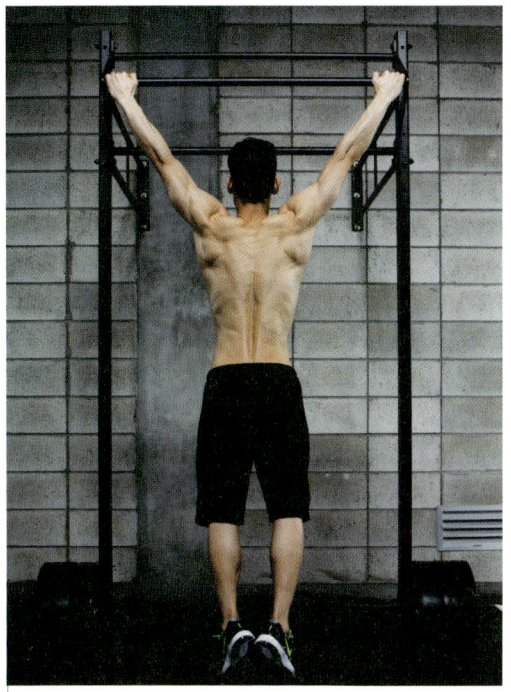

1. 철봉을 최대한 넓게 잡고 매달려 중심을 잡는다.

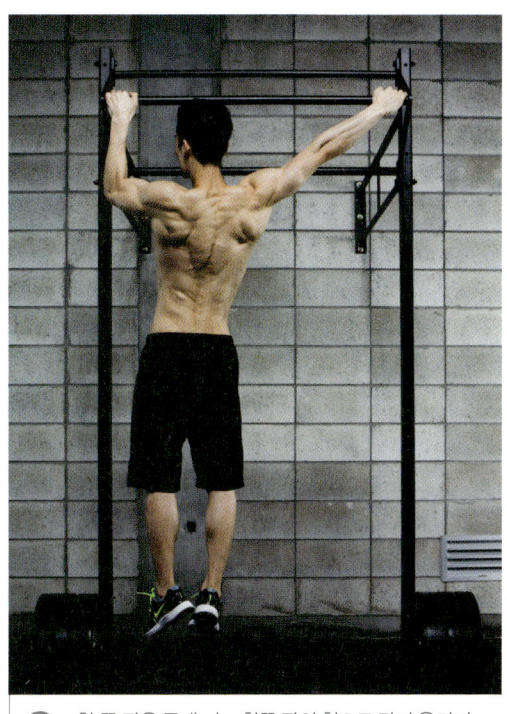

2. 한 쪽 팔은 곧게 펴고 한쪽 팔의 힘으로 당겨 올리기 시작한다.

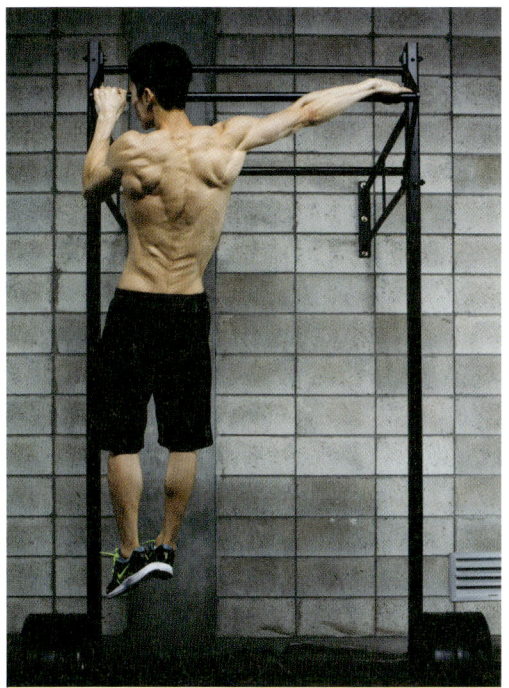

3. 당기는 쪽 팔꿈치의 각도가 90도 정도 이르면 곧게 편 팔은 어깨의 힘으로 봉을 누르며 힘을 보탠다.

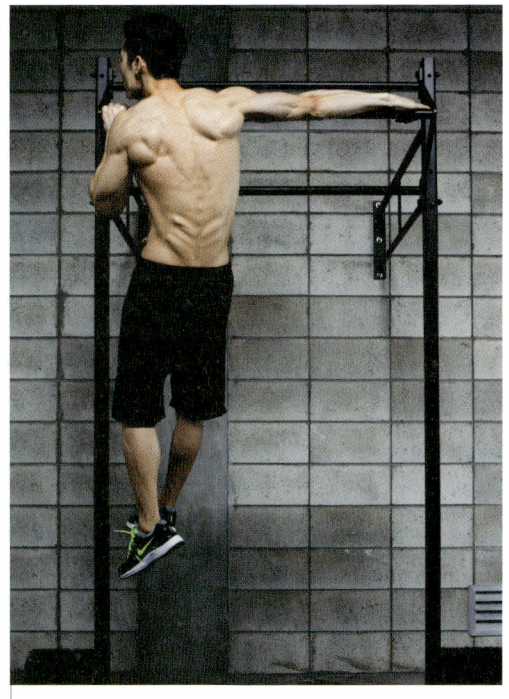

4. 당기는 쪽 손의 위로 턱을 당겨주며 반대쪽 팔은 곧게 펴주어 어깨의 강한 자극을 느끼며 버틴다.

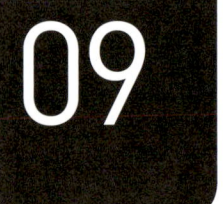

타입라이터 풀업

타자기를 쓸 때 한 행이 끝나면 바를 밀어 다시 첫 행으로 되돌린다. 마치 그 모양 같다고 하여 타입라이터 풀업인 듯 싶다. 아처 풀업으로 올라간 상태에서 봉 위에 턱을 올려 놓은 상태를 유지하며 굽혀져 있는 당기는 팔과 펴져 있는 미는 팔의 역할을 바꿔 옆으로 밀고 나가면 된다. 말은 쉬우나 어깨 부상을 입지 않도록 천천히 조금씩 연습하자. 당기는 팔의 힘을 미는 힘으로 전환할 때 다치기 쉽다. 이 운동을 직접 해본다면 무슨 말인지 알 것이다.

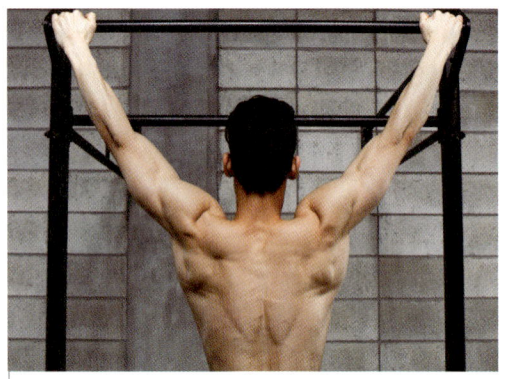

 철봉을 최대한 넓게 잡고 매달려 중심을 잡는다.

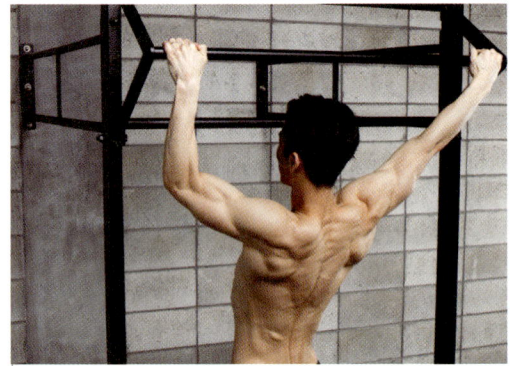

 한 쪽 팔은 곧게 펴고 한 쪽 팔의 힘으로 당겨 올라가기 시작한다.

경험의 노하우
본인은 아처 풀업까지 순탄하게 나가던 진도가 여기서 부상으로 멈춘 적이 있다. 분명히 선행 훈련을 했는데 촬영 도중 한 5세트 정도쯤 되었을 때 봉 가운데에서 미는 팔과 당기는 팔이 바뀌는 시점에 예전에 다쳤던 어깨 부상이 다시 재발한 것이다. 하지만 다시는 같은 부상은 없었다. 몸이 인지했기 때문이다. 반복숙달 과정을 통해 몸이 적응을 했던 것이다. 인간의 몸은 그러하다.

주의사항
왠만하면 올라가서 버틴 상태로 계속 왕복하면서 운동하는 것이 좋다. 하지만 힘이 빠져 잠시 쉬고 싶을 때는 잠시 팔을 펴고 매달렸다가 다시 반대 쪽으로 아처 풀업으로 올라가서 반복하면 된다.

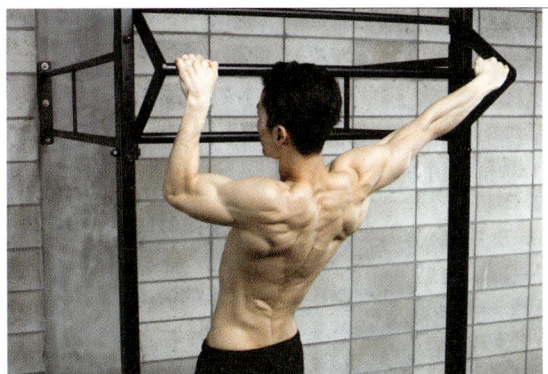

3 당기는 쪽 팔꿈치의 각도가 90도 정도 이르면 곧게 편 팔은 어깨의 힘으로 봉을 누르며 힘을 보탠다.

4 당기는 쪽 손의 위로 턱을 당겨주며 반대쪽 팔은 곧게 펴주어 어깨의 강한 자극을 느끼며 버틴다.

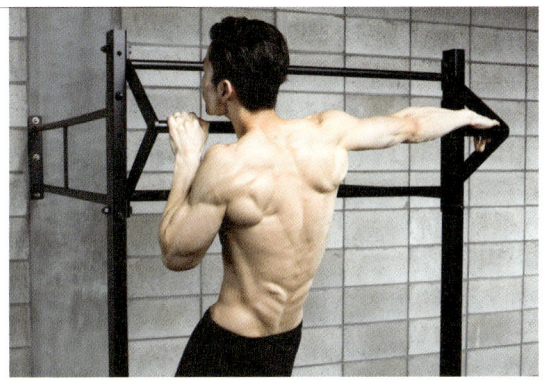

5 봉 위에 올라가 있는 머리를 반대쪽 봉으로 이동시키며 봉의 가운데에 얼굴이 가있을 때쯤 당기던 팔은 미는 힘으로 바꿔주고 밀어 올리며 버티던 팔은 당기는 힘으로 전환한다.

6 그 방향 전환을 반복한다.

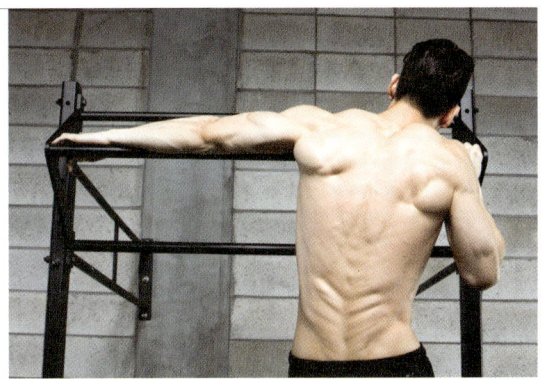

10 한 손 턱걸이

턱걸이의 끝판을 깨는 단계이다. 본인도 마음먹고 해도 5회씩 밖에 하지 못할 만큼 아주 고난이도의 운동이다. 운동으로 보다는 나의 운동 수행 능력이 어느 정도 될까 싶을 때나 지금 내 몸을 내가 어느 정도 컨트롤할 수 있는지 궁금할 때 가끔 한다. 퍼포먼스에 가까우니 굳이 횟수를 늘리려고 할 필요는 없다. 몸을 잘 풀고 덤벼라. 이거 하다가 수없이 담에 걸렸다.

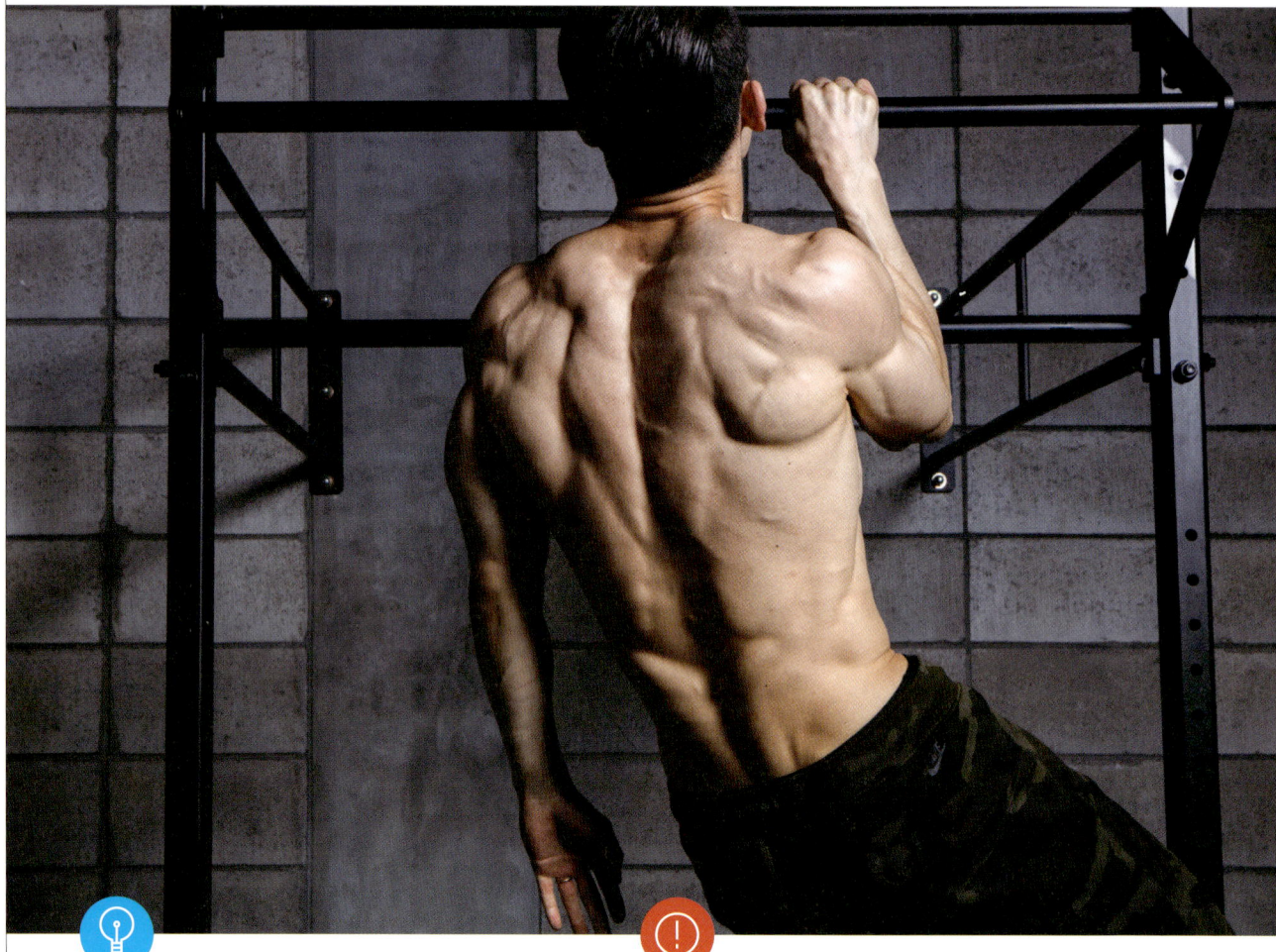

경험의 노하우
정말 힘들다. 5회 밖에 못하는 데도 하고 나면 근육통이 턱걸이 100회를 천천히 한 날보다 심할 때가 있다. 상당히 큰 자극을 준다는 이야기이다. 또 하나. 한 손 턱걸이는 중심을 잡기가 쉽지 않다. 흔들리더라도 어느 시점이 되면 그냥 당겨라. 그리고 내려오면서 또 흔들리면 다시 포인트를 잡아 올라가면 된다.

주의사항
어디까지나 퍼포먼스이다. 아처 풀업, 타입라이터 풀업까지 해도 충분히 멋진 몸을 만들 수 있다. 충분한 선행 훈련과 근육량에 맞는 체중을 가졌을 때 해야 한다. 부상의 위험이 있다. 한 손 턱걸이는 운동보다는 도전이라고 생각한다. 이 생각은 아마도 변치 않을 것이다.

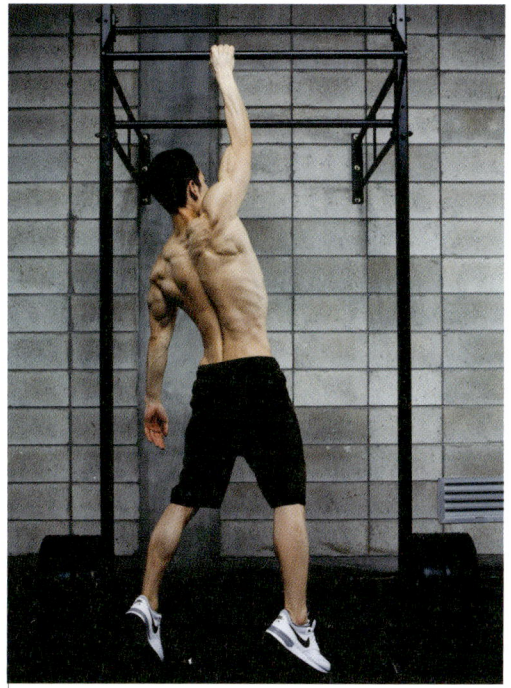

1 한 손으로 철봉을 잡고 매달린다.

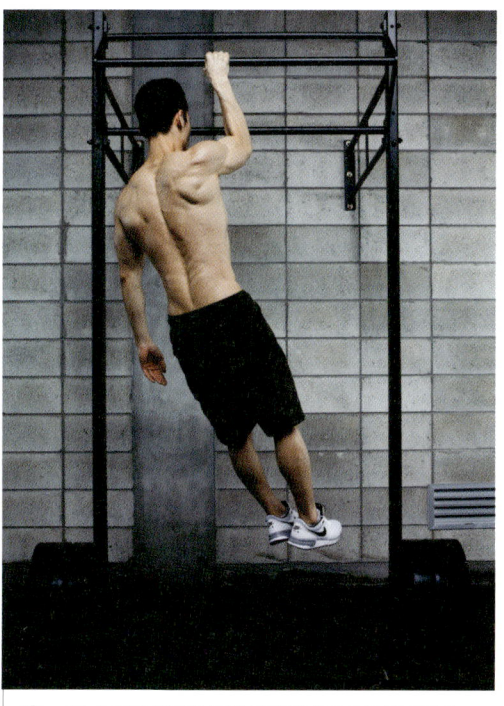

2 한 손으로 철봉에 턱이 걸릴 때까지 당겨 올라간다

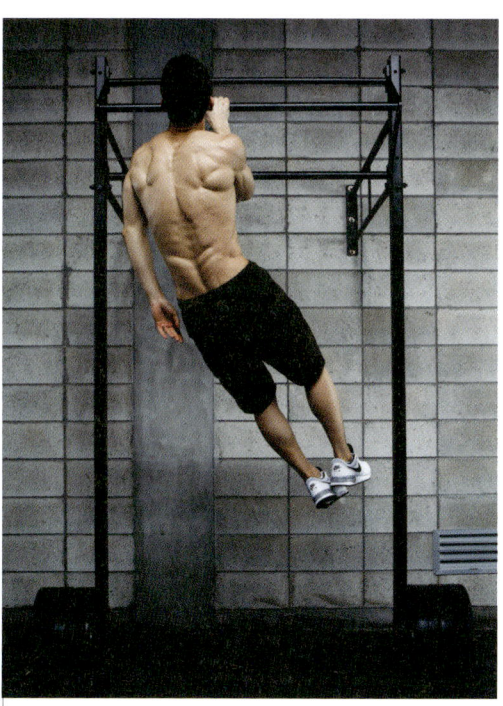

3 천천히 버티며 내려왔다 다시 반복한다.

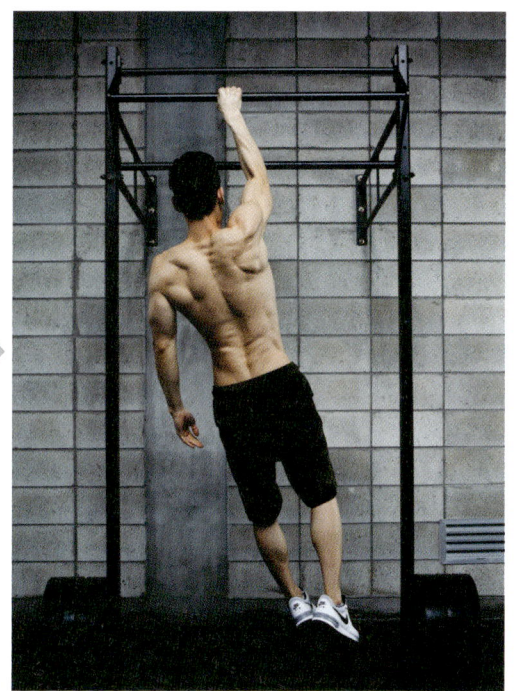

CHAPTER 5

데스런 평행봉

평행봉 또한 '구관이 명관' 시리즈 중 하나이다. 공원마다 비치되어 있고, 하다못해 군부대에도 꼭 있는 기구 중 하나이다. 일단 땅에서 발이 떨어지는 운동이라고 하면 쉽지 않다고 생각하면 된다. 가슴과 어깨 팔을 푸시업보다 조금 더 깊게 자극시켜주는 아주 고마운 기구이다. 평행봉 또한 어떻게 하느냐에 따라 하늘과 땅을 왔다 갔다 할 수 있다.

솔직히 평행봉은 단순하게 많이만 하면 효과를 단번에 확인할 수 있는 아주 착한 운동이다. 하지만 책에서 다루는 만큼 정확히, 조금 더 자세히 알아보자. 일단 양손으로 잡지만 복부와 엉덩이에 힘이 없으면 앞뒤로 흔들린다. 일단 올라가서 발끝을 쫙 펴고 중심부터 잡아 보자. 그리고 여차하면 팔을 빼버리자는 생각으로 스스로 내려갈 수 있는 데까지 내려간다. 처음하는 이들은 나는 상당히 많이 내려갔다고 생각하지만 거울을 보거나 영상을 찍어 보면 생각만큼 안 내려가는 것을 볼 수 있을 것이다. 하지만 근력이 부족한 상태에서 과욕을 부린다면 부상을 입기 쉽상이다. 인체의 신비란 정말 놀라운 것이 긴 시간을 가지고 내 몸의 능력을 끌어내면 '정말 내가 여기까지도 가능하구나' 싶을 정도의 놀라운 결과를 보여준다.

대부분 그 시간과의 싸움에서 지는 것인데 단기간 죽자 살자 덤비지 말고 적어도 1년을 잡고, 매일도 아닌 가능할 때마다 조금씩 꾸준히 들이대면 언젠가는 몸이 반응을 할 것이다. 딥스의 과정은 복잡하지 않다. 결국은 스트레이트 딥스와 각도를 숙인 딥스, 두 가지인데 어깨가 내 손에 닿을 만큼까지 내려가고 팔을 쭉펴서 올리는 것을 하나로 본다. 그 전까지는 무조건 연습이다. 딥스의 경우 본인은 30회를 한 세트로 한다. 스트레이트와 각도를 섞어서 한 번씩 번갈아 하면 각도를 바꿀 때마다 어깨에 힘이 들어가는 각도가 달라져서 더 강하고 찢어지는 데스런 평행봉 전과정 동영상 ▶▶▶

듯한 자극을 받을 수 있다. 결국은 스트레이트 15회, 각도 15회를 번갈아하면서 한 세트 30회를 채우는 것이다. 그리고 다음 세트부터는 횟수는 조금씩 적어지지만 무조건 한계 지점까지, 그리고 거기서 한두 개 더 하다가 더 이상 몸을 지탱할 수 없는 시점에서 내려온다.

평행봉을 바라보며 당신의 한계를 미리 예단하지 마라. 쫄고 들어가면 반은 접고 들어가는 것이다. 당신의 힘은 무한하다. 그 한계를 확인해 보는 과정을 가져보도록 하자.

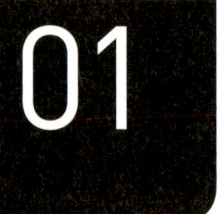

점핑 스트레이트 딥스

평행봉 운동을 많이 해보지 않은 이들은 올라가서 중심을 잡고 있는 것 조차 힘들 수 있다. 올라가더라도 앞뒤로 중심이 흔들리면서 오래 버티지 못한다. 간혹 중심이 흔들리는 상태에서 균형을 잃고 떨어지기라도 한다면 큰 부상으로 이어질 수도 있다. 힘이 부친다면 다 내려놓고 처음부터 가보자. 그리 오래 걸리지 않는다.

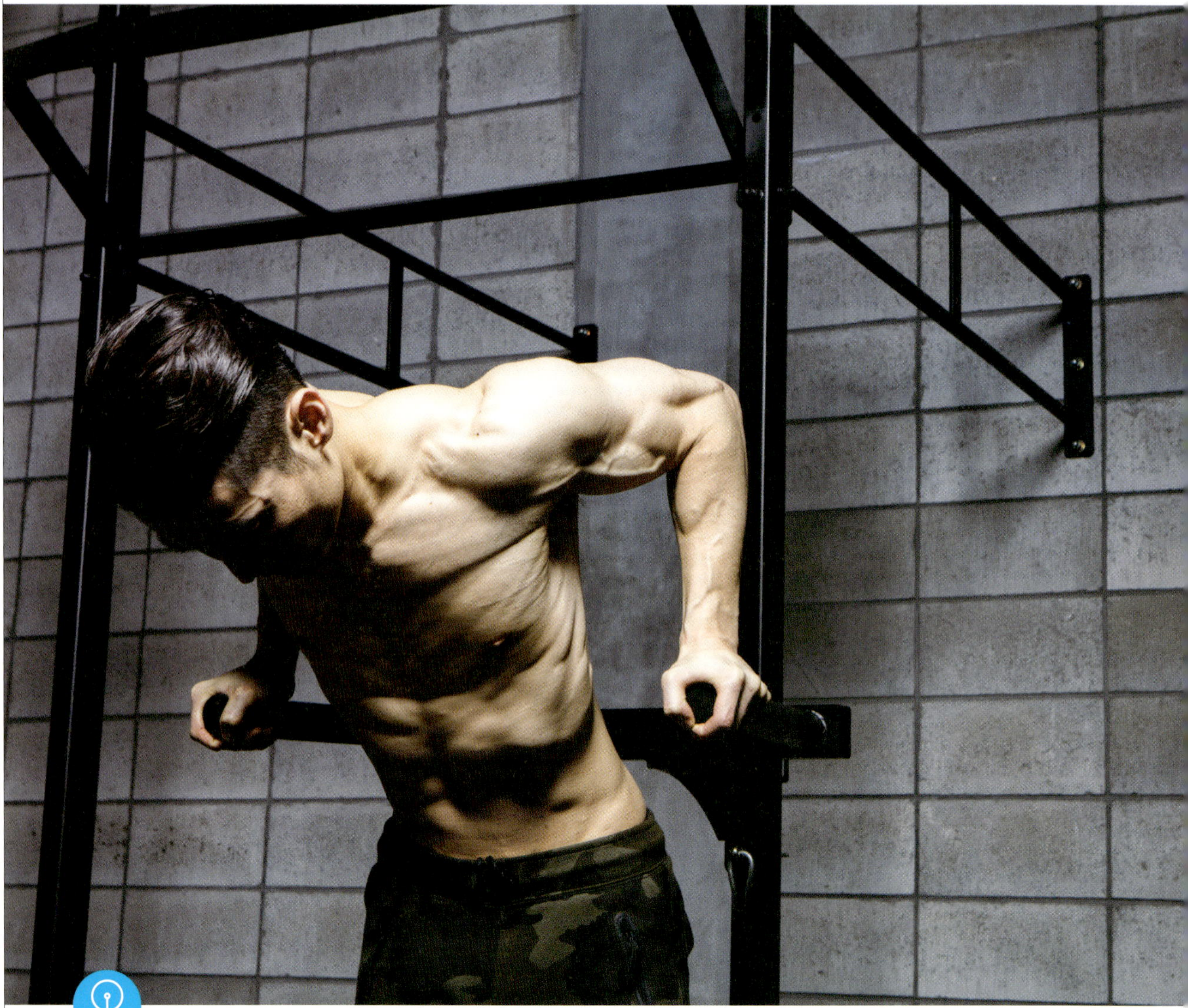

경험의 노하우
평행봉에 한 번 올라가서 몇 개 밀지도 못하고 중심이 흔들려 버린다면 그냥 무조건 점핑 스트레이트 딥스를 시작하라. 적어도 50회가 가능해지면 어느새 나도 모르게 어느 정도 중심을 잡을 수 있는 힘이 붙어 있을 것이다.

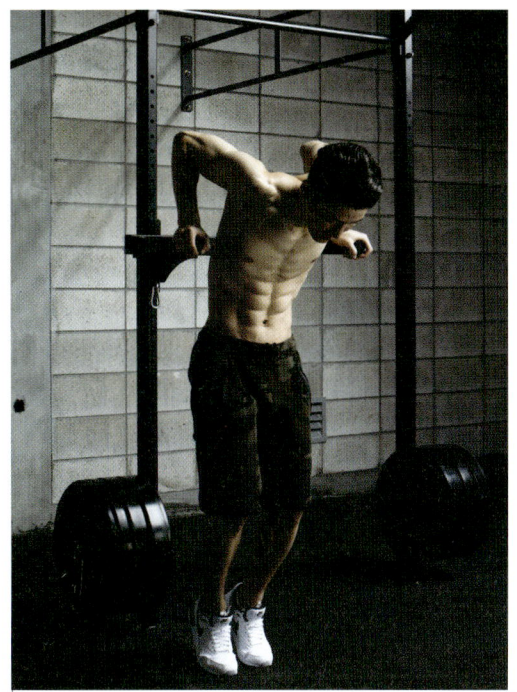

1 평행봉 높이는 점프해서 간신히 도움닫기가 가능할 정도로 세팅한다. 고정 평행봉이라면 의자나 박스, 테이블 등으로 높이를 조절한다.

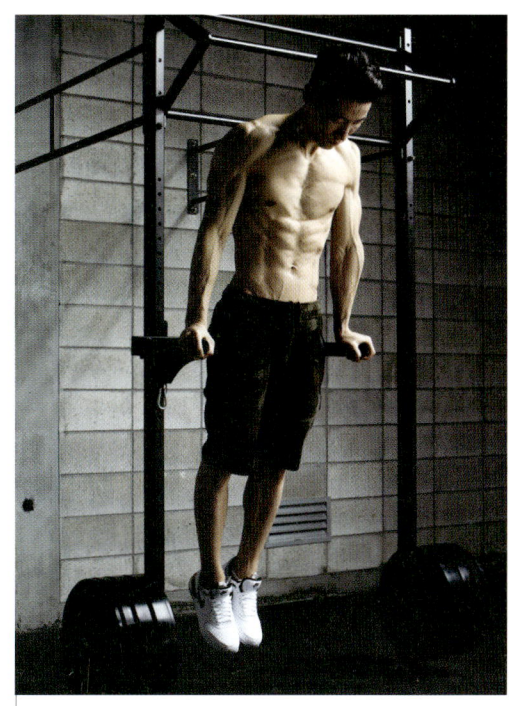

2 평행봉을 잡고 점프해서 몸과 팔이 곧게 펴지도록 올라간다.

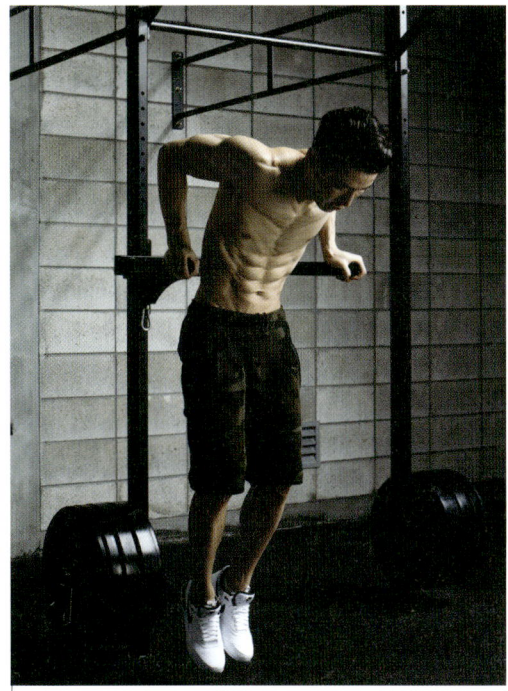

3 내려오자마자 바로 점프하며 반복한다.

주의사항

처음 시작하는 경우 세트를 하다 보면 내 몸이 완전히 컨트롤이 안될 것이다. 이때 평행봉 높이를 아래에서 지지대로 조정했다면 착지하다 지지대가 흔들려 크게 다칠 수도 있다. 지지대가 흔들이지 않도록 단단히 고정하고 운동에 임해야 한다.

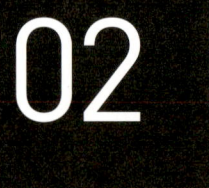

점핑 스트레이트 딥스 버티며 내려오기

점핑 스트레이트 딥스로 밀고 당기는 근육들이 어느 정도 감을 찾았고, 본인 역시 자신감이 생겼다면 살짝 난이도를 올려보자. 점핑 스트레이스 딥스와 똑같이 올라가되 내려올 때는 천천히 버티며 내려와 보자.

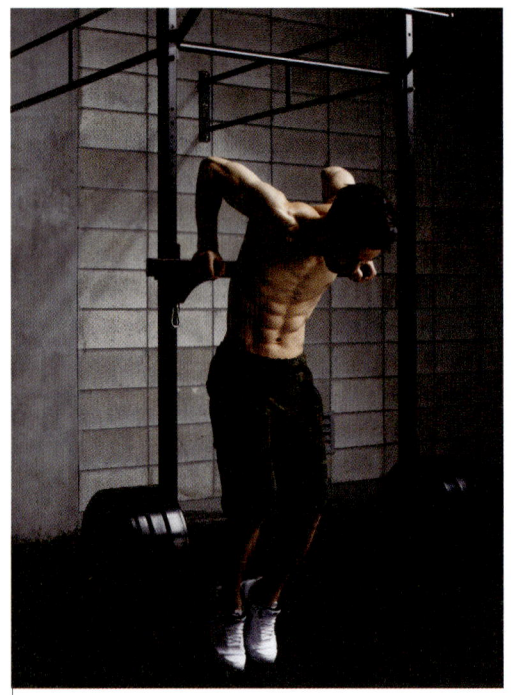

1. 평행봉 높이는 점프해서 간신히 도움닫기가 가능할 정도로 세팅한다. 고정 평행봉이라면 의자나 박스, 테이블 등으로 높이를 조절한다.

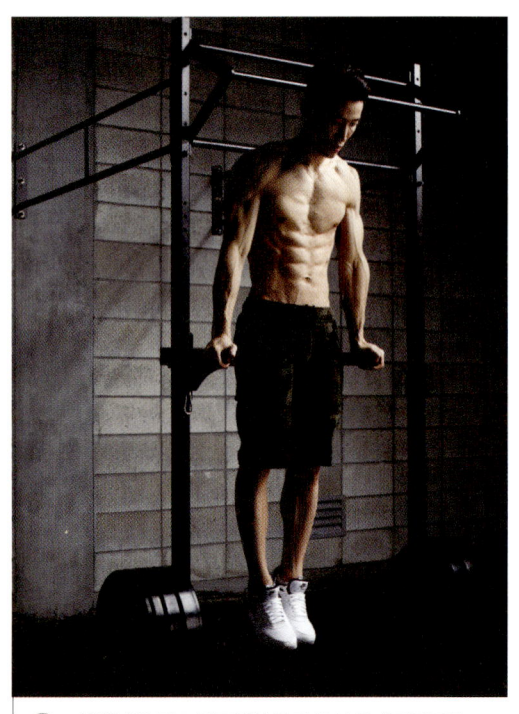

2. 평행봉을 잡고 점프해서 몸과 팔이 곧게 펴지도록 올라간다.

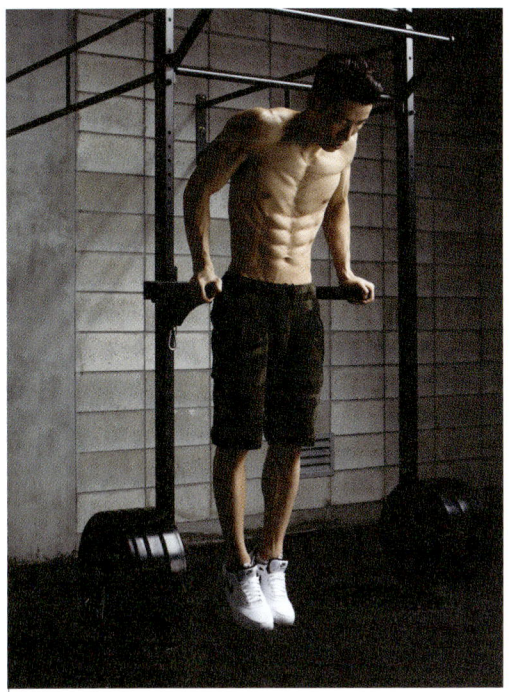

3 아주 천천히 버티며 내려오기 시작한다.

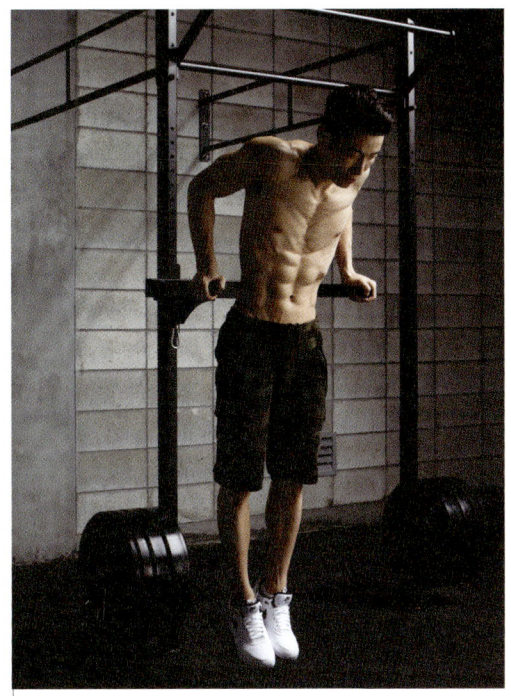

4 발이 바닥에 닿을 때 전혀 충격과 소리가 없을 만큼 천천히 끝까지 내려온다.

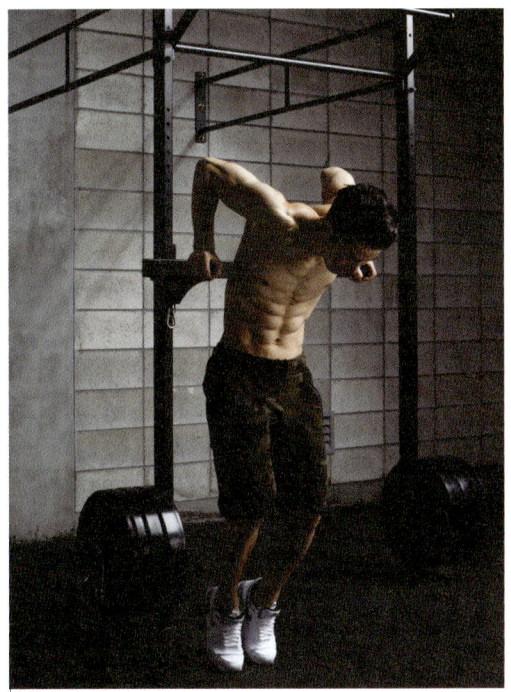

5 다시 점프를 해서 올라가서 몸을 곧게 펴고 반복한다.

경험의 노하우

분명 하다 보면 힘이 빠져 무너지게 되어 있다. 내가 할 수 있는 목표 횟수를 정해 놓자. 예를 들어 30회라면 최대한 버틸 때까지 버티며 내려오다가 한계에 부딪히면 점핑 스트레이트 딥스로 남은 횟수를 채우자. 그렇게 반복해서 운동하다 보면 자연스럽게 힘이 붙어 얼마 지나지 않아 온전히 횟수를 채우는 날이 올 것이다.

03 스트레이트 딥스 하프

중심도 잡히고 버티는 힘도 조금 늘었다면 반 정도만 내려가고 올라오는 연습을 해보자. 어떻게 보면 이 단계가 가장 힘들 수도 있고 오래 걸릴 수도 있다. 대신 다시 밀어 올릴 만큼만 내려가야 한다. 감당이 되는 정도를 찾을 때까지 처음에는 5cm, 조금 지나서는 10cm, 다음은 15cm 이런 식으로 내려가는 범위를 늘려 보자.

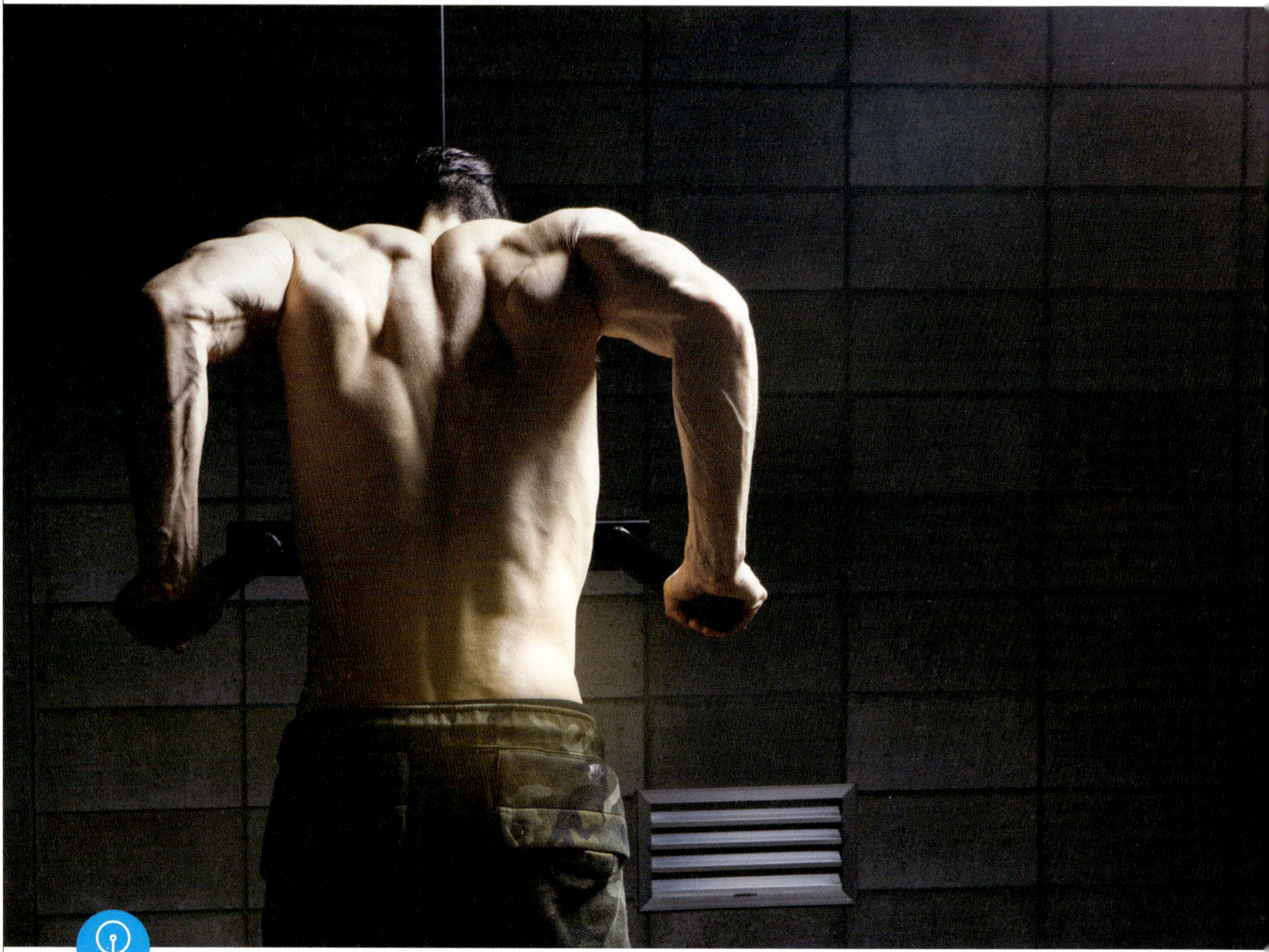

경험의 노하우 1
이쯤 되면 슬슬 욕심이 나는 시기이기도 하고, 중심이 무너질 일은 없으니 내 의지와 싸워야 하는 시기이다. '안될 때부터, 힘들 때부터 운동'이라는 말을 되뇌일 시기가 왔다. 내려가서 못 올라가는 그때 몇 회를 더 밀어 올리는 것이 운동이고 그래야 빨리 발전을 해서 더 깊게 내려가고도 올라갈 수 있는 능력이 생기게 된다.

경험의 노하우 2
슬슬 힘도 생기고 요령도 생겨가면서 반동이라는 걸 쓸 수 있는 능력이 되었다. 사실 반동도 아무나 쓸 수 있는 게 아니다. 어느 정도의 힘이 있어야 반동을 쓸 수 있는 것이다. 하지만 전혀 반동없이 가야 내 몸은 더 힘들고 그만큼의 운동 효과를 볼 수 있다. 몸을 곧게 펴고 전신에 힘을 주어 버텨서 천천히 가면 반동도 안 쓰게 할 수 있다. 당장의 횟수보다는 자세에 신경을 쓰라는 말이다.

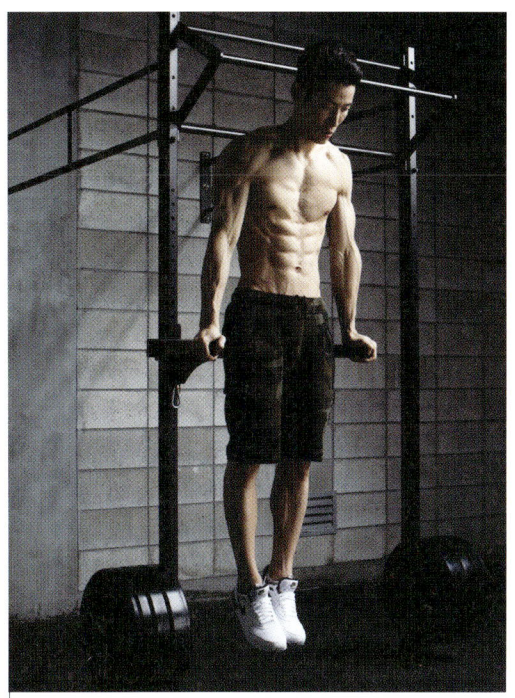

1 평행봉에 올라가서 팔과 전신을 곧게 펴고 버틴다..

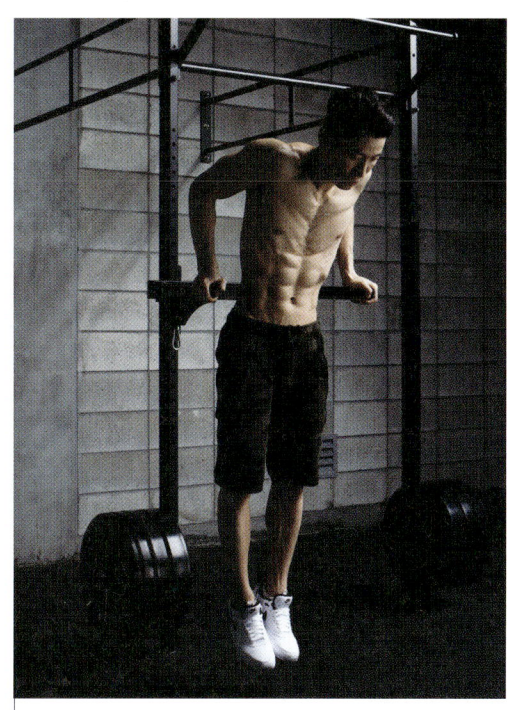

2 몸을 곧게 편 상태로 팔꿈치가 90도 정도 될 때까지 내려온다.

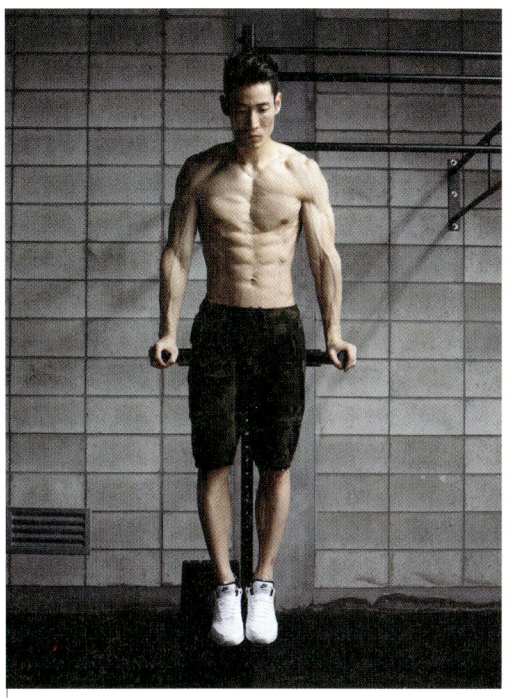

3 다시 밀어 올려 1번 동작으로 돌아간다.

04 스트레이트 딥스 풀

스트레이트 딥스 하프를 해내면서 평행봉 위에서 충분히 버틸 수 있고, 힘을 쓸 수 있다는 자신감이 생겼다면 이제는 가동 범위가 허락하는 최대한의 범위에서 운동을 해보자. 일단 팔을 곧게 펴고, 턱이 적어도 평행봉 사이를 지나갈 수 있을 만큼 내려갔다가 올라올 만큼 깊게 내려가야 한다. 깊게 내려갔을 때의 사진을 보면 알겠지만, 근육이 갈기갈기 찢어지는 듯한 느낌과 실제로 쩍쩍 갈라진 가슴과 어깨 근육을 얻어 낼 수 있게 해주는 구관이 명관 시리즈 중 하나이다.

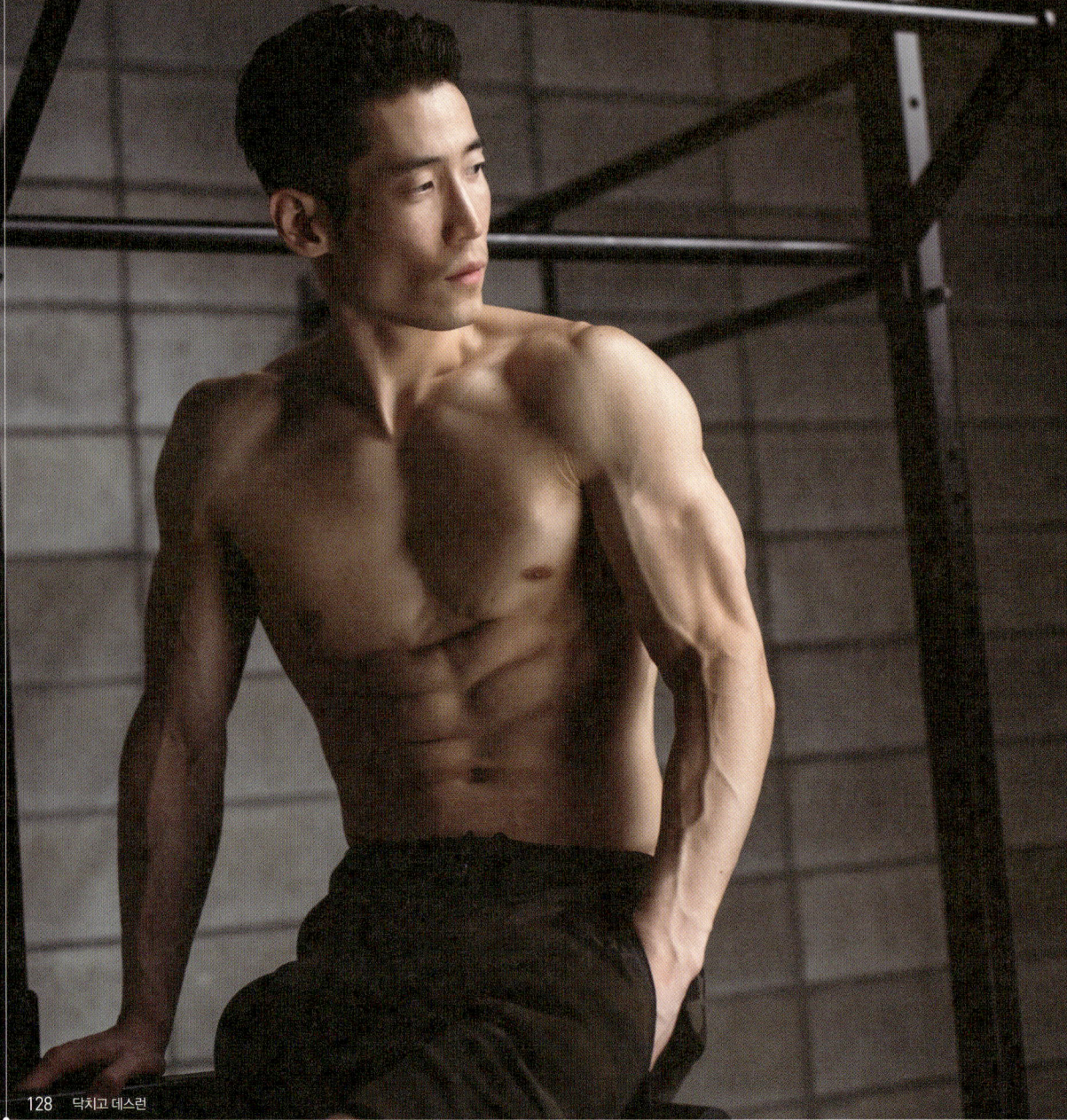

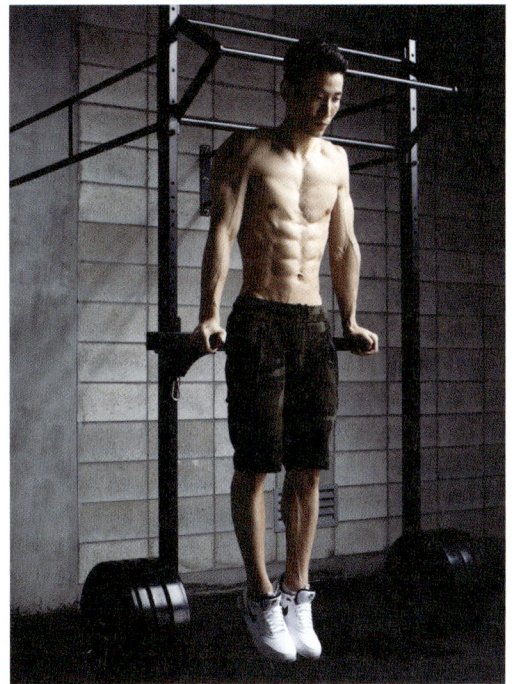

1 평행봉에 올라가서 팔과 전신을 곧게 펴고 버틴다.

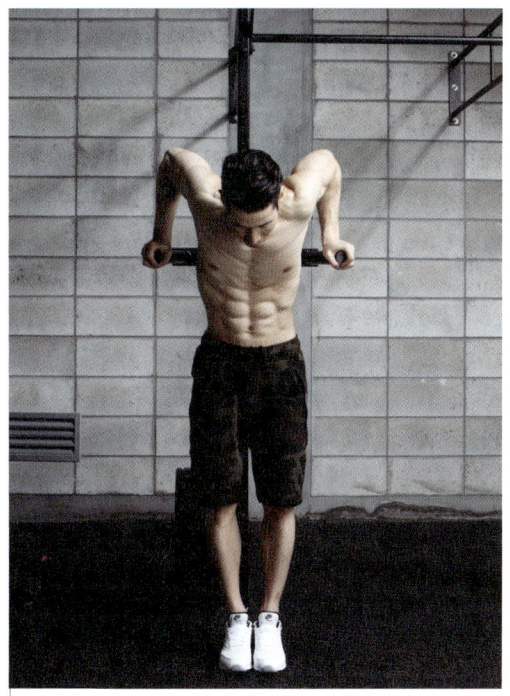

2 천천히 내려가서 턱의 높이가 평행봉 사이까지 내려가도록 한다.

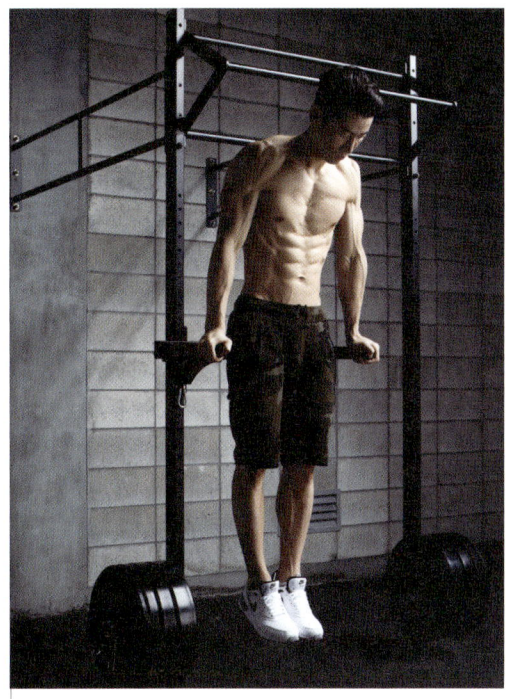

3 몸의 반동없이 천천히 밀어 올려 다시 몸과 팔을 곧게 편다.

경험의 노하우

이제는 스트레이트 딥스 풀을 충분히 할 수 있는 능력은 있다. 하지만 어느 순간 정확한 동작보다는 횟수에 집착하게 되면서 완벽한 동작을 뽑아내지 않는 일이 생기기도 한다. 내가 그랬다. 영상을 촬영해서 보니 처음에는 제대로 깊게 내려갔지만 횟수를 더할수록 턱의 높이가 점점 높아지는 것을 볼 수 있었다. 그래서 여러분께 당부를 드린다. 힘든 동작일수록 세트 횟수를 좀 줄이더라도 하나라도 더 제대로 하시기를 말이다. 그것이 훨씬 빠르게 가는 길이다.

주의사항

스트레이트 딥스 풀의 경우 평행봉 틀 안에서 어깨가 깊게 꺾이는 운동이기 때문에 몸을 움직일 수 있는 범위가 제한적이므로 착지가 무척 중요하다. 어깨가 너무 깊게 꺾여 있는 상태에서 다리가 지면에서 높이 떠 있으면 실패 지점에서 힘이 부쳐 내려올 때 부상을 당할 위험이 크다. 그래서 반드시 운동 시작 전에 평행봉 높이를 확실하게 조정해 놓을 필요가 있다.

05 앞으로 숙여 딥스 하프

스트레이트 딥스가 익숙해지고 20회 정도 여유롭게 가능하다면, 어깨보다 조금 더 가슴에 집중시킬 수 있는 딥을 해보자. 간단하다. 엉덩이를 조금 더 높이 올려서 가슴이 힘을 쓸 수 있는 각도로 몸을 틀고 버티며 내리고 올리면 된다. 처음 단계에서는 엉덩이를 들고 허리를 곧게 편 상태로 버티는 것만으로도 힘들 수 있으니 반 정도만 내려가자. 이 동작이 익숙해 질 때까지…….

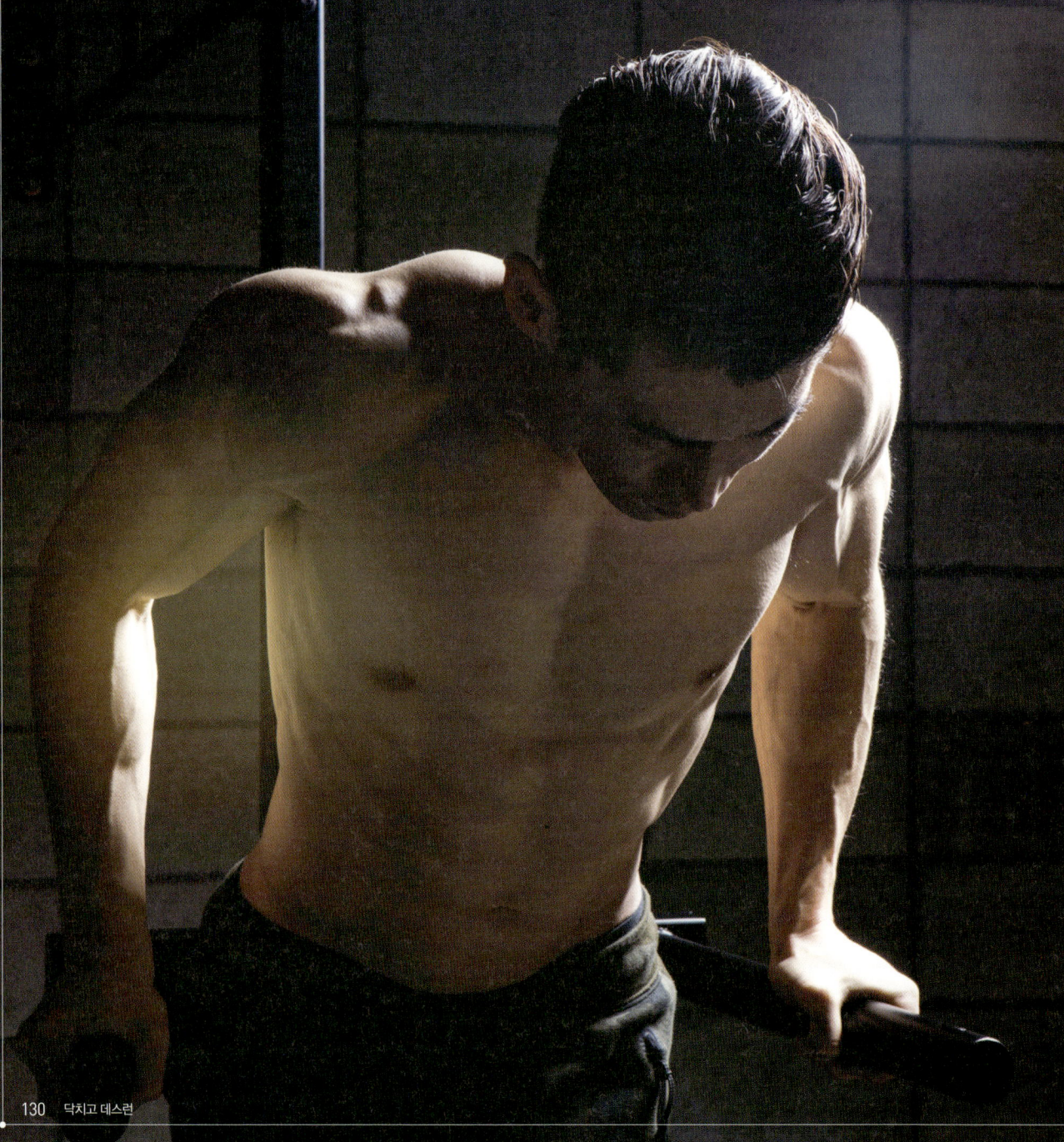

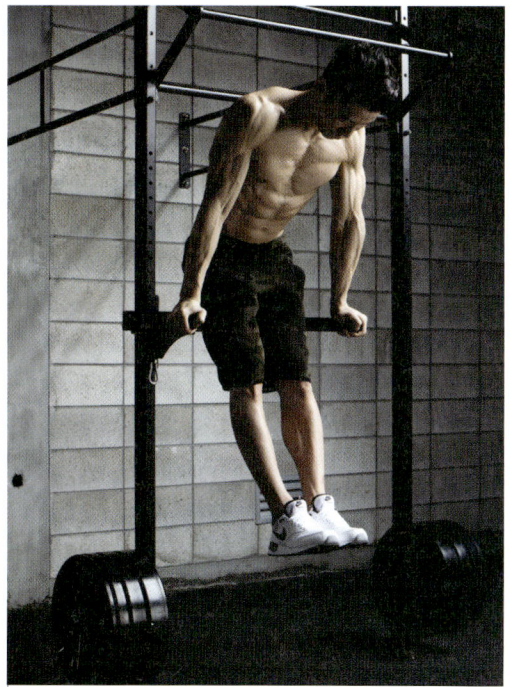

1 평행봉에 올라가서 팔을 곧게 펴고 허리를 곧게 편 상태로 엉덩이를 45도 정도 들어 올린 채 고정한다.

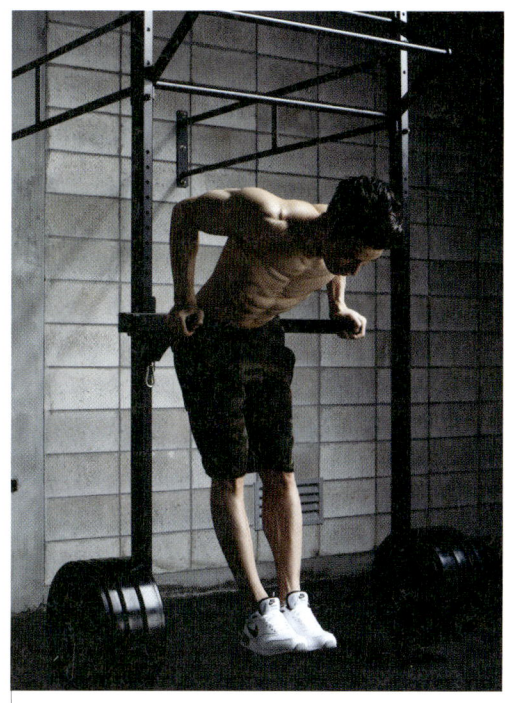

2 팔꿈치가 이루는 각이 90도 정도 될 때까지 내려온다. 단 나머지 부위는 모두 고정이다.

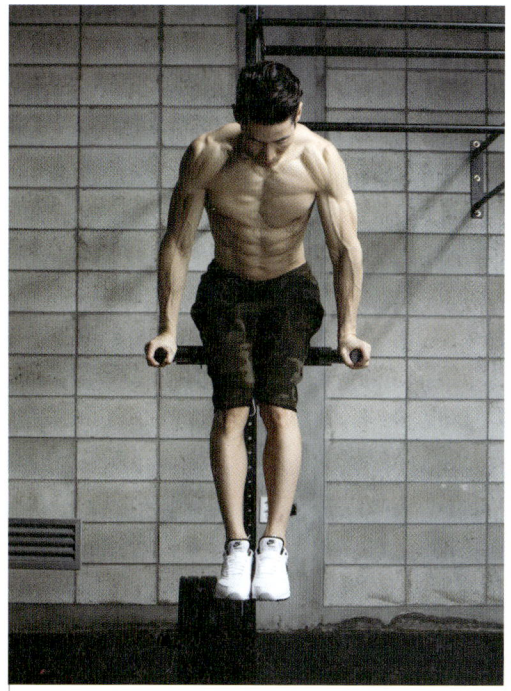

3 다시 팔을 펴서 1번 자세로 돌아간다.

경험의 노하우

보통 내려가는 것만 신경 쓰다보니 얼마 올라오지 않고 다시 내려가는 경우가 많다. 내려갈 때도 정확히 내려가야겠지만 올라올 때에도 정확히 팔이 곧게 펴질 때까지 올라와야 한다. 잊지 말자. 횟수보다 정확한 자세와 동작이 가장 빠른 지름길이라는 것을……

주의사항

내려가고 올라올 때 허리가 동그랗게 말려버리면 가슴에는 힘이 빠지게 된다. 허리를 곧게 펴고 날개뼈를 안쪽으로 모아서 고정시켜야 한다. 그렇게 고정이 된다면 어깨보다 가슴에 강한 자극을 받을 수 있지만 허리가 동그랗게 말린다면 스트레이트 딥과 다를 것이 없어진다. 꼭 주의할 것.

06

앞으로 숙여 풀 딥스

이제는 가슴을 터뜨려 보자. 풀 딥스가 효율적인 이유는 푸시업에서 얻어낼 수 있는 가동 범위보다 더 깊고 진한 부위까지 자극을 줄 수 있다는 것이다. 엉덩이와 허리가 떨어지지 않게 유지하는 것에 집중하고, 내려갈 수 있는 최대치까지 내려 보자. 그 상태로 버티는 것만으로도 자극은 훌륭하다. 거기서 가슴을 가운데로 말아 넣는다는 느낌으로 밀어 올려 보자. 이 느낌은 내가 여태껏 받아본 가슴 운동 중 가장 진한 기억을 심어준 운동법이다.

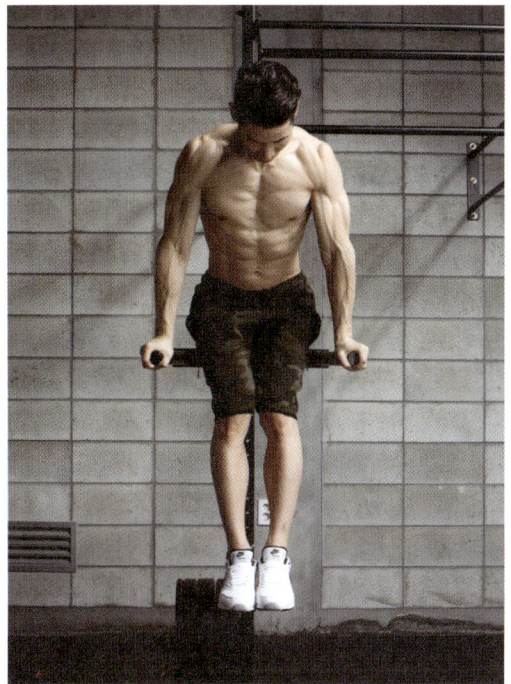

1 평행봉에 올라가서 팔을 곧게 펴고 허리를 곧게 편 상태로 엉덩이를 45도 정도 들어 올린 채 고정한다.

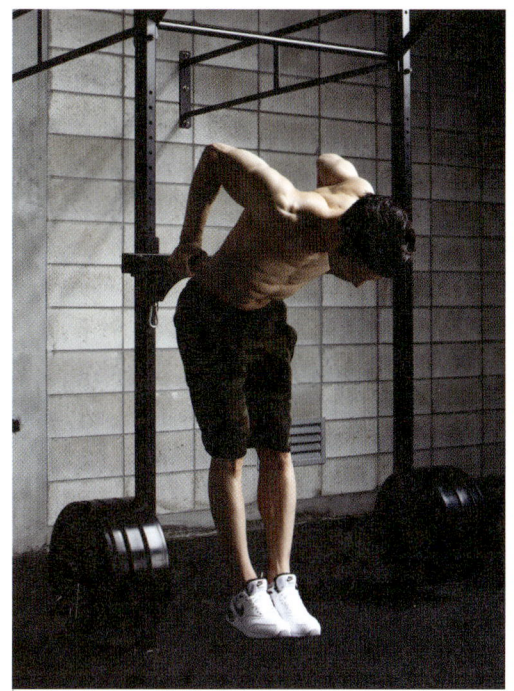

2 평행봉의 높이까지 얼굴이 내려가도록 팔을 구부리고 날개뼈를 안쪽으로 모아주며 내려 간다. 이때 허리가 동그랗게 말리면 안 된다. 무조건 '1'자를 유지한 채 내려가야 한다.

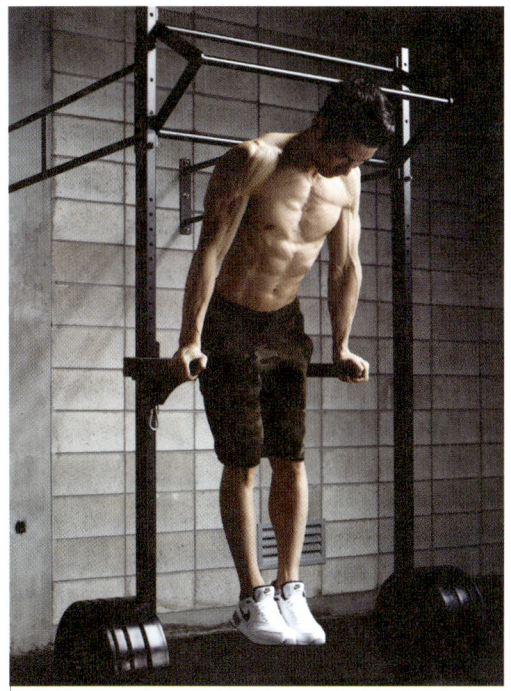

3 다시 모든 각을 유지한 채 팔을 곧게 펴올린다.

경험의 노하우

가슴 운동에서 날개뼈의 위치는 상당히 중요한 역할을 한다. 날개뼈가 넓게 벌어지면 가슴의 힘은 빠지고 어깨에 힘이 들어가게 된다. 반대로 날개뼈가 안으로 최대한 모이면 어깨는 고립이 되고 가슴이 주로 힘을 쓰게 된다. 그래서 가슴에 집중하기 위해 허리를 곧게 펴고 날개뼈를 모아야 하는 것이다.

주의사항

대부분 올라와 있을 때에는 잘 유지되다가 내려갔을 때 허리가 동그랗게 말리며 엉덩이를 떨구는 경우가 꽤 있다. 내려갈 때나 올라올 때나 팔과 가슴 어깨를 빼고는 모든 관절이 최대한 고정되어야 한다는 것을 항상 생각하며 운동한다.

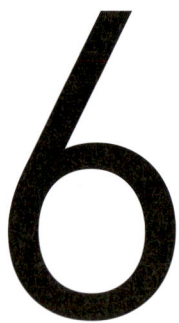

CHAPTER 6
데스런 하체운동

 남자들이 가장 등한시 하고 하기 싫은 운동 부위이다. 간단하다. 가리고 다니니 얇고 엉덩이 좀 없어도 팔이 얇은 것보다 티가 안난다. 거기다가 근육이 가장 크다 보니 운동 자체가 죽도록 힘들다. 운동하다 토 나올 것 같은 느낌은 주로 하체에서 온다. 하지만 버려서는 절대 안될 운동의 스팟이다.
 첫번째, 상체와 비례하는 근력을 갖춰야 고난이도 맨몸운동을 수행할 수 있다.
 두번째, 옷걸이의 완성인 힙업은 하체 운동 없이는 있을 수 없다.
 아래의 사진을 보면 청바지 허리단 위로 보이는 양쪽의 기둥이 엉덩이 근육이다. 물론 꾸준한 식단 조절로 지방을 걷어내야 보이는 것도 맞겠지만 기본적으로 엉덩이 근육이 만들어져 있지 않다면 절대 볼 수 없다. 하체는 어려울 것 없

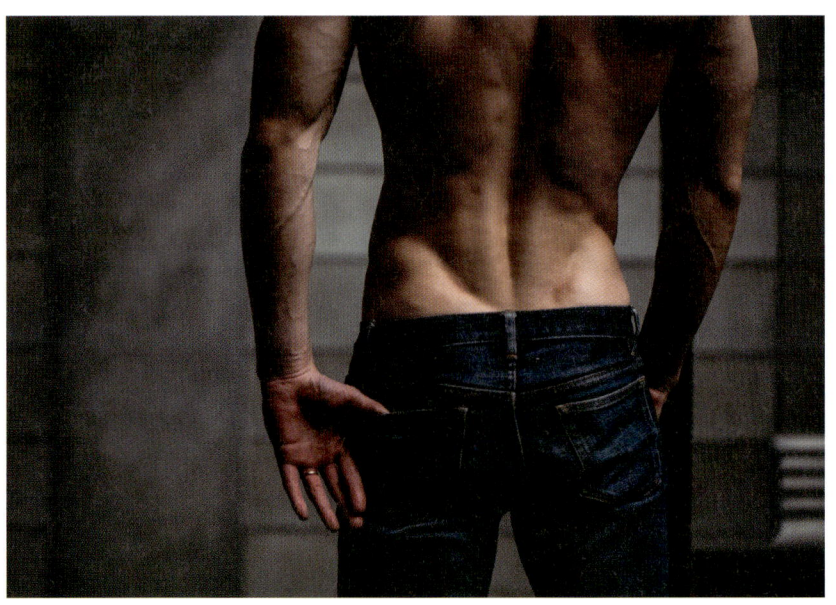

데스런 하체운동 전과정 동영상 ▶▶▶

다. 몇 가지 자세만 몸으로 익히고 그저 참고 하면 된다.

　다른 운동들은 힘들면 아예 운동을 진행할 수 없지만 하체는 힘들어도 참으면서 할 수 있다. 예를 들어 턱걸이는 힘이 완전히 빠져버리면 절대 올라갈 수 없지만 스쿼트는 힘이 빠졌어도 밀어 올릴 수 있다. 대부분 거기서 끊으니 문제지만 말이다. 어찌 보면 가장 만들기 쉬운 부위가 엉덩이와 탄탄한 하체 근육일 것이다.

　점프 스쿼트까지는 하체를 만드는 데 큰 무리 없이 충분히 할 수 있고 해야 하는 동작들이다. 하지만 중량 점프 스쿼트부터는 본인의 관절 상태와 운동 능력을 정확히 판단해가며 하기 바란다. 운동 강도가 강해지면서 운동 효과는 몇 배가 되겠지만, 관절을 감싸는 근육들이 그 운동들을 받아들일 준비가 되어 있지 않다면 분명히 무리가 올 수 있다.

　스쿼트와 런지는 모두 힘의 중심이 몸의 중앙에 위치해야 한다. 하지만 아직 그 느낌을 모르는 초보자들은 힘들지 않은 위치를 찾아서 앉거나 또는 가동 범위가 나오지 않아서 망가진 자세로 할 수밖에 없는 경우가 있다. 스쿼트를 할 때에는 무릎과 발과 어깨의 중앙이 바닥에서 한줄로 선을 그었을 때 딱 수직이 될 수 있게 위치시켜야 한다. 런지는 몸 중앙에 힘을 위치시키되, 그 하중을 앞발로만 받아 올려야 한다. 자세한 설명은 아래 동작 설명에서 보도록 하자.

잘못된 스쿼트 자세

스쿼트의 원리는 간단하다. 내 몸의 무게나 그 이상의 무게를 내 하체의 힘으로 들어 올리는 운동이다. 결국은 중력을 수직 방향으로 이겨내는 운동이라는 것이다. 그렇기 때문에 내 몸을 들어 올리기 전에 힘을 모을 수 있는 중심을 잘 잡아야 운동 효과를 제대로 받을 수 있다. 올바른 자세는 앞으로 진행되는 과정 속에서 제대로 배울 것이다. 그 전에 보통 사람들이 보편적으로 잘못 취하는 자세 몇 가지를 알아보자.

첫번째 잘못된 동작으로는 중심이 발가락 쪽에 실리는 동작이 되시겠다(그림 1). 이때 같이 따라가는 것이 무릎이 앞으로 나가버리는 동작인데 스쿼트를 하다가 무릎이 아프다고 하는 분들을 보면 다들 저러고 있다. 내 몸만으로 운동을 할 때는 그나마 버티지만 무게를 더한다면 무조건 저 자세는 앞으로 쏟아진다. 또한 관절이 상할 수도 있다. 주의하자.

두번째 잘못된 자세는 무릎은 앞으로 뻗지 않고 정확한 위치에 있지만 힘이 발가락에 실리는 동작이다(그림 2). 엉덩이와 엉덩이 바로 아래쪽의 허벅지 근육이 자극이 되어야 하는데, 뒤꿈치 하나 들렸다고 바로 종아리와 무릎 쪽으로 부하가 실리게 된다. 대부분 잘 하다가도 힘이 빠지면 어떻게든 올라가려 뒤꿈치가 들리게 되는데 이때부터 운동 효과는 감소한다고 보면 된다. 무릎도 아플 수 있다.

세번째 자세로는 허리를 펴려는 강한 의지로 앞으로 상체를 숙여서 허리는 펴는 자세이다(그림 3). 저 사진의 어깨 위에 20kg 정도의 중량을 올렸다고 생각해 보자. 보통은 무너지는 것이 정상이다. 만약 엉덩이와 허리의 힘이 좋다면 받아줄 수도 있겠지만 우리가 근육을 먹이고자 하는 부위에서는 벗어난다. 어깨와 가슴의 위치가 무릎의 위치까지 올라와야 제대로 된 자세라고 할 수 있겠다.

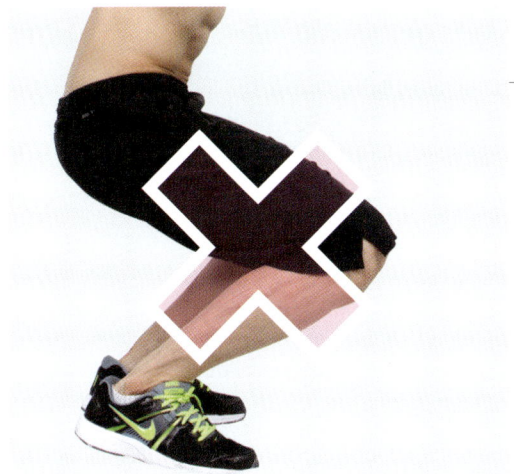

그림 1
중심이 발가락 쪽에 실리는 잘못된 동작

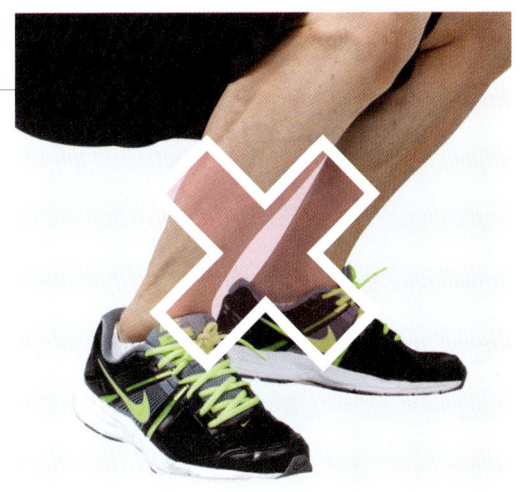

그림 2
힘이 발가락에 실리는 잘못된 동작

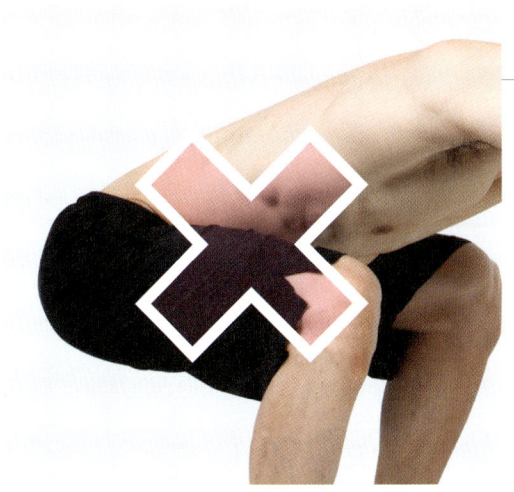

그림 3
상체는 숙이고 허리를 편 잘못된 동작

잘못된 런지 자세

런지는 앞발에 모든 힘을 실어주도록 해야 한다. 슬램덩크의 유명한 대사인 '왼손은 거들 뿐'을 인용해 보면 런지에서 '뒷발은 거들 뿐'이다. 그렇다고 모든 힘을 빼서는 안 된다. 슛을 쏠 때도 왼손은 홀딩하지만 힘을 빼서는 안 되듯이 말이다. 앞발에 힘을 실으랬더니 무릎을 쭈욱 빼서는 그림1과 같은 동작을 하고 있다? 운동에 전혀 도움이 안될 뿐더러 무릎이 나갈 수도 있다. 힘을 앞발에 실어 준다는 것이 상체를 숙여 앞에 무게를 실어주라는 말은 아니다(그림 2). 앞발과 뒷발의 간격이 너무 넓어도 안된다(그림 3). 앞발이 무게를 받치기 힘들기에 그 중심이 뒷발로 넘어간다면 이 또한 운동 효과가 없다(그림 4).

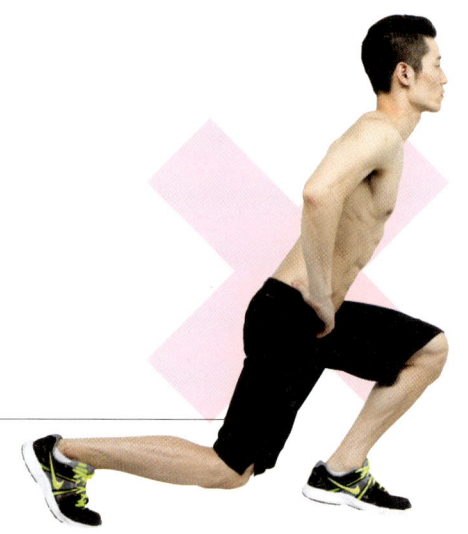

그림 1
무릎이 너무 앞으로 나온 잘못된 동작

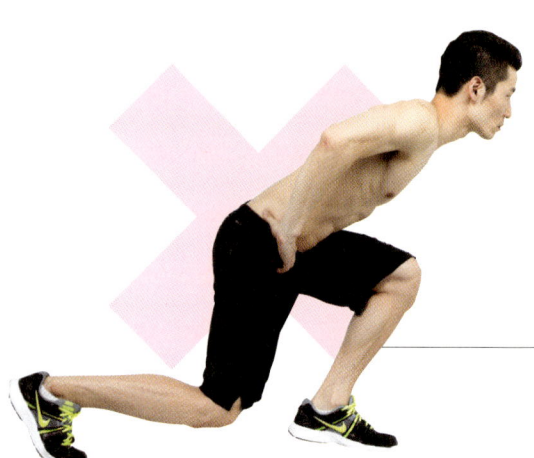

그림 2
상체가 너무 앞으로 나온 잘못된 동작

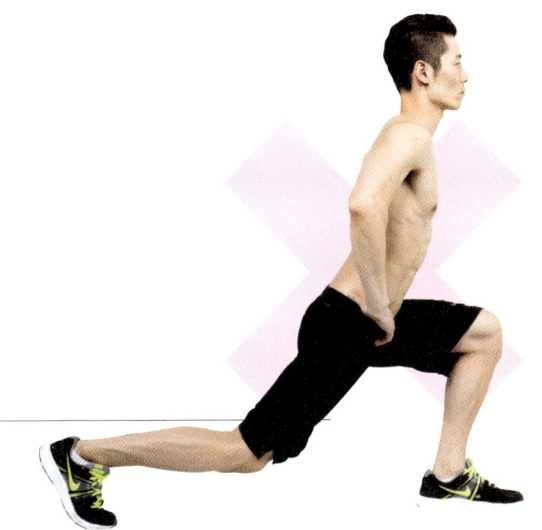

그림 3
앞발과 뒷발의 간격이 너무 넓은 잘못된 동작

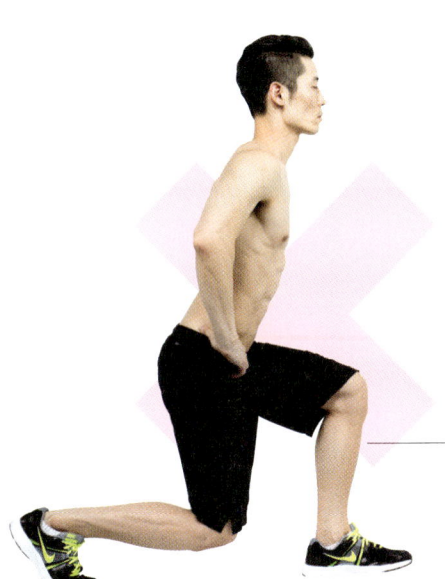

그림 4
몸의 중심이 뒷발로 넘어간 잘못된 동작

스쿼트 자세 유의사항

스쿼트는 세계적으로 가장 유명한 하체 운동이다. 중심만 맞추고 허리만 펼 수 있다면 횟수만 늘려가면 되는 아주 단순하지만 무척 힘든 운동이다.

사진과 같이 내려갈 때 내 발의 중심에서 수직으로 선을 그었을 때 무릎과 어깨에 그 선이 닿을 수 있도록 중심을 잡아가며 내려가야 한다. 스쿼트는 중심 일직선에 맞추고 허리만 곧게 펴면 끝이다. 허리가 활처럼 말리게 하라고 가르치곤 한다. 페이스북에서 허리가 활처럼 말리면 허리를 다칠 수 있다는 댓글을 본 적 있다. 이건 경험이다. 활처럼 말리게 하고 들어가고 계속 유지하려고 해도 '1'자가 될까 말까다. 만약 '1'자로 유지한다고 하면, 거의 모두가 뒤로 역으로 말린 아치형을 그리고 있다. 골반 뼈를 기준으로 허벅지와 복부를 붙인다는 생각으로 엉덩이를 뒤로 빼며 아랫배를 앞으로 쑥 내밀며 내려간다고 생각하면 거의 맞다.

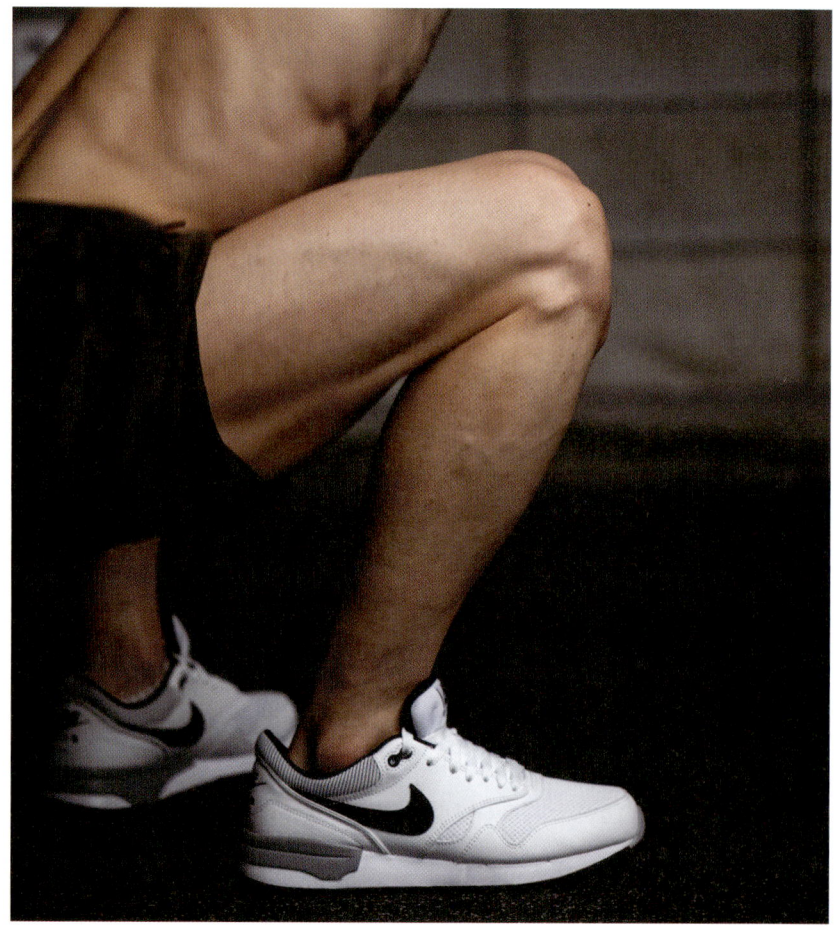

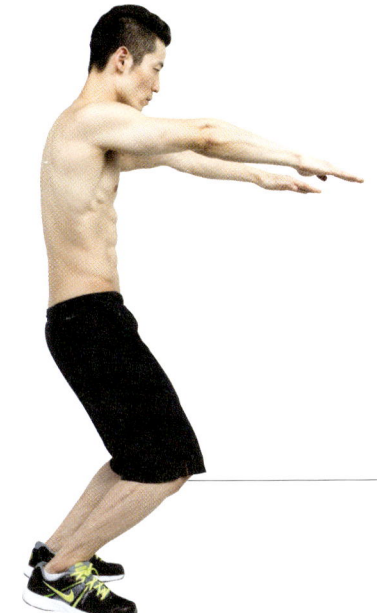

그림 1
시작할 때 무릎부터 나가는 자세

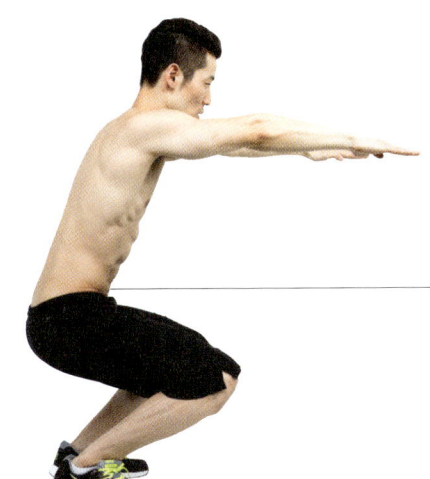

그림 2
허리를 세우는데만 신경을 쓰면서 무릎이 나가는 경우

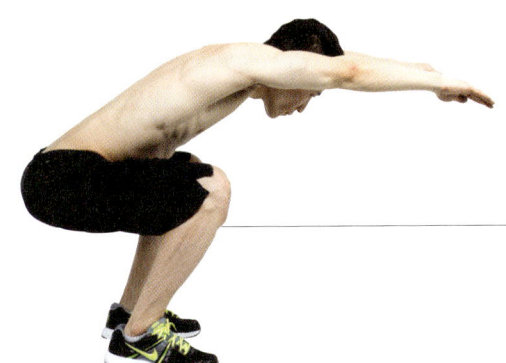

그림 3
허리를 세우는데만 신경을 쓰면서 상체가 앞으로 숙여지는 경우

01 하프 스쿼트

말 그대로 반만 내려가는 스쿼트이다. 스쿼트를 처음 하게 되면 허리에서 당겨주는 근력이 부족하기 때문에 끝까지 앉게 되면 거의 다 허리가 밖으로 동그랗게 말린다. 골반이 빠진다고 표현하면 맞겠다. 하여 처음에 어느 정도 근력이 생길 때까지는 푹 앉는 것이 아닌 허벅지와 엉덩이가 바닥에서 수평이 되는 정도까지만 앉으며 다리의 근력 반, 허리의 근력 반 정도로 맞추어 힘과 버틸 수 있는 힘을 길러준다. 한 번에 50회를 완전한 자세로 할 수 있을 때까지 연습한다.

경험의 노하우

여태껏 스쿼트 동작 설명은 족히 5000번은 해본 듯하다. 가장 쉽게 설명하자면, 그냥 주저앉아서 중심을 뒤꿈치에 싣고 가슴이 정면을 향하게 열어준 상태를 유지한 채로 조금씩 일어나 본다. 그리고 엉덩이와 허벅지가 바닥에서 수평이 될 때까지 올라가게 되면 중심이 뒤꿈치에 실려있기 때문에 다리 앞쪽이 아닌 허벅지 윗쪽과 엉덩이 바로 아래 부분에 힘이 들어갈 것이다. 처음에 이렇게 가르치면 곧잘 한다. 그런데 곧게 선 상태에서 내려가라고 하면 이 느낌을 못 찾는다. 스쿼트를 하다가 자세가 흐트러지는 느낌이 있다면 초심으로 다시 완전히 앉아서 중심을 뒤꿈치에 싣고 올라오면서 느낌을 다시 찾고 시작해라.

주의사항

아무리 반만 앉는다 해도 허리에서 당겨주는 힘이 약해서 가슴이 바닥을 향해 버리는 경우가 있다. 이 문제는 억지로 힘을 준다고 해결되는 문제가 아니라 시간이 지나면 자연 허리의 근력이 생기면서 나중에는 상체가 알아서 정면을 바라보도록 열릴 것이다. 좀 더 쉽게 가자면 팔을 정면으로 곧게 뻗으면 팔을 떨구고 있을 때보다 가슴이 좀 더 열린다.

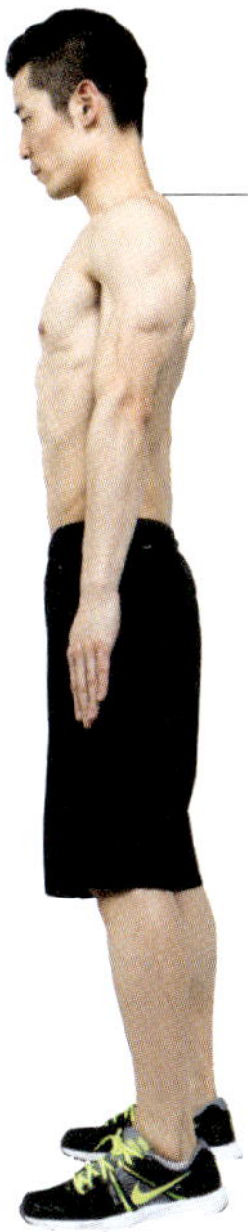

1 미들 스탠스로 선다. 어깨 너비 정도로 서는 것을 미들 스탠스라고 한다.

2 손을 앞으로 뻗으며 허리는 '1'자가 유지되도록 앉았다가 다시 일어난다.

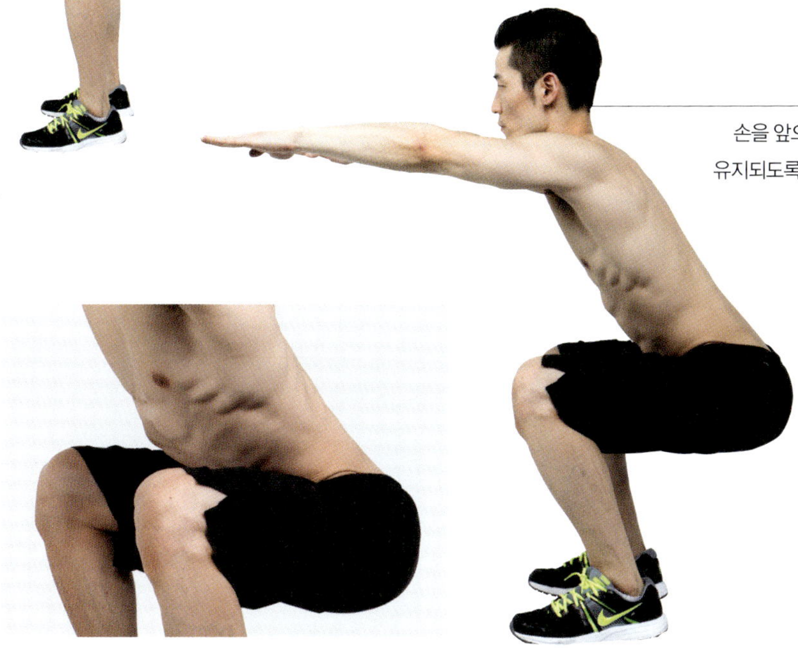

02 풀 스쿼트

하프 스쿼트로 기본적인 근육들을 길들여 줬다면 풀 스쿼트는 어렵지 않게 자연스럽게 될 것이다. 하프 스쿼트보다 한 20cm 정도 더 앉았다가 일어난다고 보면 된다. 본격적으로 엉덩이까지 깊숙히 자극을 시킬 수 있는 운동이며, 힙업의 시작은 스쿼트라고 보면 된다. 스쿼트로 엉덩이를 허리까지 끌어올린다는 말을 한 번쯤은 들어 보았을 것이다. 이 사진을 보면 기립근 바로 아래와 옆까지 엉덩이 근육이 올라와 있는 것을 볼 수 있다. 탐난다면 열심히 해보자.

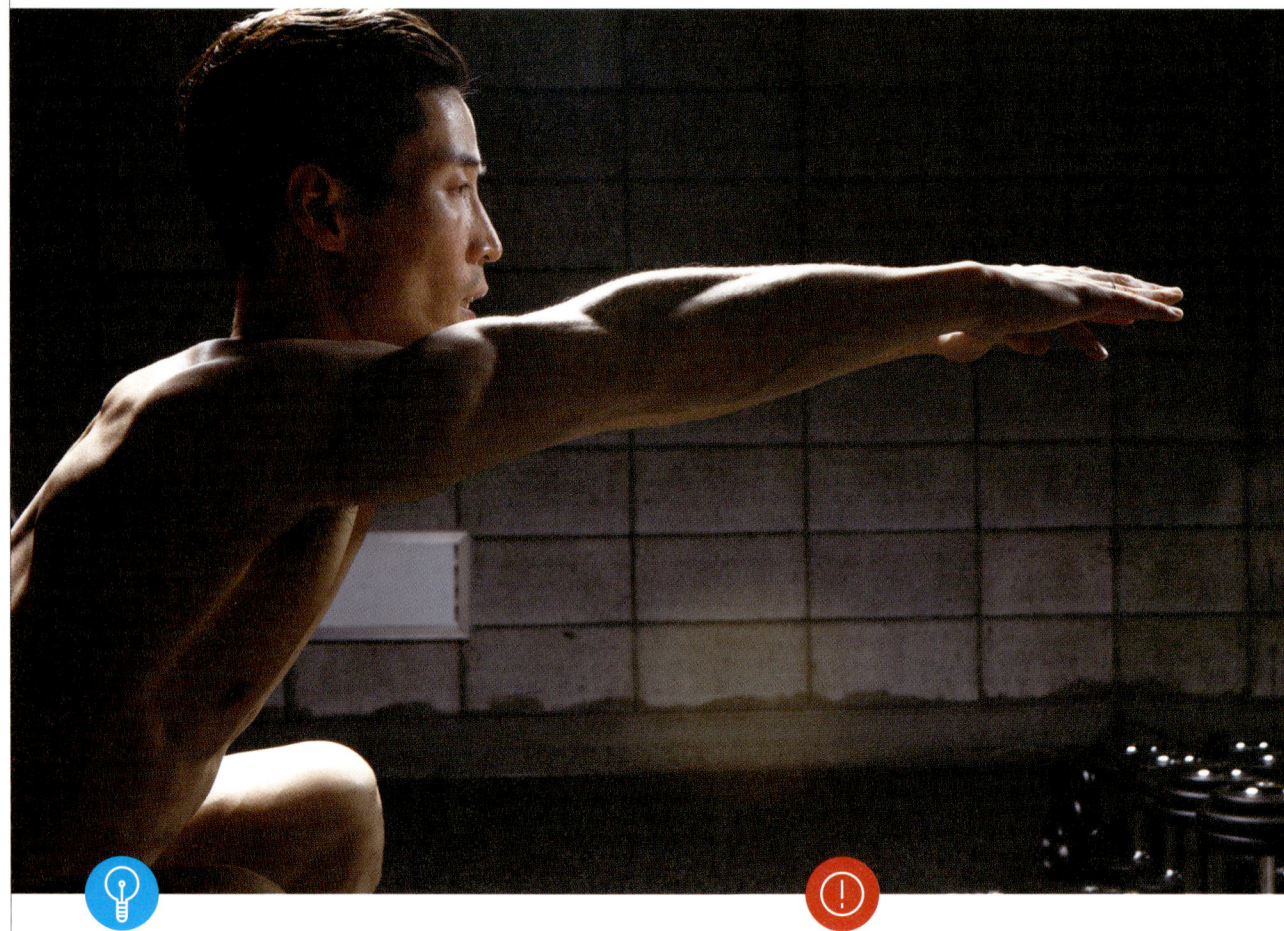

경험의 노하우
처음 풀 스쿼트를 시켜보면 허리나 골반이 아프다는 반응이 꼭 나온다. 4번 과정을 보면 허리가 잔뜩 늘어나 있는 모습을 볼 수 있다. 허리가 계속 버티는 과정에서 엉덩이와 하체가 함께 긴장하며 당겨주고 있기 때문이다. 허리가 아파도 당황하지 말자. 아픈 것이 아니라 단순 근육통이다.

주의사항
풀 스쿼트로 앉다 보면 마지막에 완전히 내려갔을 때 대부분 조금씩은 허리가 휘면서 이때 허리에 꽤나 많은 무리가 갈 수 있는데 맨몸운동으로 오는 통증 정도는 대부분 근육통이니 걱정하지 않아도 된다.

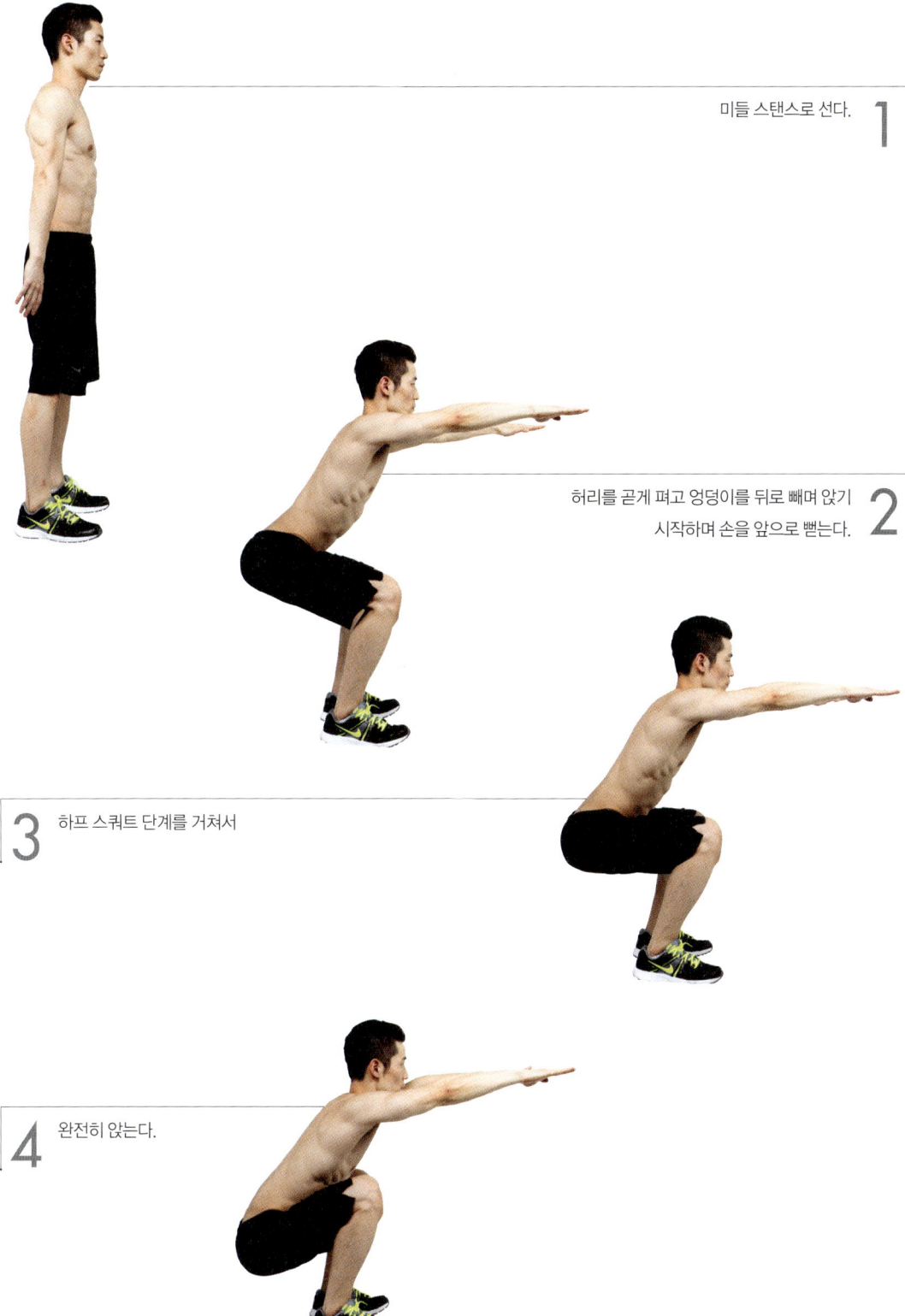

1 미들 스탠스로 선다.

2 허리를 곧게 펴고 엉덩이를 뒤로 빼며 앉기 시작하며 손을 앞으로 뻗는다.

3 하프 스쿼트 단계를 거쳐서

4 완전히 앉는다.

03

중량 스쿼트

많이 두꺼운 다리를 원하는 것이 아니라면 큰 무게를 실어주지 않아도 되지만 맨몸 스쿼트 100회 정도를 한 번에 해도 크게 힘들지 않고 자극이 덜하다면 가방에 생수병이나 무게 덤벨 등을 넣고 스쿼트를 해보자. 조금 더 강한 자극과 볼륨감을 만들 수 있을 것이다.

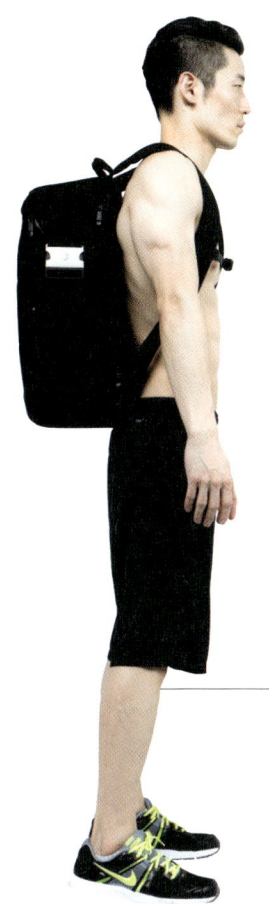

경험의 노하우

최대한 어깨에 중량이 실리도록 가방끈을 거북이 등 껍질 마냥 짧게 줄여서 매는 것이 좋다. 가방끈이 길어질수록 중심이 뒤로 실리기 때문이다.

주의사항

무게가 완전히 어깨에 실리는 게 아니라 등에 실려 있기 때문에 너무 무리한 무게를 실어서 할 경우에는 오히려 스쿼트 동작이 망가질 수 있으니 주의하자.

1. 가방을 매고 미들 스탠스로 선다.

2. 풀 스쿼트 내려간 자세까지 내려가고 올라온다.

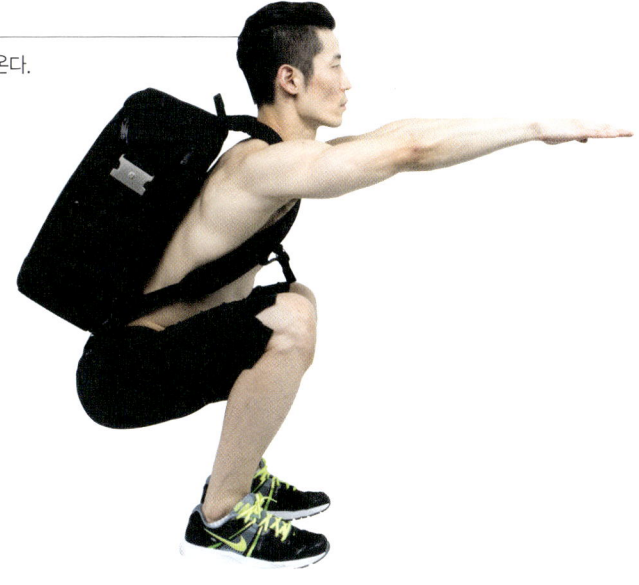

04 점프 스쿼트

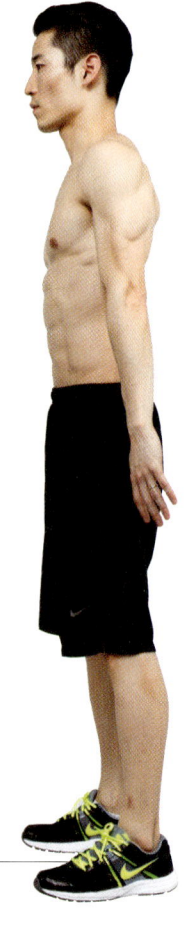

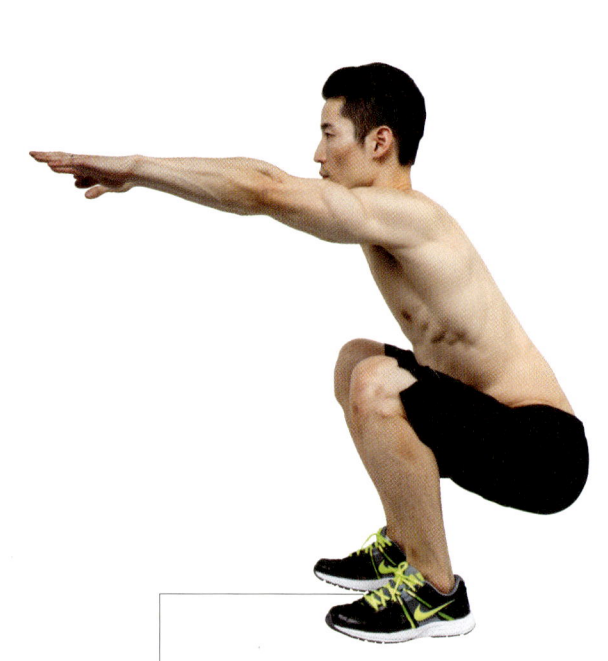

1 미들 스탠스로 서서 스쿼트 자세를 취한다.

2 풀 스쿼트로 내려간다

경험의 노하우

스쿼트의 두세 배 강도이다. 꽤나 힘들다. 점프를 했다가 내려갈 때 중간 동작은 없다. 구분 동작은 공중에 떠 있는 상태와 떨어져서 스쿼트 내려간 자세 두 가지 뿐이다. 멈추지 않고 바로 떨어지고 바로 다시 뛰어오른다.

주의사항

점프를 할 때, 발뒤꿈치에서 점프 도약이 시작된다는 느낌으로 뛰어야 한다. 처음에는 그럭저럭 잘 되다가 힘이 빠지게 되면 중심이 앞으로 쏠리며 발가락에 힘이 가면서 무릎도 앞으로 나온다. 그 순간 단순 점프일 뿐이지, 스쿼트가 아니라는 것을 명심하자. 자세 유지가 가장 중요하다.

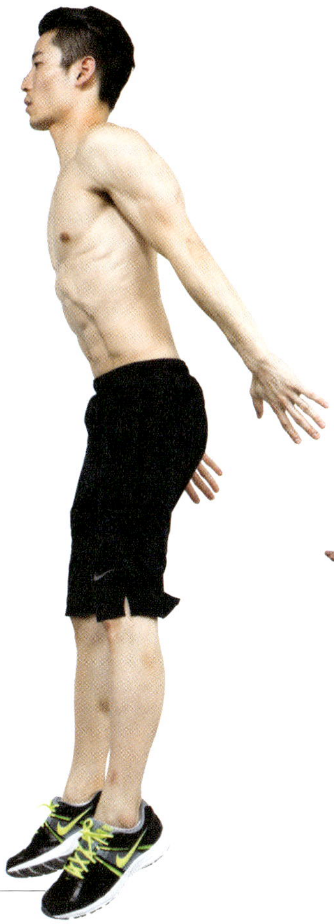

3 올라오면서 점프를 한다.

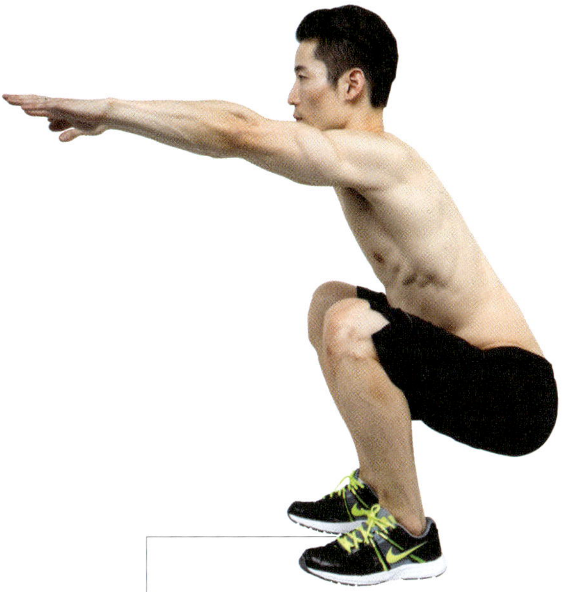

4 2번으로 돌아간다.

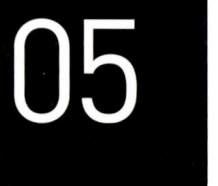

중량 점프 스쿼트

점프 스쿼트에 조금 더 강한 자극과 운동량을 실어주는 운동이다. 중량 스쿼트와 동일하게 가방에 중량을 실어서 매고 점프 스쿼트를 하면 된다.

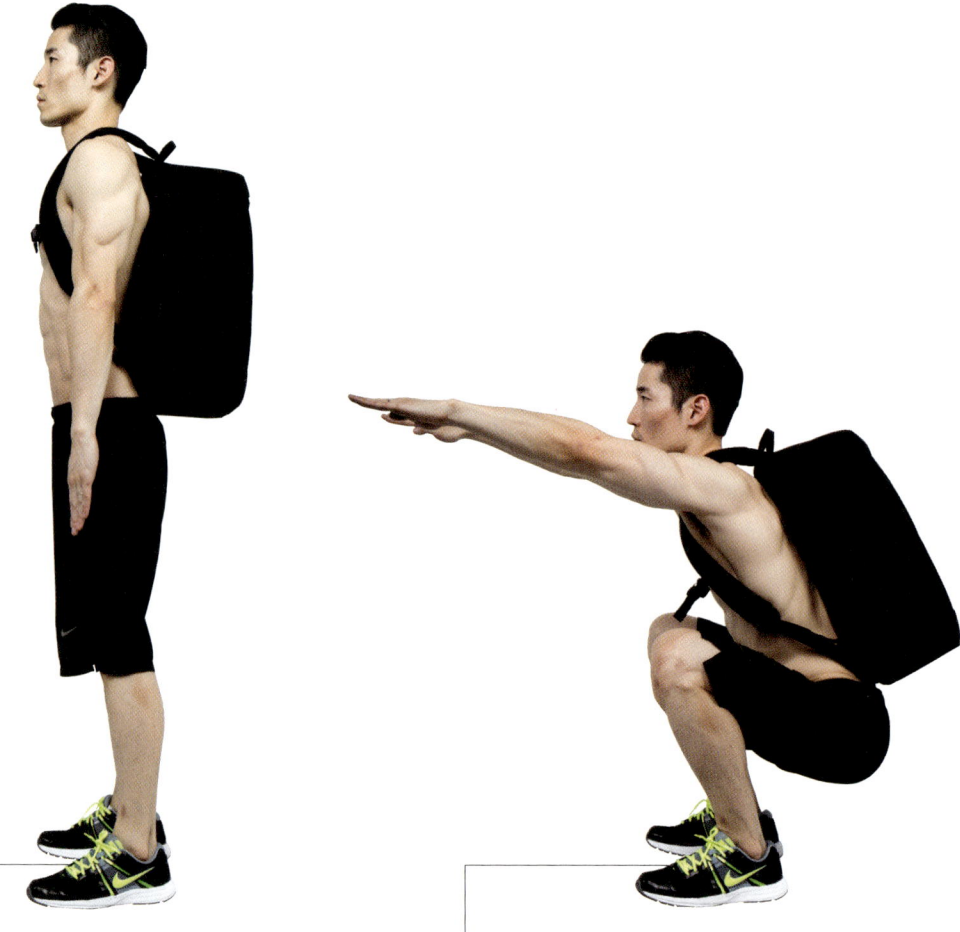

1 가방에 중량을 실어서 매고 스쿼트 스탠스로 선다.

2 풀 스쿼트로 내려간다

경험의 노하우
점프 스쿼트에 큰 무게를 더하지 않아도 운동 강도의 차이는 엄청나다. 점프 스쿼트와 마찬가지로 점프를 했다가 내려갈 때 중간 동작은 없다. 구분 동작은 공중에 떠 있는 상태와 떨어져서 스쿼트 내려간 자세 두 가지 뿐이다. 멈추지 않고 떨어지면 바로 다시 뛰어오른다.

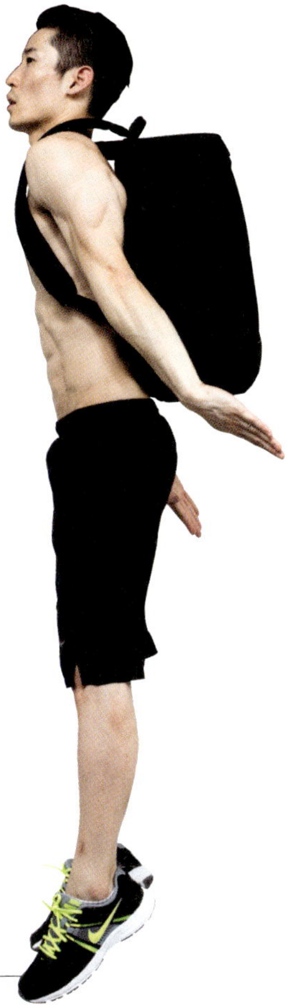

3 올라오면서 점프를 한다.

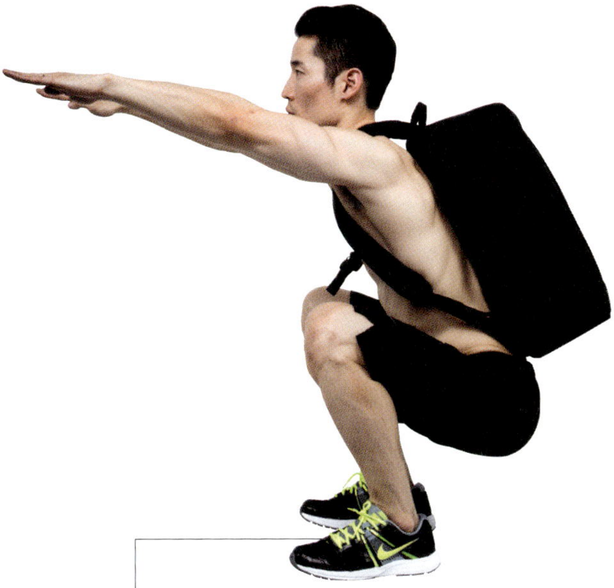

4 2번으로 돌아간다.

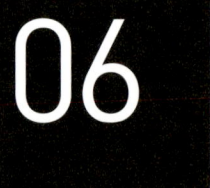

하이 점프 스쿼트

이 동작은 하체 운동에서도 근지구력과 심폐지구력을 동시에 키우는 운동이다. 근육이 타들어가는 느낌과 동시에 심장도 터질 것 같은 느낌을 받을 것이다. 그만큼 운동량도 많고 칼로리 소모도 많다는 의미다.

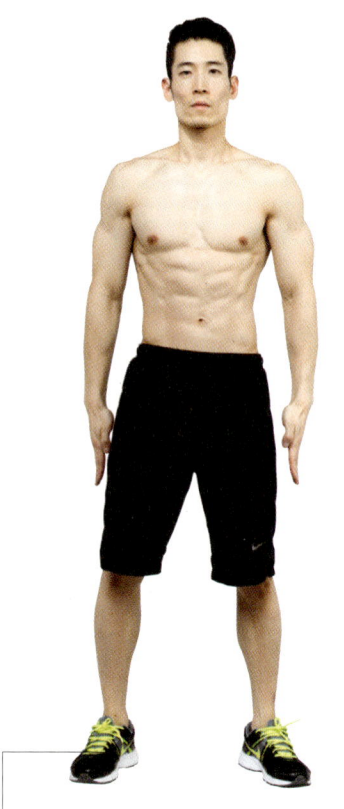
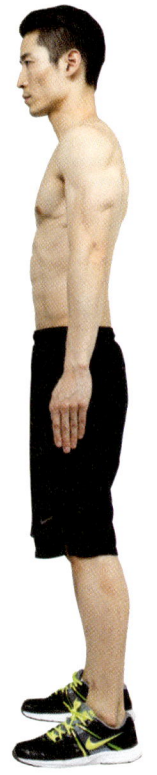
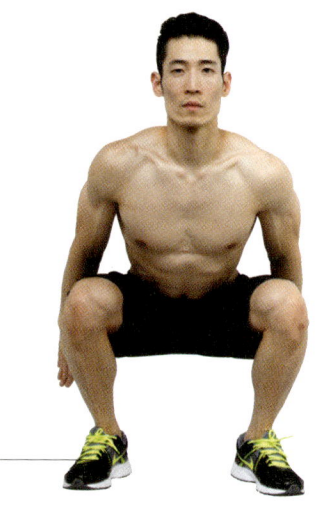

1 스쿼트 스탠스로 선다.

2 풀 스쿼트 자세로 앉으며 팔을 아래로 뻗는다.

경험의 노하우
서전트 점프라고 들어봤을 것이다. 몸을 잔뜩 움츠린 다음, 새총을 힘껏 당겼다가 놓듯이 최대한 탄력을 모아서 높이 뛰면 된다. 단 내려올 때 몸이 곧게 펴진 상태로 하중을 받으면 무릎과 허리에 무리가 갈 수 있다. 부드럽게 착지하는 동시에 스쿼트 자세로 이어간 뒤 바로 다시 뛰어오른다.

주의사항
꼭 운동화를 신고 하길 권한다. 높이 뛰었다가 뒤꿈치부터 떨어지면 관절에 충격이 갈 수 있다. 내려올 때는 최대한 사뿐히 충격없이 내려와야 한다.

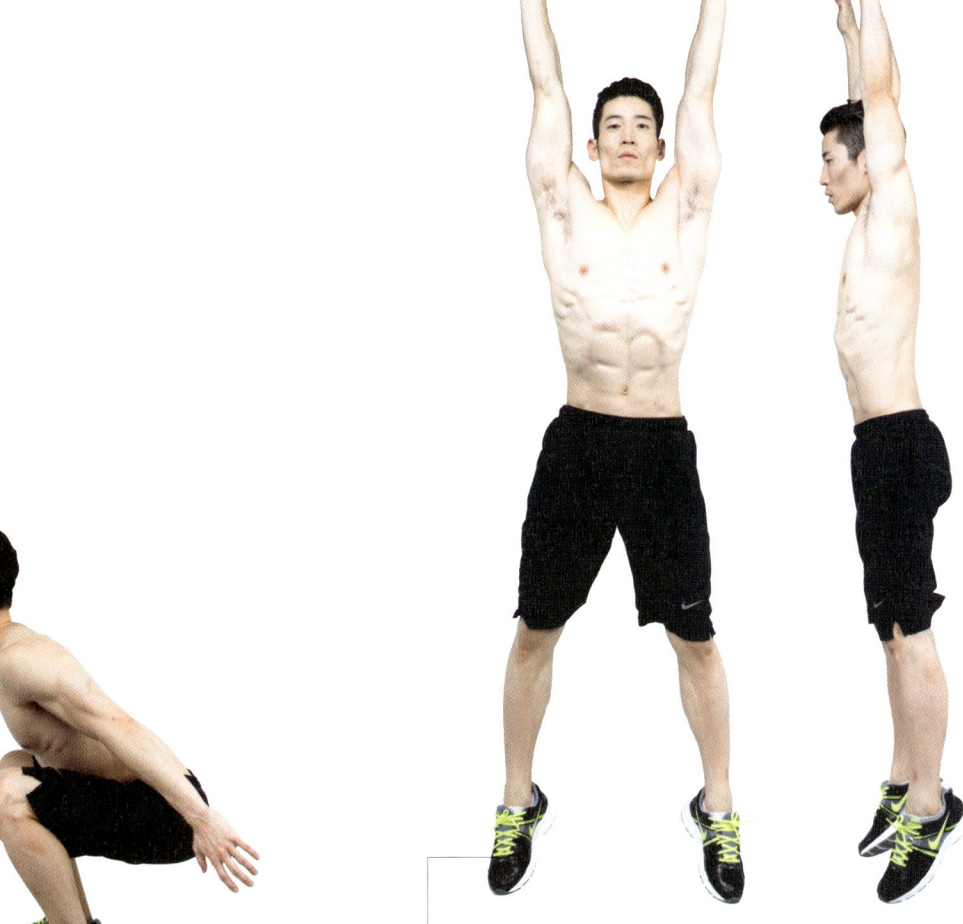

3 올라오면서 점프를 한다.

07 점프 스쿼트 니 투 체스트

하체의 탄력과 허리 근육, 복근이 모두 필요하다. 이 책의 운동을 다 섭렵했다면 나도 모르게 언젠가 될 것이다. 제자리에서 뛰어오르는 순간 다리 근육의 파워와 강하게 튕겨서 당겨주는 허리, 복근의 근력이 모두 필수다. 그간 해온 스쿼트의 결과를 확인할 수 있는 좋은 운동이다. 스쿼트의 정점이라 할 수 있겠다.

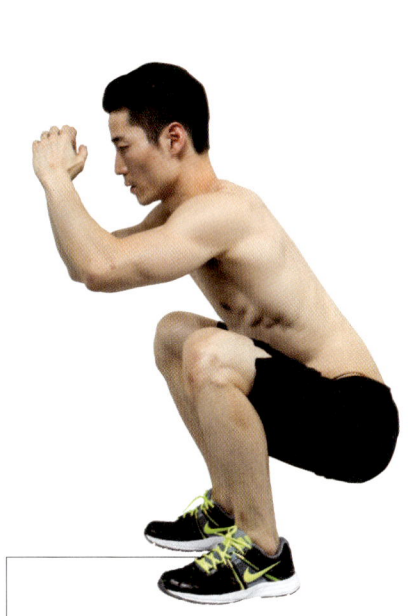

1 스쿼트 내려간 자세를 취한다.

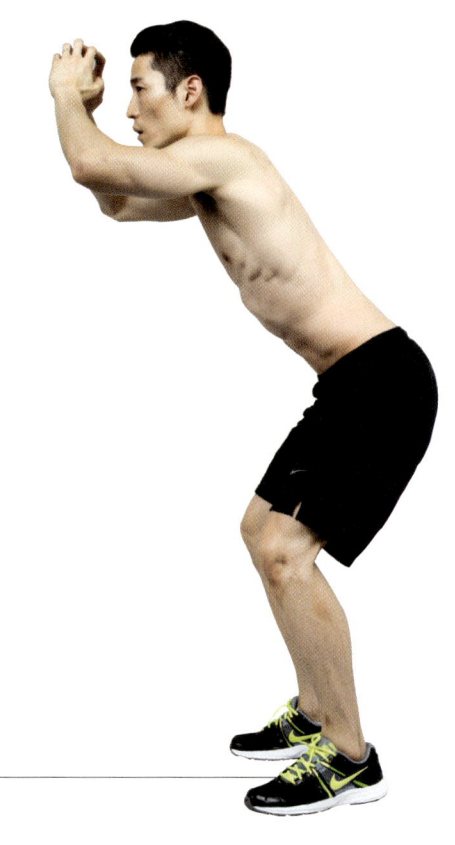

2 스쿼트를 강하게 밀어 올리듯이 탄력을 실어 위로 뛰어오른다.

경험의 노하우
여기까지 하는 회원들도 잘 없을 만큼 강도가 쎈 운동이다. 내 체중이 내 키의 표준 체중을 넘어간다면 관절에 무리가 올 수 있으니 하지 않도록 한다.

주의사항
내려올 때 다리가 풀려서 착지를 제대로 못하면 부상당할 수 있다. '하이 점프 스쿼트' 이전 운동을 꾸준히 하고 나서 충분히 다리와 전신의 근육이 받쳐줄 때 덤비도록 한다.

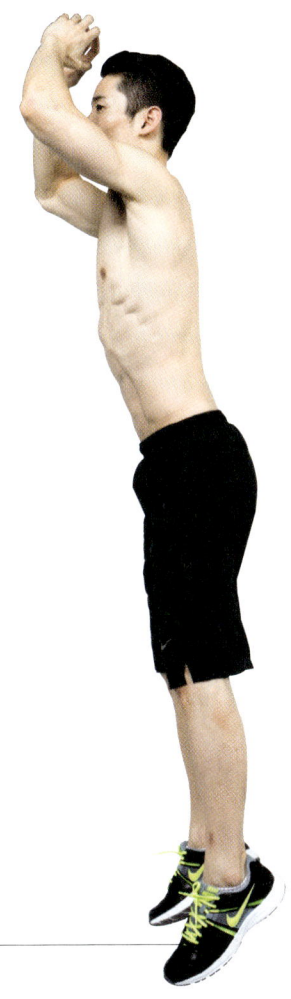

3 몸을 곧게 펴며 최대한 높게 뛰어오른다.

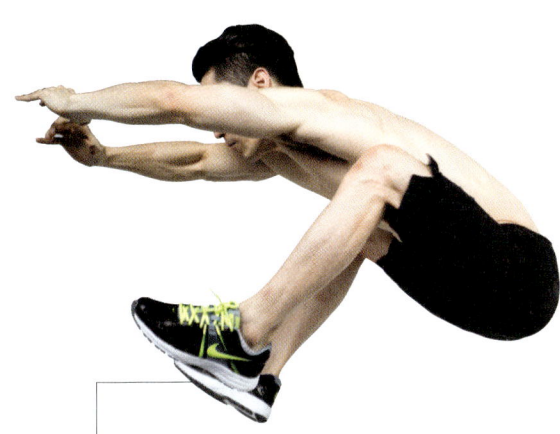

4 뛰어오른 상태에서 옆구리를 터치한다는 생각으로 무릎을 힘차게 들어 올리면서 몸을 튕겨 접어준다.

08 런지

한 발로 하는 하체 운동이다. 스쿼트는 힘과 사이즈를 키우고 싶은 경우 효과적이고, 런지는 조금 더 깊고 엉덩이와 다리 라인에 집중하고 싶을 때 효과적인 운동이다. 런지는 원래 한 발씩 번갈아 하지만, 본인은 스플릿 스쿼트에 가까운 런지의 느낌을 좋아한다. 먼저 양발의 간격은 10cm 정도로 수평이 되게 놓는다. 그리고 직선으로 한 발을 뒤로 뺀다. 앞뒤 발 간격은 가랑이가 직각이 되는 정도이다. 그리고 바닥에 무릎을 내려놓기 직전까지 내렸다가(이때 두 무릎의 각도 역시 90도이다) 앞발의 힘과 앞발 쪽의 엉덩이로 누르며 다시 올라간다. 이때 상체는 곧게 펴고 뒤로 굽지 않도록 앞으로 살짝 기울어지게 선다.

경험의 노하우
상체의 각도와 다리의 간격이 포인트이다. 런지를 경험한 지 얼마 안된 사람들을 관찰하면 앞뒤 발의 간격이 넓거나 상체가 뒤로 굽어 있는 등의 많은 지적 사항들이 나올 것이다. 이 동작은 정석보다는 본인이 가장 자극이 잘오는 자세를 찾으라고 말해주고 싶다. 다리의 간격도 넓고 좁게 상체의 각도도 완전 '1'자에서 뒤로 살짝 앞으로 살짝 기울여 보는 등 내게 가장 자극이 잘 오는 자세를 찾아라. 그것만 찾으면 쉽다.

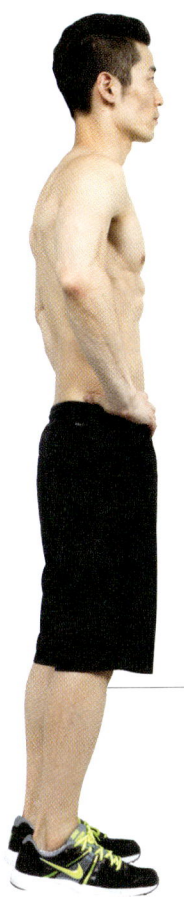

 주의사항

런지는 상당히 어렵고도 앞발의 느낌을 느끼는데 시간이 꽤 걸리는 동작 중 하나이다. 대부분 처음시켜 보면 뒷발에 너무 힘이 많이 가고, 앞발과 엉덩이는 전혀 자극이 오지 않는다고들 한다. 당연하다. 앞발로 내 몸을 밀어올릴 능력이 아직 되지 않았기 때문이다. 하지만 이전 운동들을 충실히 해왔다면 그런 핑계는 안댈 것이고, 자세의 문제인데 2번 과정에서 무릎을 바닥에 대고 힘을 빼보자. 그리고 5cm 정도만 들어 올린다는 생각으로 살짝 들어 올려보자. 무릎이 앞으로 나가지 않았다면 앞발과 엉덩이에 잔뜩 힘이 들어간 채로 버티는 것을 느낄 수 있을 것이다. 런지를 하다가 감이 떨어질 때쯤이면 다시 내려놓았다가 느낌을 찾고 시작하자.

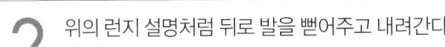

양발이 10cm 간격을 이루면서 양발이 수평이 되도록 선다. **1**

2 위의 런지 설명처럼 뒤로 발을 뻗어주고 내려간다.

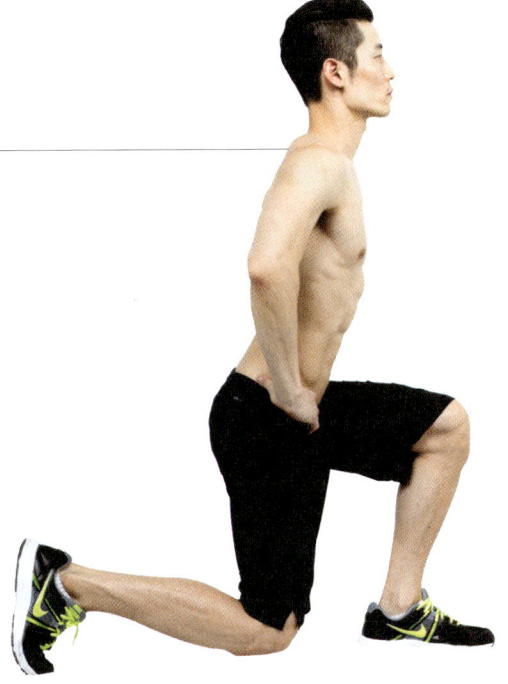

09 점핑 런지

스쿼트 중에 두 배 이상의 운동 강도를 내면서 강한 자극을 주는 점프 스쿼트가 있듯이, 런지에도 점핑 런지가 있다. 런지 자세에서 점프를 한 뒤, 공중에서 발을 바꾼 다음 착지를 하는 런지로, 일반 런지에 비해 1.5배 정도로 가중된 체중을 받음으로써 더 강한 자극을 주는 동시에 약간의 유산소 성격을 띤 근력운동이라고 할 수 있겠다.

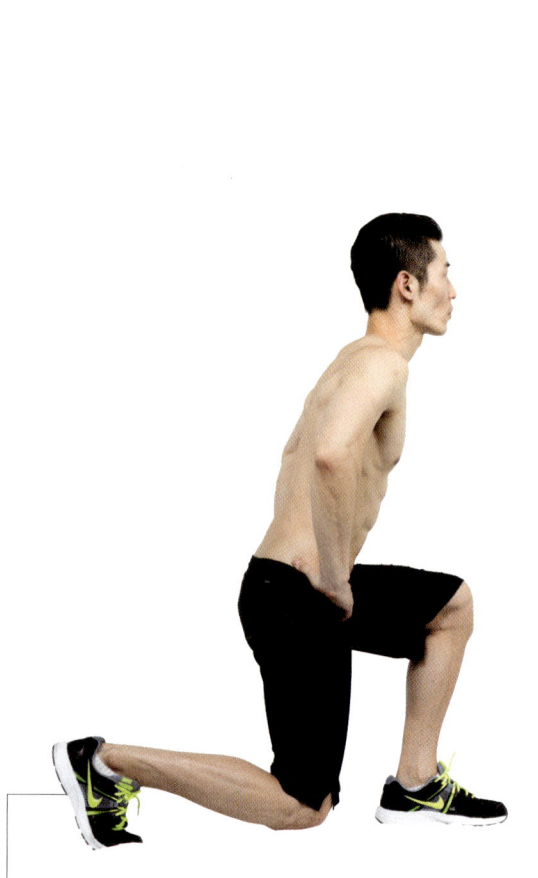
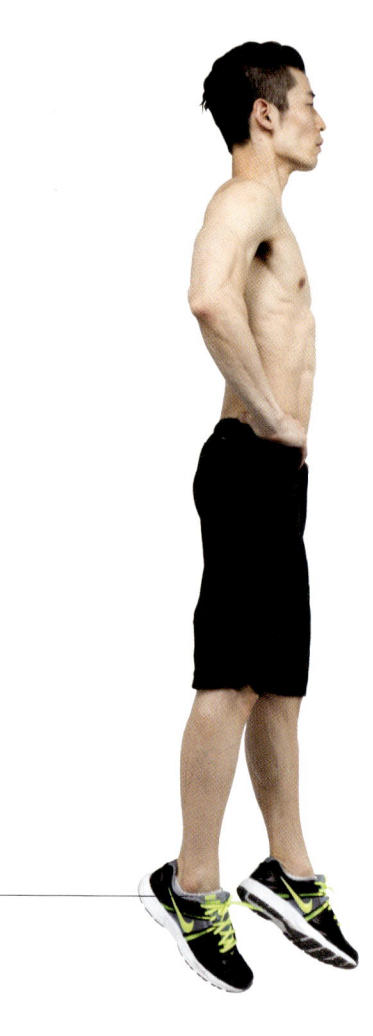

1 런지 내려간 상태로 준비를 한다.

2 앞발에 최대한 집중하며 점프한 뒤, 몸을 곧게 펴며 다리를 교차시킨다.

경험의 노하우

점프를 했다가 다른 발로 바꾸었을 때 앞뒤 간격과 발 사이의 간격이 완전히 틀어지는 경우가 많다. 잘할 수 있는 방법은 런지 단계에서 완전히 내 몸에 익숙해지도록 충분한 시간을 두고 연습해야 한다. 몸에 배어있다면 점프했다가 다리를 바꿀 때도 본능적으로 간격을 정확히 맞춰서 떨어질 수 있을 것이다.

주의사항

런지에서 느끼지 못한 자극을 느끼며 힘이 빨리 빠질 것이다. 당연히 무릎도 나갈 것이고 상체도 앞으로 굽게 될 것이다. 이것을 미리 인지하고 자세를 찍어보며 최대한 런지 자세에서 틀어지지 않도록 유지하며 운동하자.

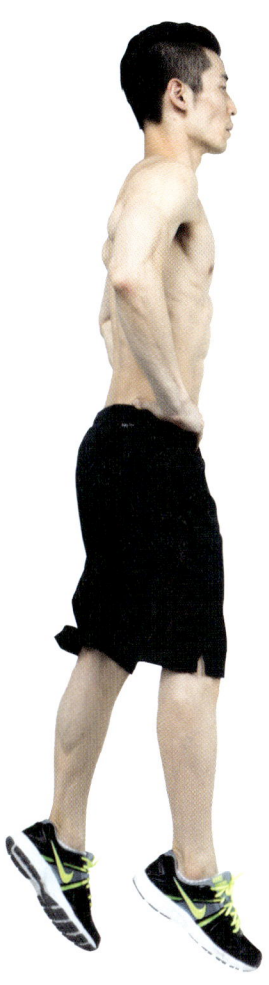
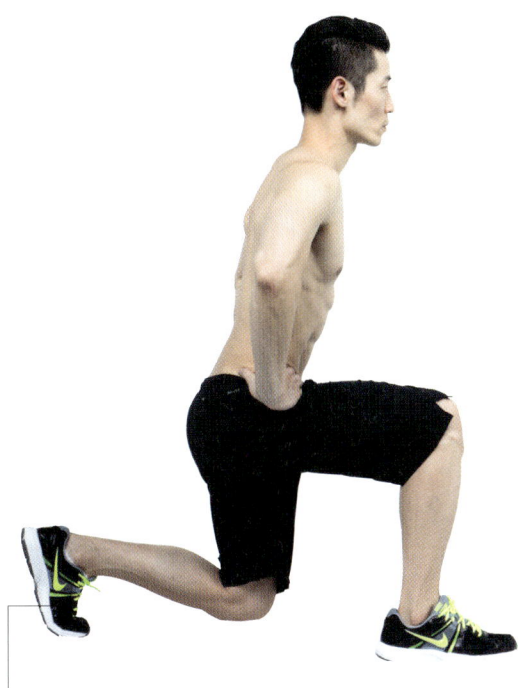

3 착지하면서 다시 런지 내려간 상태로 만든다.

10

피스톨 스쿼트

하체의 힘뿐만 아니라 복근과 허리의 힘, 그리고 강한 엉덩이 근육이 있다면 할 수 있다. 이 동작은 운동보다는 내 하체와 코어 근육이 얼마나 나를 버티고 컨트롤 해 줄 수 있는지 테스트 정도로 해보길 바란다.

경험의 노하우

체중이 본인에게 과하게 무겁거나 상체의 근육 비중이 하체보다 많다면 이 동작은 할 수 없을 것이다. 아예 말라서 저체중일 경우에는 오히려 쉽게 하는 경우를 봤다. 내려가는 것까지는 가능하나 올라오지 못하는 경우가 많다. 꼭 해내고 싶다면 앞에서 익힌 운동으로 엉덩이와 코어 근육을 강화시키자.

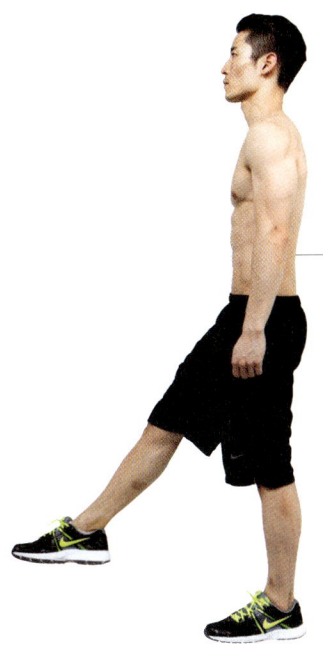

한쪽 다리를 앞으로 들고 중심을 잡고 선다. **1**

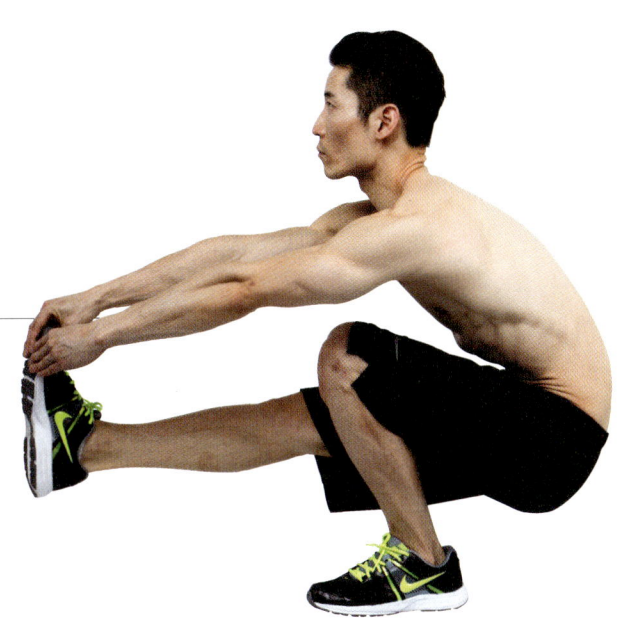

2 두 손으로 앞으로 나간 발가락 부위를 잡고 다리를 곧게 편 다음, 한 발로 풀 스쿼트 자세로 내려간다.

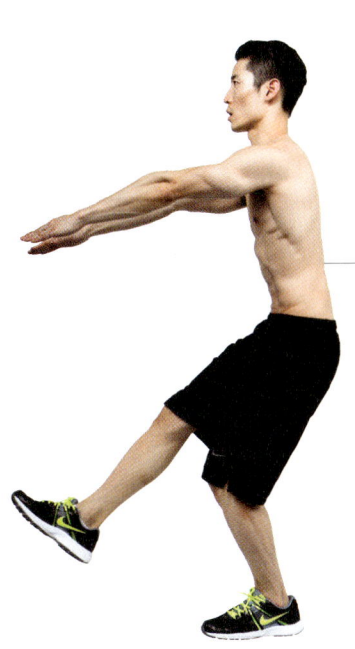

손을 놓고 앞으로 뻗음과 동시에 중심을 잡고 다시 일어선다. **3**

 주의사항
허리의 가동 범위가 나오지 않는데 억지로 앞발을 잡으려다가 담에 걸리는 경우가 있다. 다리를 곧게 펴고 잡을 수 없다면 굳이 잡지 않아도 된다. 한 발만 앞으로 뻗어 주면서 해도 된다.

11 중량 피스톨 스쿼트

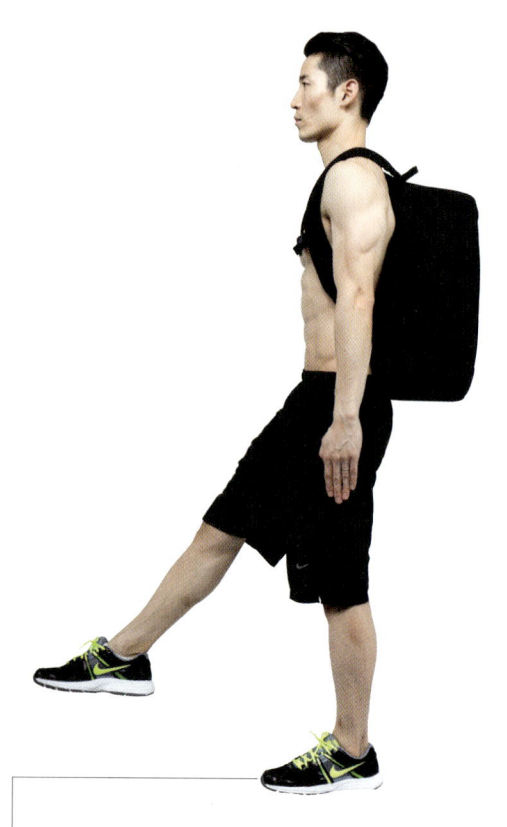

1 중량을 실은 가방을 매고 한 발을 앞으로 뻗은 상태에서 중심을 잡고 선다.

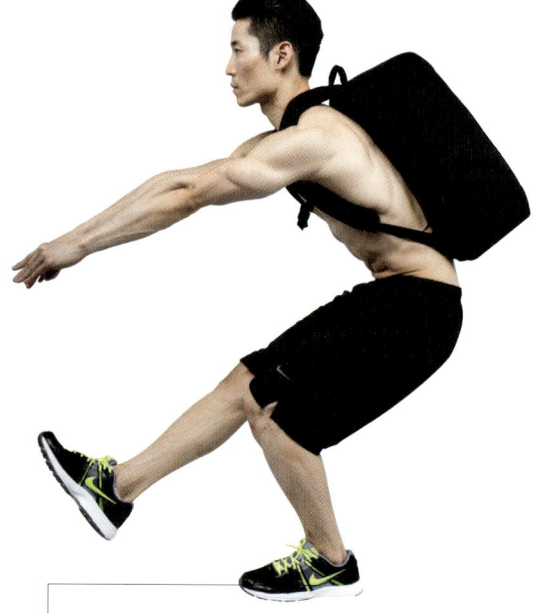

2 엉덩이를 뒤로 빼며 앞으로 뻗은 발을 향해 양팔을 뻗으며 내려간다.

경험의 노하우

가방이 아니더라도 중량을 실어줄 수 있는 케틀벨이나 덤벨 또는 무거운 물체를 들고 해도 된다. 단 10회만 해도 정말 인상적으로 자극을 느낄 수 있을 것이니, 하체가 어느 정도 완성됐다고 생각이 들면 이 짜릿한 자극을 한번 맛보기를 권한다.

주의사항

허리의 가동 범위가 나오지 않는데 억지로 앞발을 잡으려다가 담에 걸리는 경우가 있다. 다리를 곧게 펴고 잡을 수 없다면 굳이 잡지 않아도 된다. 한 발만 앞으로 뻗고 해도 된다.

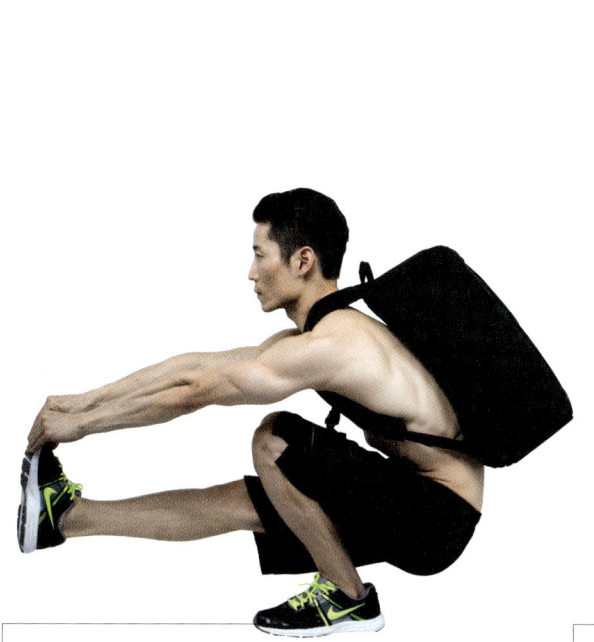

3 완전히 앉으며 앞으로 뻗은 발을 양손으로 잡는다.

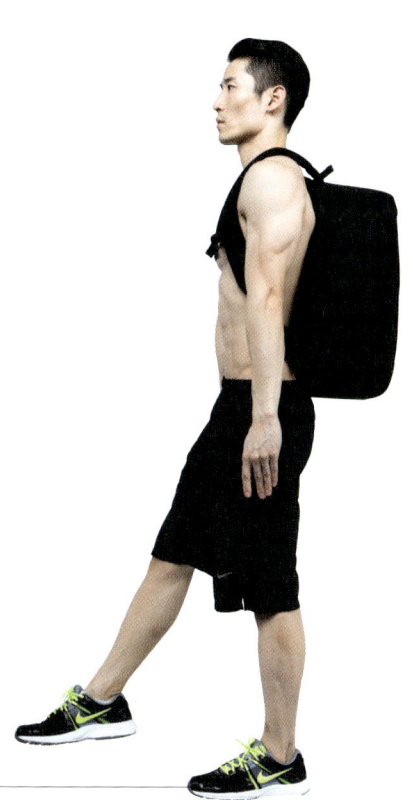

4 손을 놓고 다시 한 발을 앞으로 뻗은 상태로 일어선다.

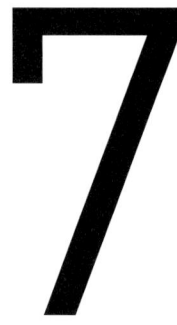

CHAPTER 7

데스런 복근운동

　남자들이라면 이 책에서 가장 먼저 찾아볼 파트는 아마도 복근이 아니지 싶다. 운동에 관심 있는 남자라면 식스팩은 로망이지 않은가 식스팩을 한 번 가져보는 것이 소원이라면 당장 다음 글을 반드시 명심하시라. 복부는 다른 부위와는 달리 지방이 조금이라도 덮이면 그 안의 식스팩은 묻혀서 안 보인다. 지금 운동을 시작하는 시점에서 뱃살을 한번 잡아봐라. 그리고 가죽이 살짝 꼬집히는 정도가 아니라면 그 뱃살들을 걷어내기 전에는 아무리 복근운동을 해도 식스팩을 감상할 수 없을 것이다.

　간단하게 생각하면 된다. 복부를 옆에서 단면으로 잘라보자. 복부의 피하 지방이 5cm인 사람이 복근운동을 열심히 하면 분명 선명한 식스팩이 만들어진다. 하지만 그 오매불망 보고 싶은 식스팩은 5cm 두께의 피하 지방 아래에 사람들의 시선을 부끄러워하며 숨어 있을 것이다. 한마디로 절대로 보이지 않는다는 것이다.

　식스팩을 보고 싶다면, 아니 남들에게 자랑하고 싶다면 '무조건, 아무 이유없이, 그냥 닥치고~! 식이조절'부터 해라. 그것도 최소 1년 이상을 각오하고 말이다. 경험 상 1년 이내에 만들어진 식스팩은 1년이 지나고 난 뒤 남아 있는 경우가 드물다. 방심이 원인이다. 한 번 봤으니 영원할 꺼라 생각하고, 술 마시고 야식을 땡기는 등 다시 예전 생활로 돌아가면, 단언컨데 2주면 바로 덮인다. 열심히 참고 운동하면서 간신히 식스팩 비스무리한 걸 만들었는데 꼴랑 며칠 먹었다고 이래도 되나 싶을 것이다. 누구나 그렇다. 당연히 그렇게 된다.

　15년을 운동만 해온 나 역시 2주만 피자, 라면, 떡볶이, 짜장면, 치킨, 족발을 아무 생각없이 먹으면 일주일 만에 복부 껍데기가 두꺼워지며 2주면 복근이 안 보인다. 세상 누구나 다 똑같다. 타고난 마름? 타고난 몸매? 30대부터는 식탐 앞

데스런 복근운동 전과정 동영상 ▶▶▶

에 장사없다. 한 해 한 해 나이를 먹을수록 더 처절하게 싸워야 한다. 30대 이후 부터는 보통 근육량이 줄어들기 시작하면서 기초대사량이 떨어지기 때문이다. 간단히 말해서 내 몸이 퇴화하기 시작한다는 말이다.

우리가 잘못 알고 있는 것을 하나 또 지적하자면, 복근은 만드는 것이 아니라 다듬고 덧붙이는 것이다. 모든 사람은 식스팩을 가지고 있다. 그 식스팩이 없다면 당신은 일어설 수 조차 없을 것이다. 당신이 살면서 자신의 식스팩을 한 번도 못본 이유는 빌어먹을 지방 덩어리가 내 복근을 뒤덮고 있기 때문이다.

내가 이 책을 통해 도울 수 있는 것은 효과적인 운동을 통해 제대로 된 멋진 식스팩을 만드는 것까지다. 그 이후 같이 만든 멋진 식스팩을 나와 다른 사람들 눈 앞에 드러내는 이후의 노력은 여러분에게 달려 있다. 식이조절을 안한다면 아무리 멋진 식스팩을 만들더라도 절대 볼 수 없을 것이다. 식이조절은 참으로 길고도 고된 일이 될 것이다. 최소 1~2년은 각오하자. 이를 참아내고 이겨내야만 멋진 식스팩을 볼 수 있다. 복부 지방을 걷어내고 뱃가죽마저 팽팽하게 당겨진다면 누구나 나와 같은 미친 식스팩을 볼 수 있을 것이다.

나만의 미친 식스팩이 궁금하다면, 이제부터 '닥치고 복근운동', '닥치고 식이조절'을 시작하자.

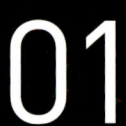

크런치(허벅지, 귀 옆, 만세)

복근운동의 가장 기초 단계이면서도 가장 힘들고 짜증나는 운동이다. 복근의 원초적인 역할이 무엇일까? 상체와 하체의 앞쪽 간격을 좁힐 때 쓰는 근육이다. 그럼 그것을 단련시키는 방법은 뭘까? 상체와 하체의 간격을 강한 힘으로 좁혀주면 된다. 그것이 복근운동의 기본이다. 손의 위치가 어디에 있냐에 따라 운동 강도의 차이가 많이 난다. 손의 위치는 허벅지에 있는 것이 가장 쉽고, 귀 옆, 만세 위치 순으로 강도가 쎄 진다.

경험의 노하우
속도가 관건이다. 물론 올라가는 것조차 힘들다면 처음에는 반동을 주듯이 올라가는 것을 연습한다. 크런치는 학교 체력장에서 윗몸일으키기하는 것처럼 미친듯이 하면 안된다. '하나, 둘, 셋' 천천히 올라가고, '하나, 둘, 셋' 천천히 내려온다. 횟수가 중요한 것이 아니라 한 번을 하더라도 얼마나 집중해서 짜주었느냐가 중요하다.

주의사항
대부분 처음 이 동작을 할 때 목이 아프다고 한다. 사람마다 다르겠지만 보통 성인의 머리 무게는 10~15kg 정도 된다. 크런치의 경우 상하체를 연결하는 복근의 힘을 주로 활용하지만 목과 목 주변 근육에도 같이 부하가 걸린다. 하여 약간의 목 부위 통증은 목 근육도 함께 단련되는 과정이라고 생각하자. 목이 아프다고 목을 잡거나 턱을 가슴 쪽으로 당기면 운동 효과가 떨어진다.

허벅지

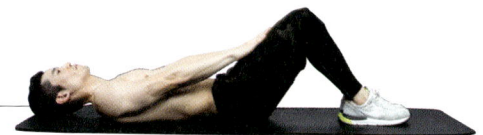

1 매트를 바닥에 깔고 누워서 무릎을 접고 허벅지에 손을 올린다.

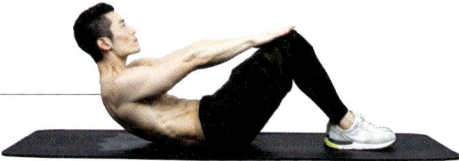

2 팔을 곧게 뻗어 무릎을 가볍게 터치하고 천천히 내려온다.

귀 옆

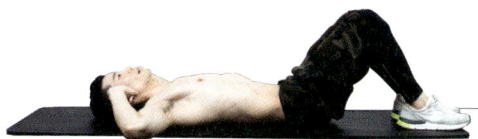

누워서 무릎을 접고 손을 귀 옆으로 가져간다. **1**

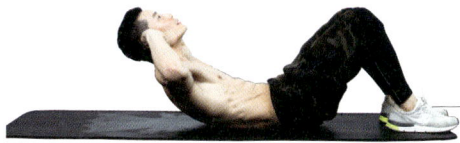

그 상태로 복근의 힘만으로 최대한 올라간다. **2**

만세

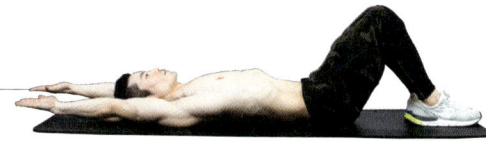

1 누워서 무릎을 접고 팔을 위로 뻗어 만세를 한다.

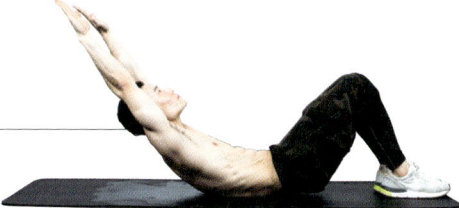

2 그 상태로 복근의 힘만으로 최대한 올라간다.

02 크런치 양쪽 비비기

크런치로 복근을 수축시킨 상태로 버틸 수 있는 힘이 제대로 생겼다면, 옆 부위까지 함께 자극해서 양 옆의 근육도 발달할 수 있도록 해보자.

경험의 노하우
이제부터 복근이 타들어 가는 느낌을 참아내야 한다. 크런치 동작상태에서 멈추어서 양옆으로 이동하며 얼마나 버티느냐에 따라 하늘과 땅 차이의 강도를 경험할 수 있을 것이다.

주의사항
허리까지만 바닥에 붙어 있고 날개뼈는 바닥에서 떨어져야 복근이 힘을 쓰기 시작할 수 있다. 많은 사람들이 힘들다며 등을 전부 바닥에 내려놓고 머리만 까딱거리는 경우가 있는데 목만 아프고 운동 효과는 절대 볼 수 없다. 날개뼈는 반드시 바닥에서 떨어져야 한다.

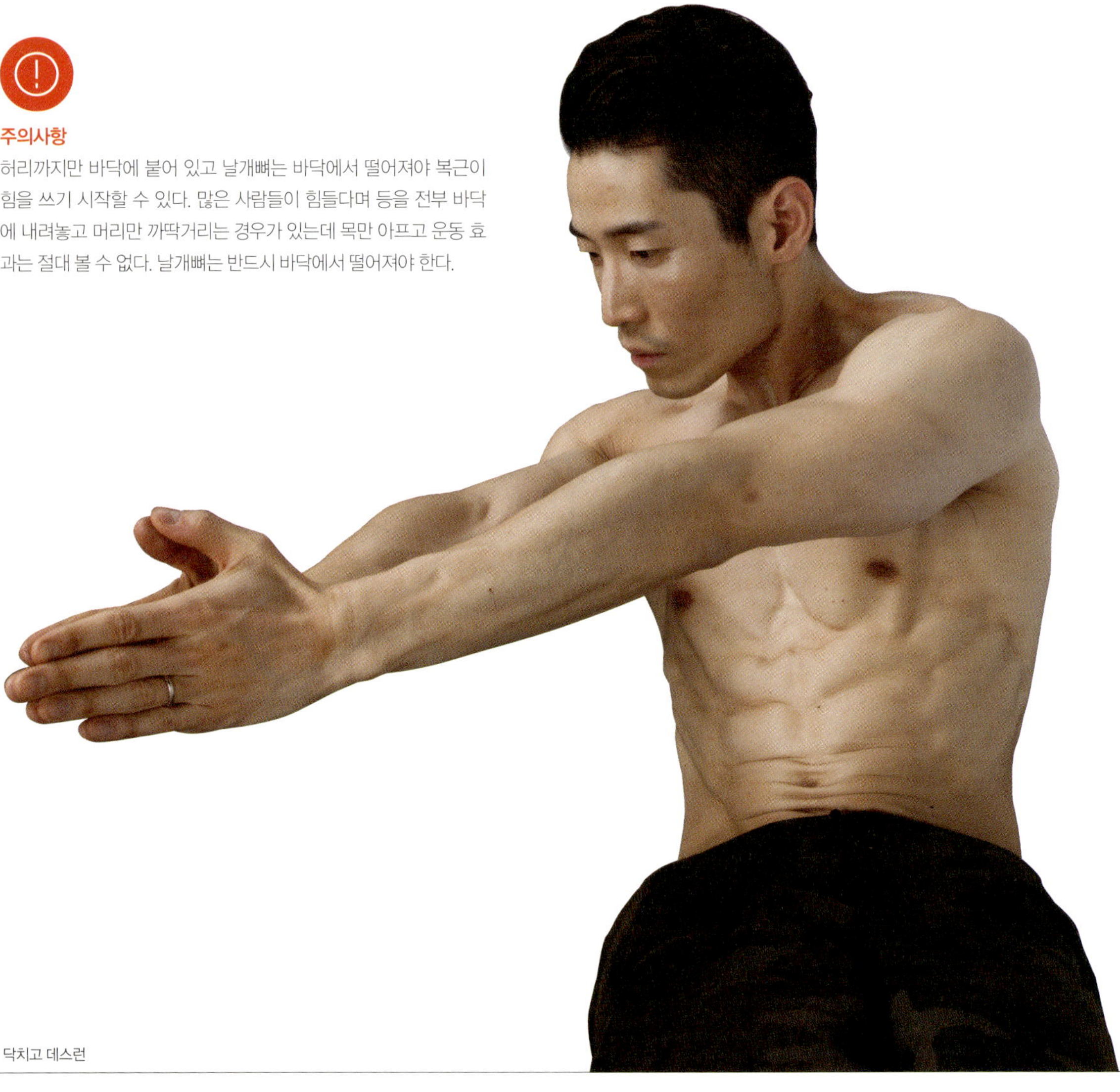

1\. 매트에 누워서 다리를 접고 팔을 앞으로 곧게 뻗는다.

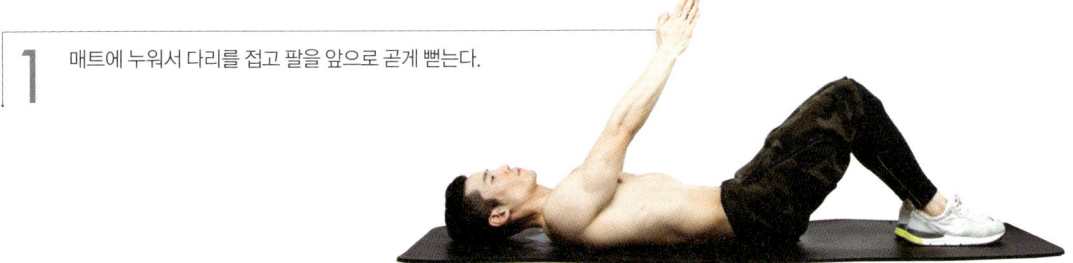

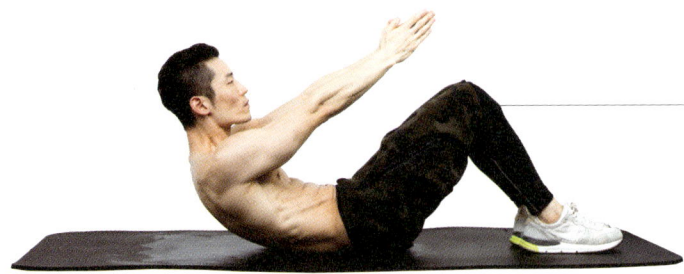

2\. 그 상태로 크런치 동작을 취한다.

3\. 어깨는 고정시키고 복부와 허리만 오른쪽으로 최대한 틀어준다.

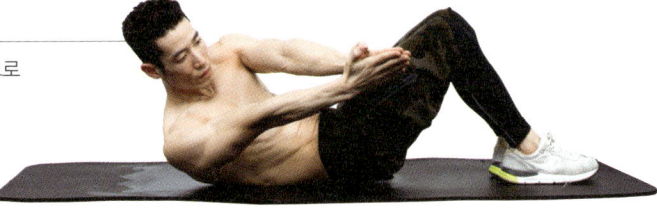

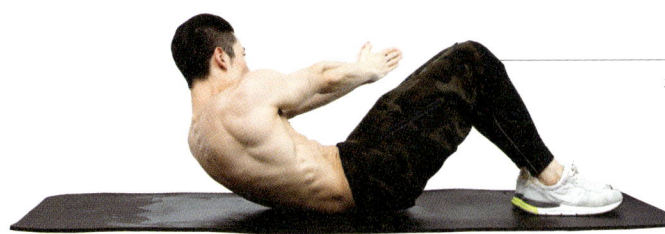

4\. 같은 자세로 바로 왼쪽으로 최대한 틀어준다.

03 무릎 접고 한 발 레그레이즈

복부는 하복부와 상복부가 나뉘는 것이 아니라 하나의 판이다. 상체를 끌어올릴 때는 복부 윗쪽에 붙은 근육에 힘이 들어가기에 상복부 운동이라하고, 다리를 들어 올릴 때는 복부 아래 부분의 근육에 힘이 들어가기에 보통 하복부 운동이라고 한다. 상체를 끌어올리는 기본 동작은 크런치, 하체를 들어 올리는 기본 동작은 레그레이즈이다.

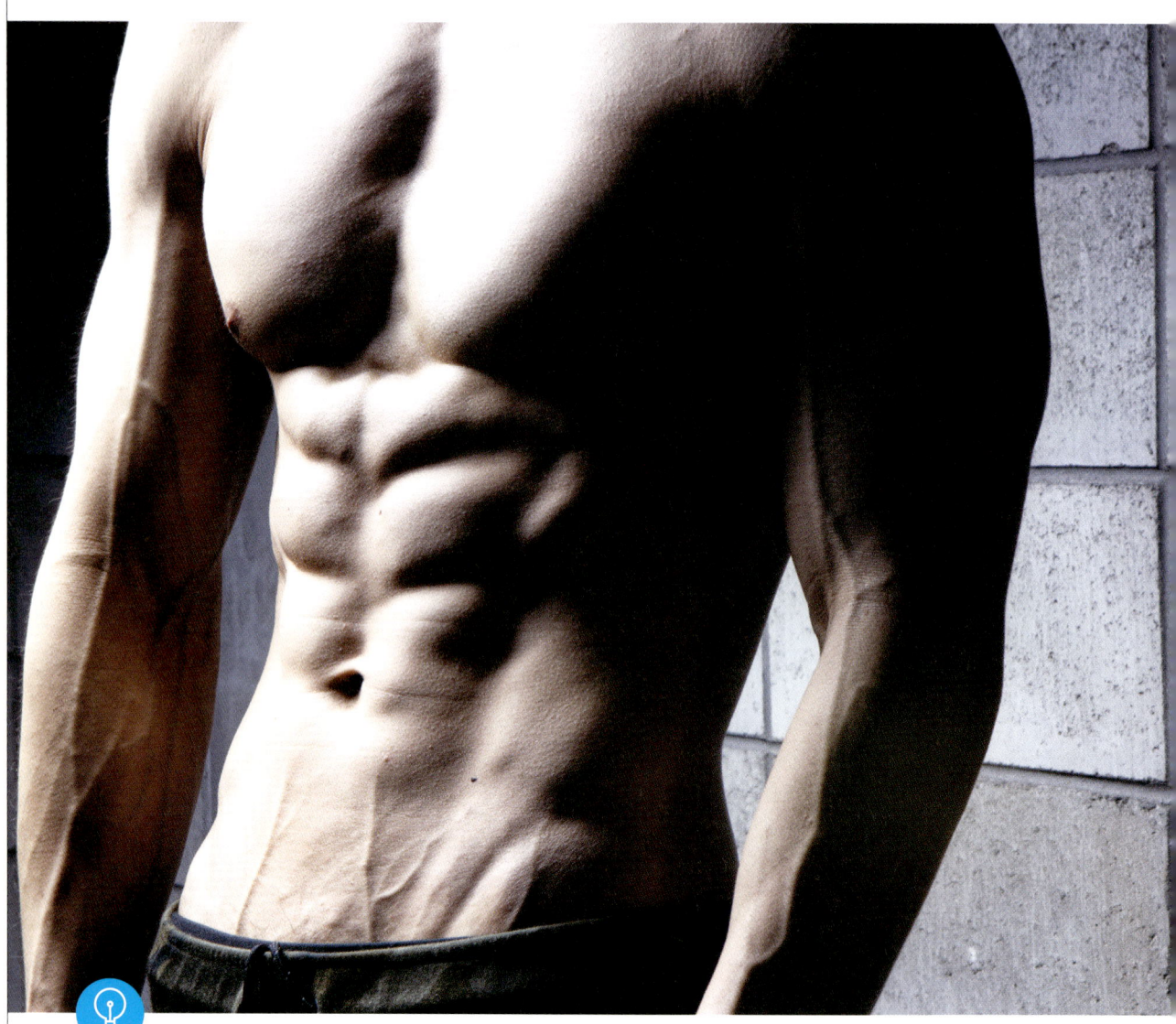

경험의 노하우
우습게 보고 덤볐다가 '이 게 이리 힘들 줄이야……' 라고 헉헉대며 말하게 될 것이다. 두 발을 모두 곧게 펴서 레그레이즈가 가능하다면 이 단계는 스킵하고 다음 단계로 넘어가도 좋다.

주의사항
처음 단계에서 내려가는 발의 무릎과 발끝이 곧게 펴지는 습관을 들이지 않으면 나중에는 펴지 않고 하게 될 수밖에 없다. 유연성이 없어서 다리가 안펴진다고? 절대 아니다. 한 개만 해보라면 다들 한다. 못하는 게 아니라 다리에 힘이 들어가서 많이 힘들기 때문에 안하는 것이다. 남자들이 동경하는 흔히들 말하는 바지 위로 보이는 치골 라인은 복근이 아니라 엉덩이 근육과 연결된 근육이다. 복근운동만으로는 가질 수 없으니 꼭 다리를 곧게 펴고 하는 습관을 들이자.

1 매트에 누워서 무릎을 접은 상태에서 다리를 들어 올린다.

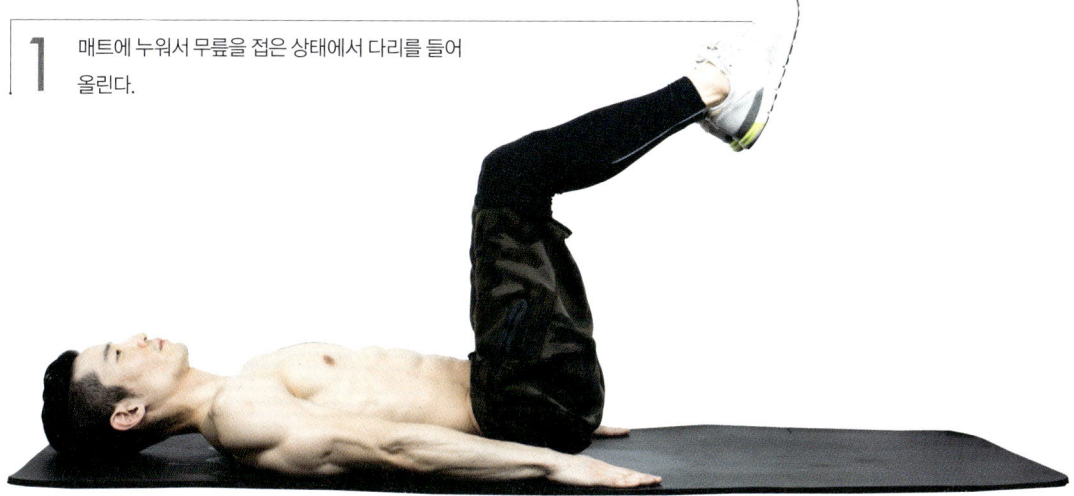

2 한쪽 다리만 아래로 내리며 곧게 펴준다.

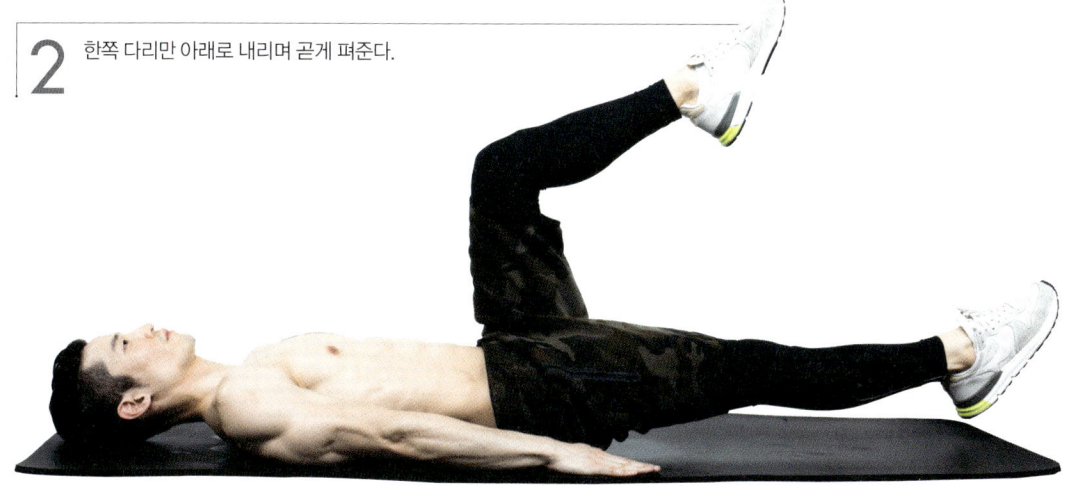

04

무릎 접고 두 발 레그레이즈

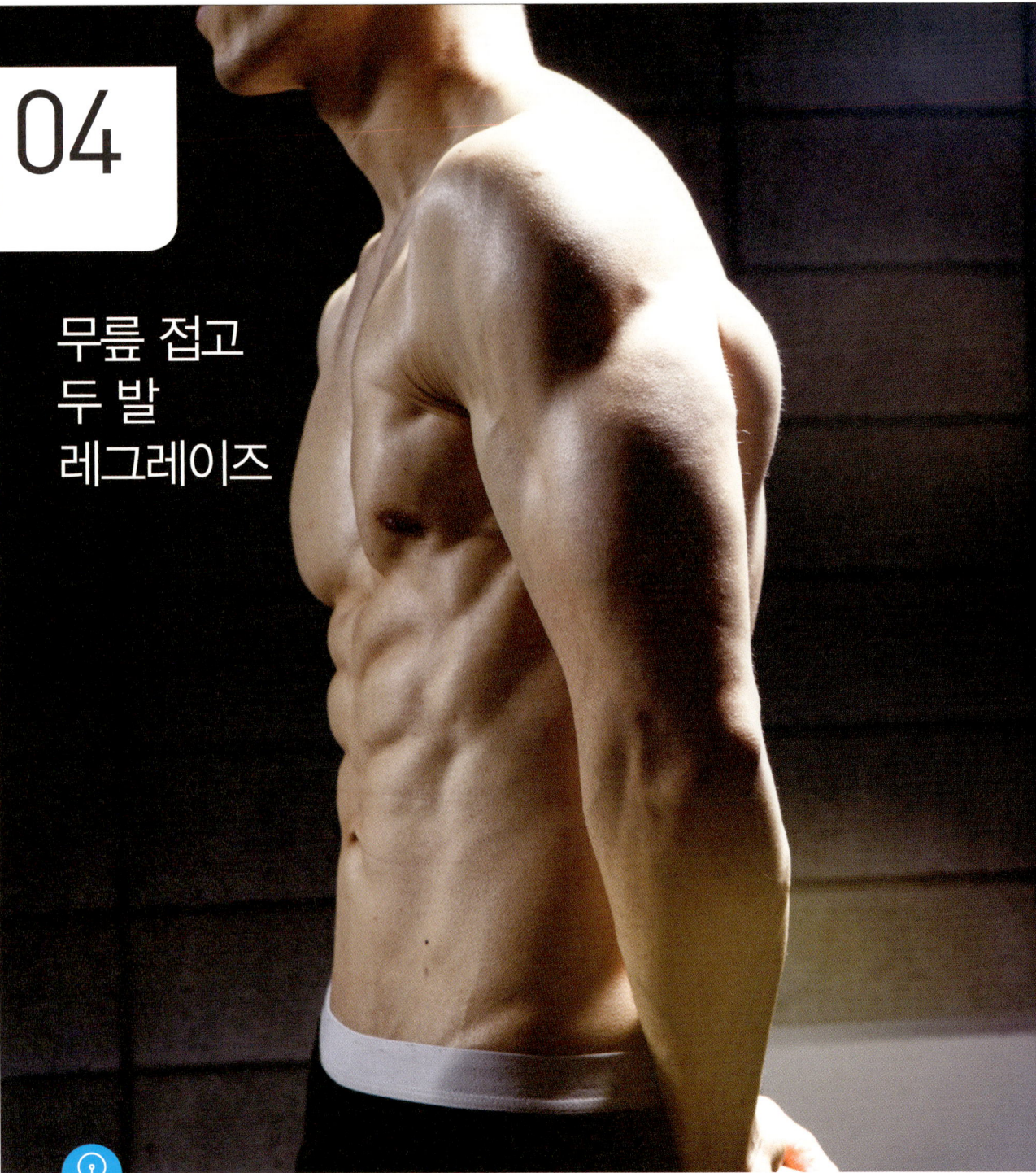

경험의 노하우

처음에는 백발백중 허리가 아프다면서 이내 '난 디스크가 있으니 이 운동은 못하겠다'고 겁을 내는 사람들이 은근 많다. 디스크가 신경을 누를 때는 온 근육의 힘이 풀리며 어지간한 운동은 하지 못한다. 일단 침착하게 아픈 부위가 어디인지 기억해 보자. 척추 주변의 양쪽 근육이 당긴다면 그건 당연한 것이다. 모든 운동 시에 앞쪽과 뒤쪽이 서로 도와가며 힘이 들어가기 때문이다. 보통 레그레이즈는 80%의 복근과 20%의 허리 근력을 사용하게 되는데, 횟수가 늘어나면서 복근의 힘이 떨어지고 허리 근력이 점점 더 많이 개입하게 된다. 이 과정에서 허리가 아픈 것처럼 느껴지는 것으로 너무 걱정하지 않아도 된다. 익숙해지면 허리 통증은 자연스럽게 사라질 것이다.

주의사항

매트에 붙은 허리가 뜨지 않도록 집중하는 것이 중요하다. 아예 안 떨어질 수는 없겠지만 최대한 붙어 있어야 복부에 집중할 수 있다. 혹시 허리가 너무 부담스럽다면 엉덩이 아래로 양손을 깔고 하면 조금 부담을 덜어줄 것이다.

1 매트에 누워서 무릎을 접은 상태에서 다리를 들어 올린다.

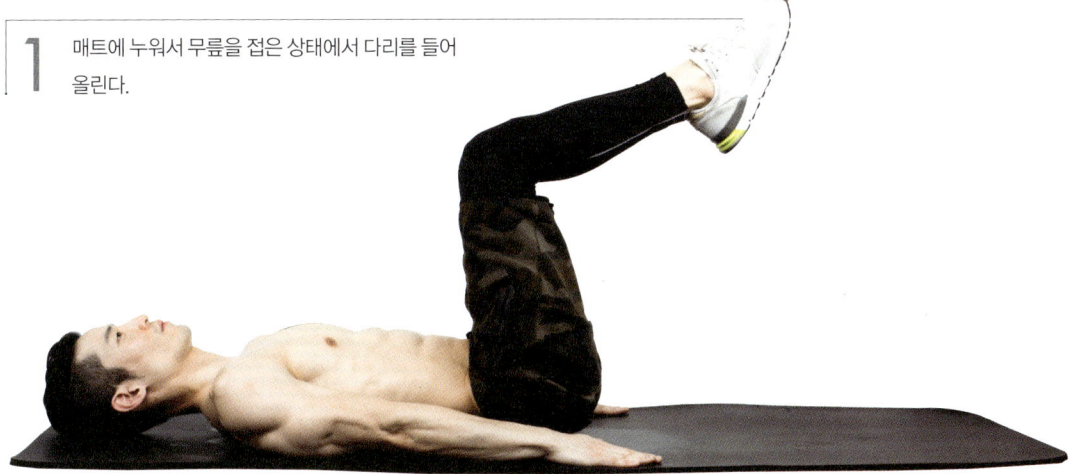

2 양발을 내리면서 무릎과 발끝을 곧게 펴주어 온몸이 '1' 자가 되도록 만든다. 이때 다리가 바닥에 닿으면 안된다.

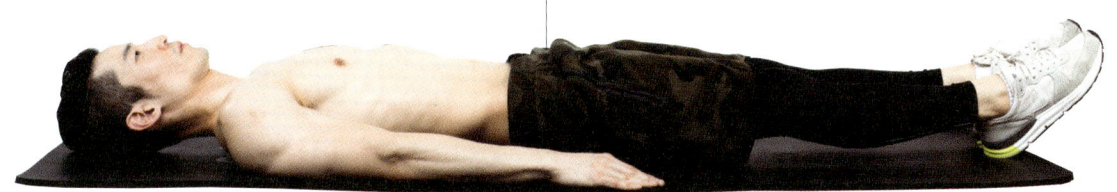

05　무릎 펴고 한 발 레그레이즈

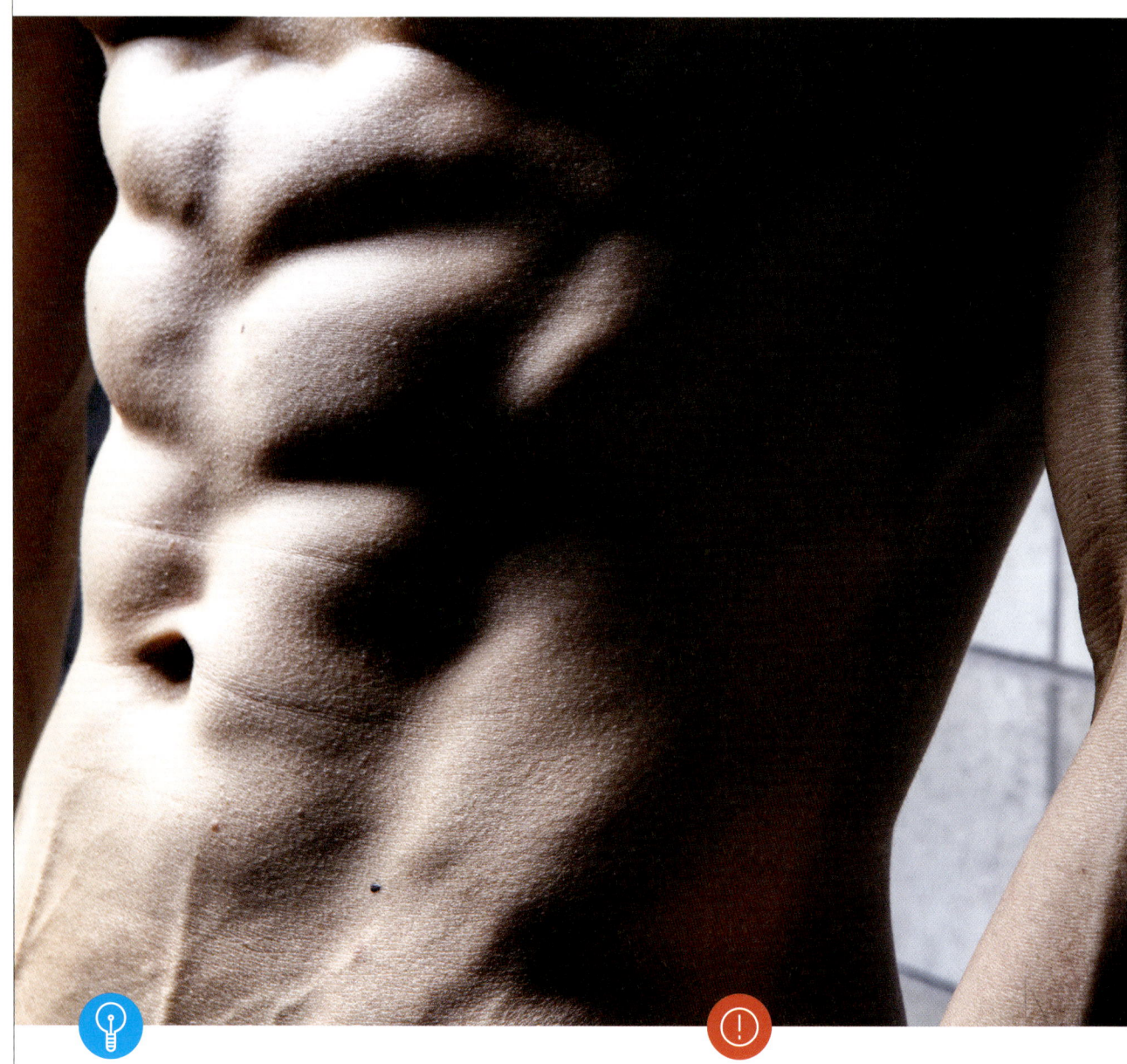

경험의 노하우
이때 허리가 들려서 운동에 집중이 안된다면 머리를 살짝 바닥에서 들어주면 허리가 조금 더 바닥에 밀착될 것이다.

주의사항
위로 뻗은 발은 어느 정도 구불어져도 괜찮지만 내린 발은 꼭 정확히 곧게 펴져야 한다.

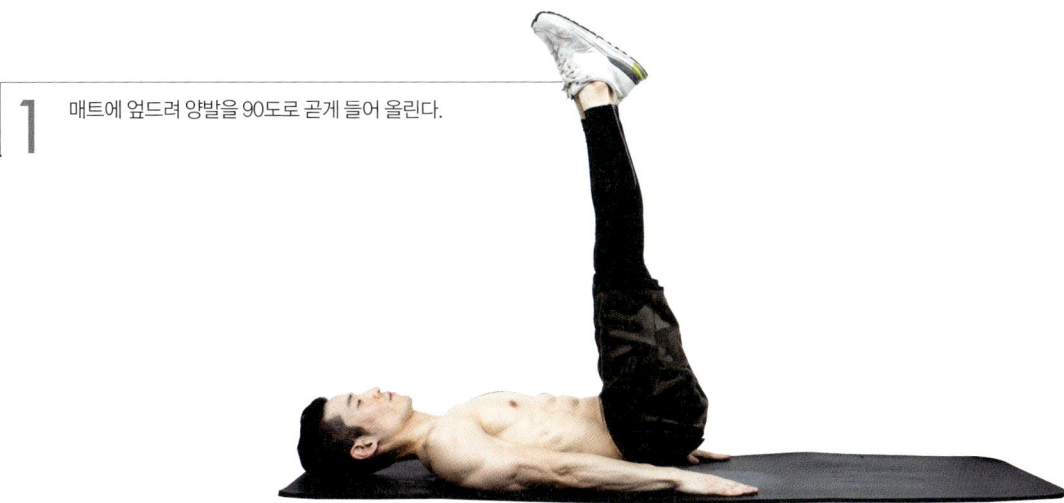

1. 매트에 엎드려 양발을 90도로 곧게 들어 올린다.

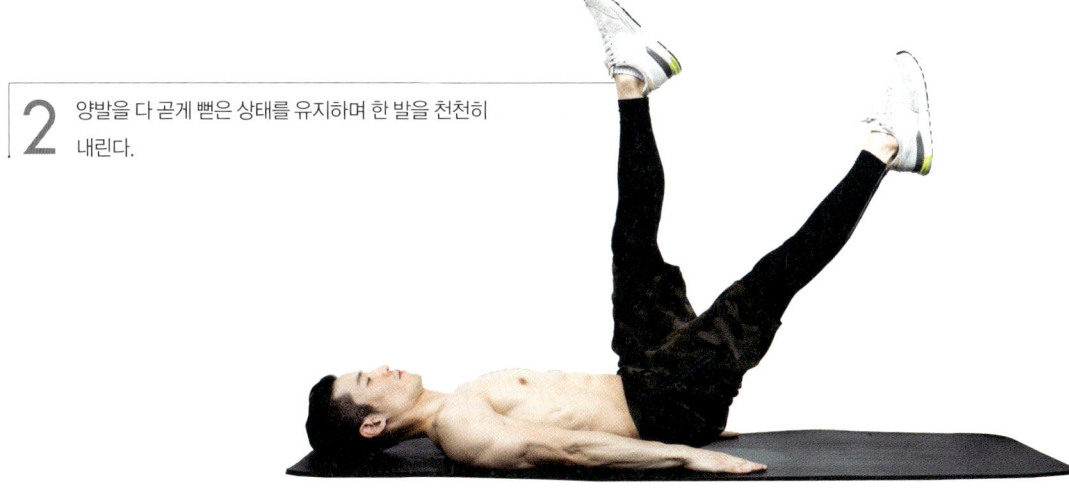

2. 양발을 다 곧게 뻗은 상태를 유지하며 한 발을 천천히 내린다.

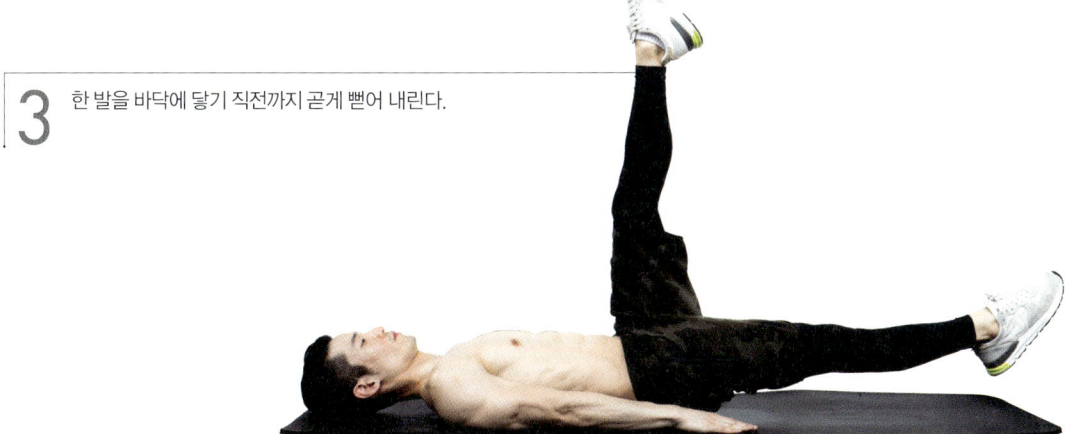

3. 한 발을 바닥에 닿기 직전까지 곧게 뻗어 내린다.

06

무릎 펴고 두 발 레그레이즈

한 발 레그레이즈는 유연성에 따라 윗발의 무릎이 조금 굽을 수 있지만, 이 동작은 꼭 곧게 다 펴져야 한다. 올렸을 때부터 내릴 때까지 다리를 곧게 펴는 것에 집중하여 운동한다.

경험의 노하우
무릎이 펴지고 안 펴지고가 운동 효과를 좌우한다. 무릎이 안 펴지는 사람은 없다. 힘을 주어 곧게 뻗으면 다 펴진다. 위로 들어 올릴 때 무릎이 구부러지는 순간, 맨땅에 헤딩하는 것과 다를 바 없게 된다. 무릎이 구부러지지 않는 정도까지만 올려도 된다.

주의사항
허리가 뜬다면 양손을 엉덩이 밑에 깔면 되고, 조금 더 복근에 집중하고 싶을 때는 머리를 살짝 들어주면 상체의 각도가 조금이나마 앞으로 굽어지기 때문에 운동 강도가 확실하게 쎄진다.

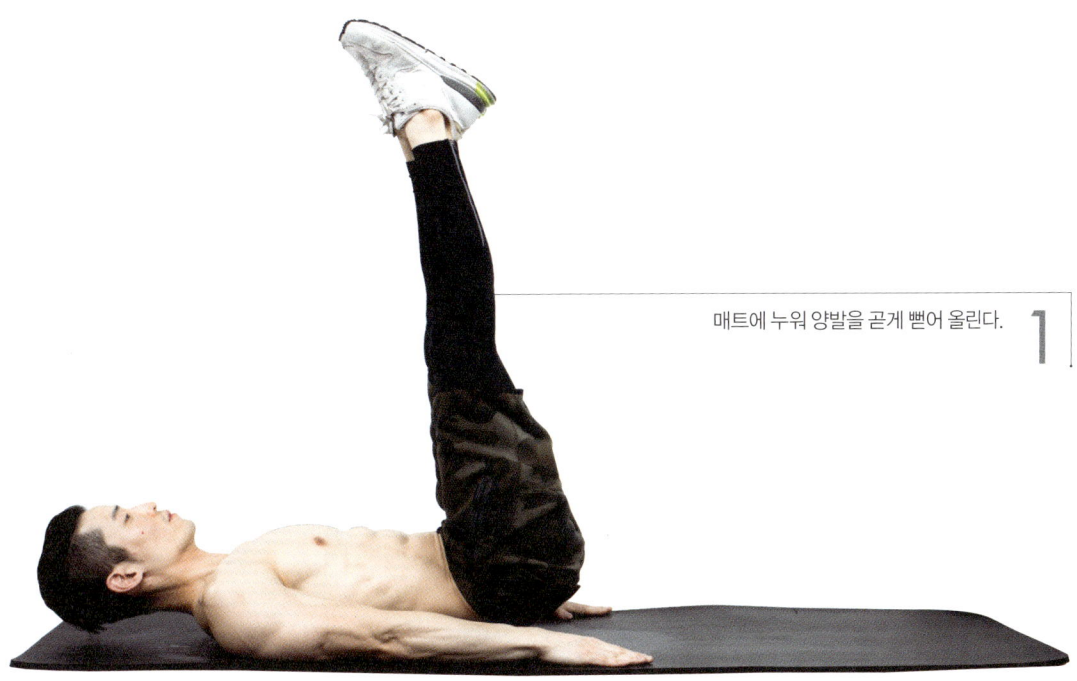

1. 매트에 누워 양발을 곧게 뻗어 올린다.

2. 양발을 곧게 뻗은 상태를 유지한 채로 발이 바닥에 닿기 직전까지 내린다.

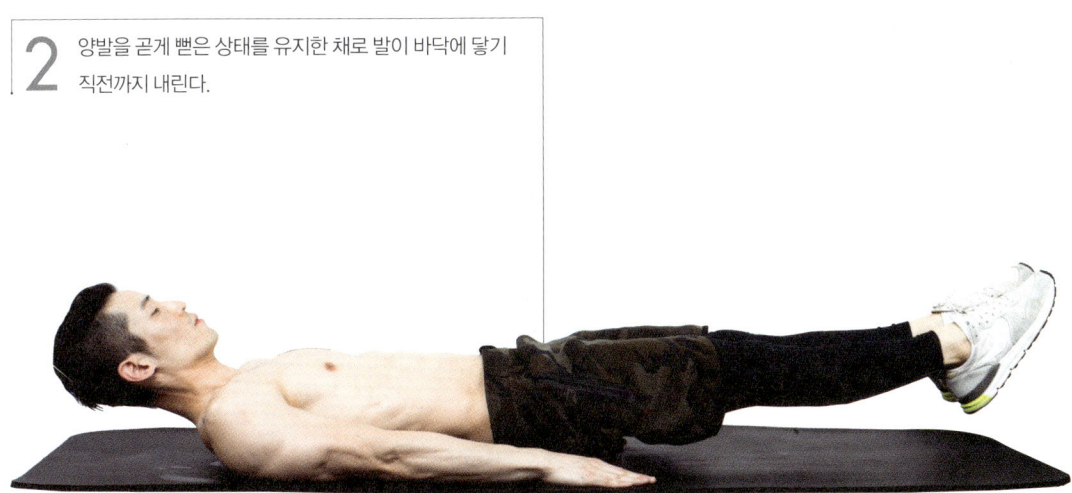

07 무릎 접고 크런치 무릎치기

다리를 접은 상태에서 버티는 것 정도는 쉽게 해낼 수 있는 단계에 왔다. 이제 다리는 접어놓은 채로 크런치 동작을 더해서 더 강한 자극을 얻어내 보자.

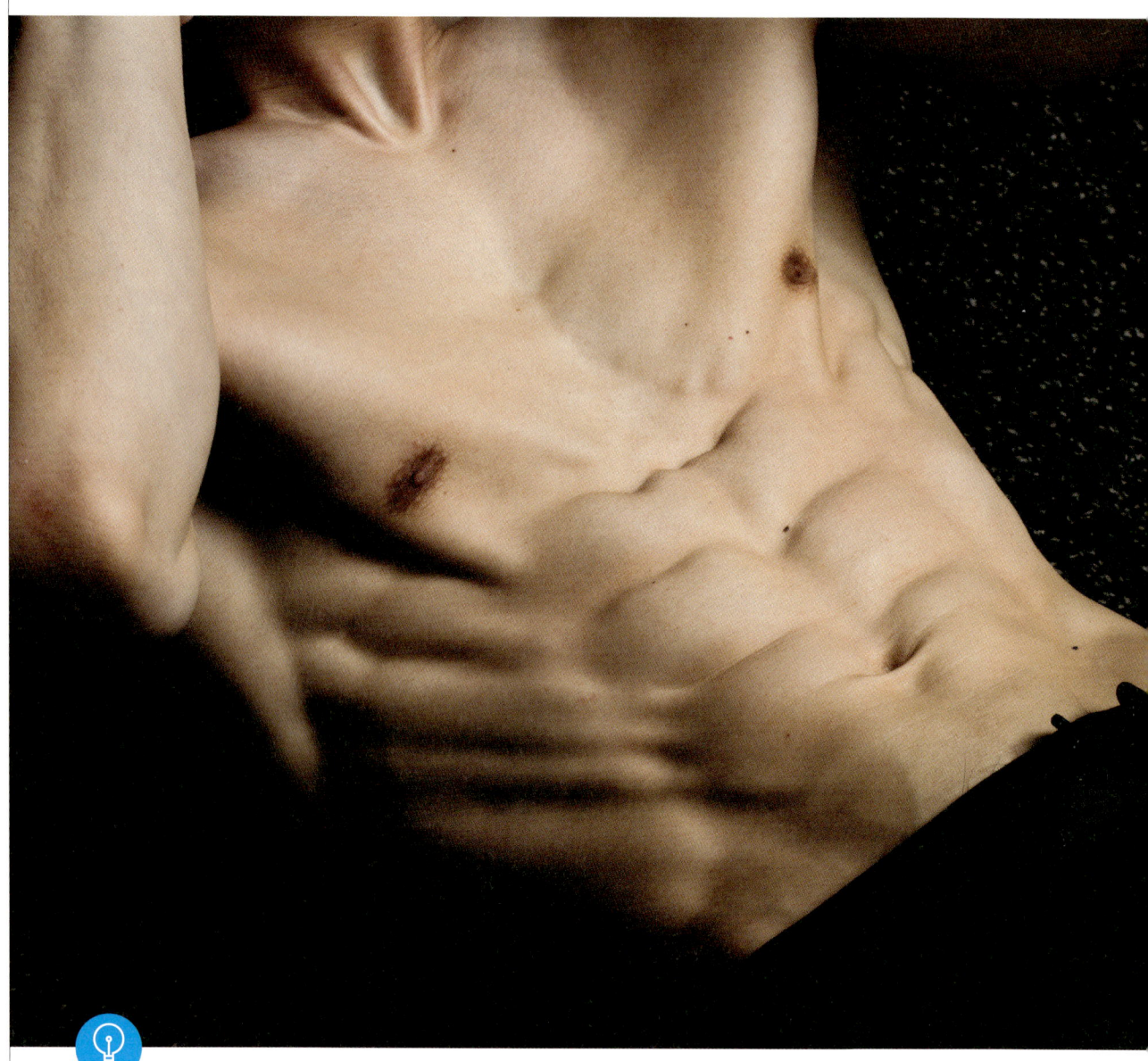

경험의 노하우
복부의 힘이 모자라면 상체가 올라가는 것이 아니라 다리가 상체 쪽으로 당겨지게 된다. 이 역시 정확한 동작이 중요한 만큼, 처음부터 팔꿈치로 허벅지를 터치한다는 생각보다는 하체가 고정된 상태에서 최대한 상체를 끌어올려 보자. 근력이 붙고 익숙해지면 금방 완벽한 자세가 나올 것이다.

주의사항
동작을 하는 내내 복부와 허리 하체에 힘을 주고 오르내리는 속도를 일정하게, 그리고 자세를 정확하게 유지해야 한다. 올라갈 때만 힘을 주고 내려올 때 힘을 빼면 분명 몸이 앞뒤로 구를 것이다. 반동을 쓰고 있다는 말이 된다. 반드시 정자세로 천천히 진행한다.

1 매트에 누워서 손은 귀 옆에 둔 상태로 크런치 자세를 한다.

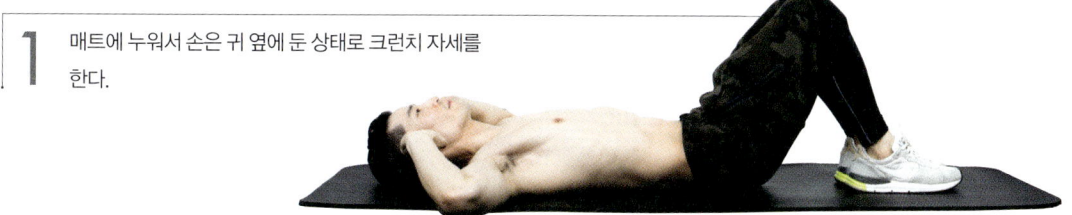

2 허벅지가 바닥과 90도가 되도록 무릎을 접어 올린다.

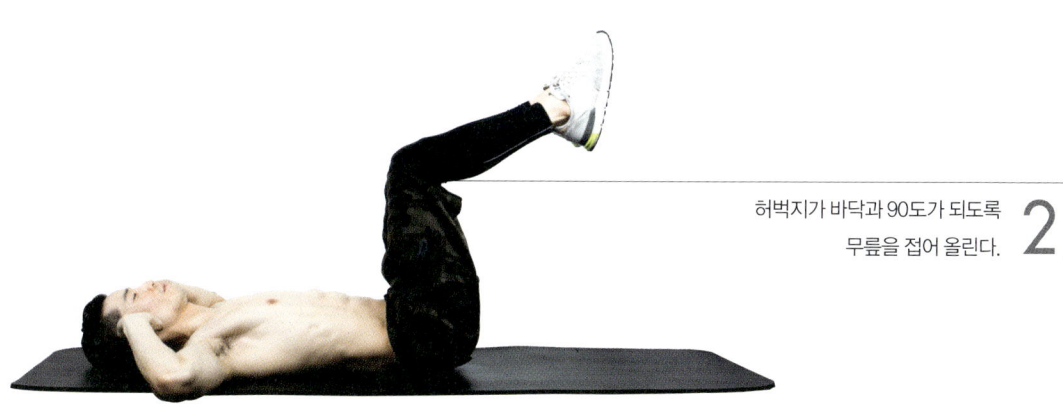

3 하체는 고정시킨 상태에서 팔꿈치로 허벅지를 터치할 때까지 상체를 들어 올린다.

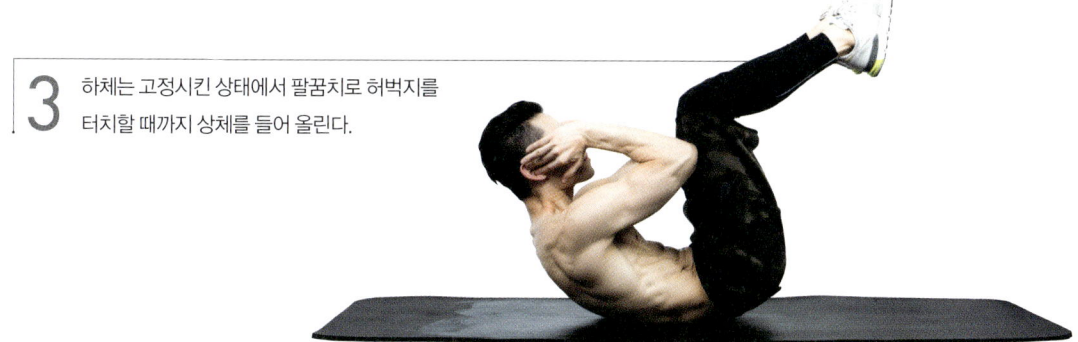

08

크런치 상태에서 무릎 접고 레그레이즈

내 복부와 허리에 내 상하체를 컨트롤할 수 있는 힘이 점점 붙고 있다. 이제 크런치와 레그레이즈를 슬슬 합쳐서 그동안 붙인 힘을 제대로 써보자.

경험의 노하우
하다 보면 자연스럽게 등은 바닥에 붙는다. 나 역시도 마찬가지이다. 하지만 늘 상체가 크런치 상태를 유지한다는 생각으로 복부를 최대한 수축시킨 상태를 유지하려고 의식하고 노력하자. 내 몸을 가꾸는 운동은 절대 편할 수가 없다.

주의사항
끝까지 무릎을 펴고 올릴 근력이 아직은 부족하기에 거치는 단계이다. 무릎을 펴고 다리를 들어 올릴 수 있는 정도의 힘을 키우는 것이 이 동작의 과제다. 최대한 곧게 펴고 올라오다가 도저히 못 올리는 시점에서 무릎을 접어 당기도록 한다.

1. 손은 귀 옆에 둔 상태로 크런치 자세를 한다.

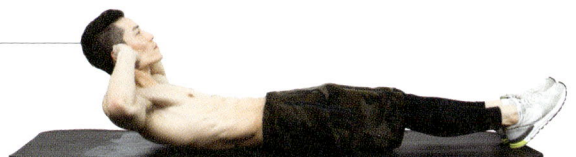

2. 상체를 세운 다음, 다리를 '1'자로 들어 올린다.

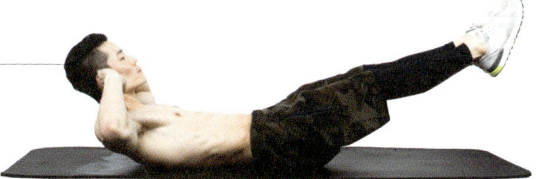

3. 무릎이 이루는 각이 90도가 되도록 들어 올린다.

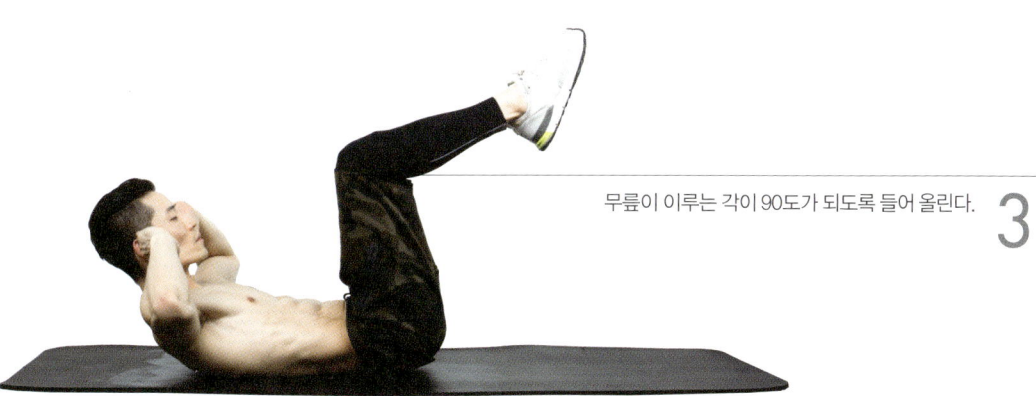

4. 굽힌 무릎을 곧게 편 다음, 다리를 천천히 내린다.

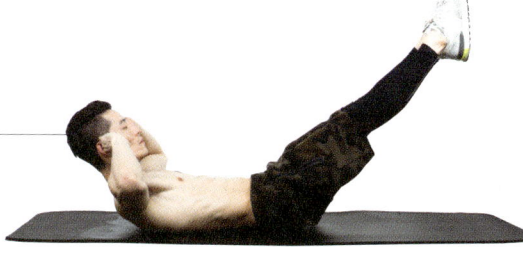

5. 상체를 고정시킨 상태에서 다리를 바닥에 닿기 직전까지 내린다.

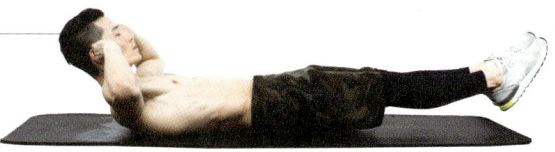

09 한 손 크런치 + 한 발 레그레이즈

복근을 빨래를 짜듯 쥐어짜는 운동이다. 팔꿈치와 반대편 무릎이 맞닿도록 교차시키는 운동으로 힘이 작용하는 복부 측면 근육을 강화할 수 있다.

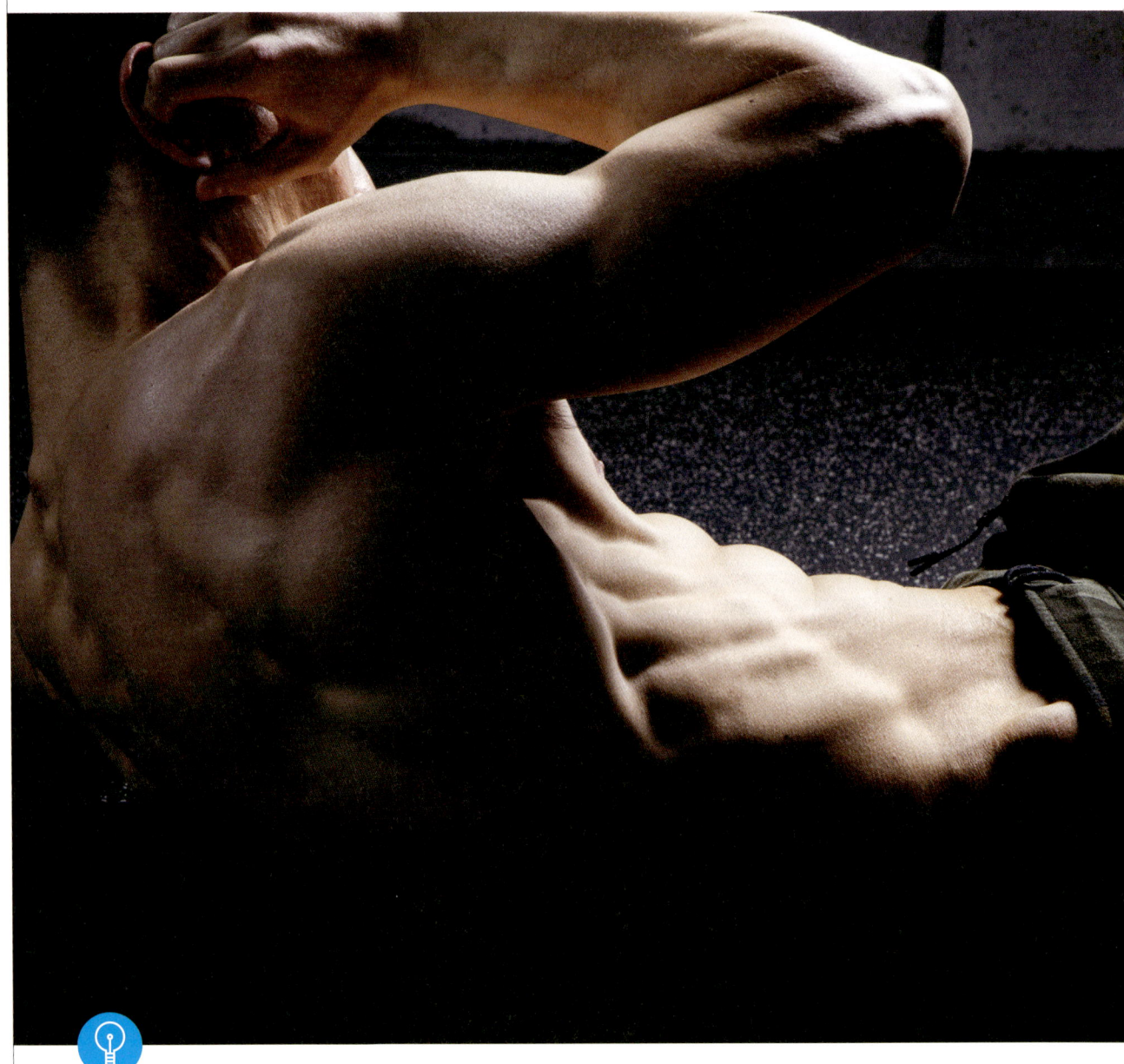

경험의 노하우
지구력을 키우며 복부 옆 쪽의 갈비뼈처럼 갈라지는 근육을 만드는데 효과적이다. 식스팩 옆의 갈라진 멋진 복근을 갖고 싶다면 열심히 해보자.

주의사항

운동을 하다 힘이 빠지면 상체가 제대로 안 선 상태에서 무릎을 끌어올려 억지로 팔꿈치를 터치하는 경우가 생긴다. 이때부터 운동 효과는 제로라고 보면 된다. 무릎이 팔꿈치를 따라가는 게 아니라, 팔꿈치가 무릎을 따라가도록 주의한다.

1 귀 옆에 손 크런치 자세를 취한 다음, 무릎을 90도로 접어 올린다.

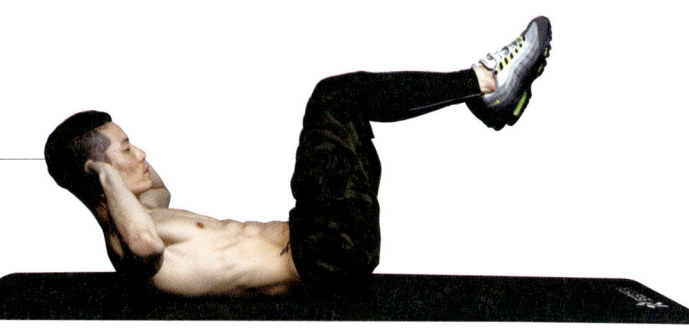

왼팔의 팔꿈치로 오른 다리 무릎을 터치한다. 2

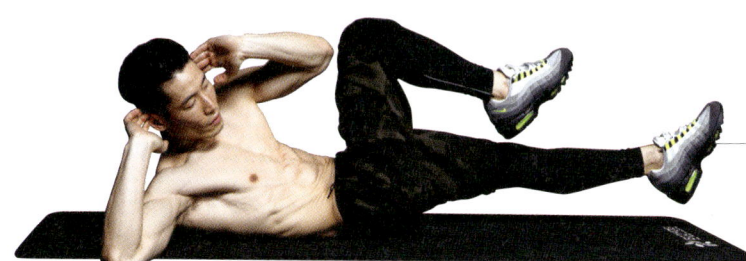

3 반대로 바꿔주며 자전거를 타듯 계속 운동한다.

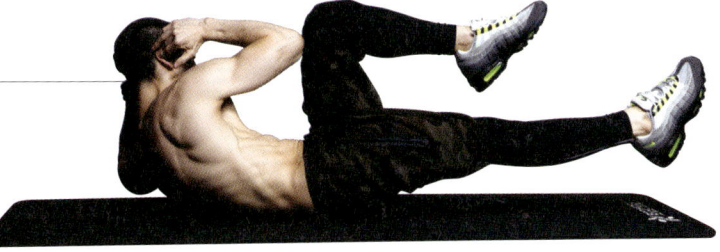

10 사이드 레그레이즈

'한 손 크런치 + 한 발 레그레이즈'와 더불어 복근부터 복근 옆 쪽의 근육까지 한꺼번에 자극하는 동작이다. 군대에서 말하는 일명 공포의 PT '8번 온몸 비틀기'. 많이 힘든 동작은 아니니 군생활을 추억하면서(?) 정확한 동작으로 연습하자.

경험의 노하우

아무리 좋은 운동도 정자세로 하지 않으면 효과는 없다. 힘이 빠지면 내려갈 때는 제대로 내려가지만 올라올 때는 무릎이 굽혀진 상태인 경우가 많다. 다리와 엉덩이에 힘을 집중하고 곧게 펴야 운동 효과가 제대로 나온다.

1 양을 옆으로 펴고 다리를 곧게 세워 준비한다.

2 머리를 들고 다리가 내려가는 각도를 보며 다리를 왼쪽으로 45도 방향으로 내린다.

3 다시 1번 자세로 돌아와서 오른쪽 45도 방향으로 다리를 내린다.

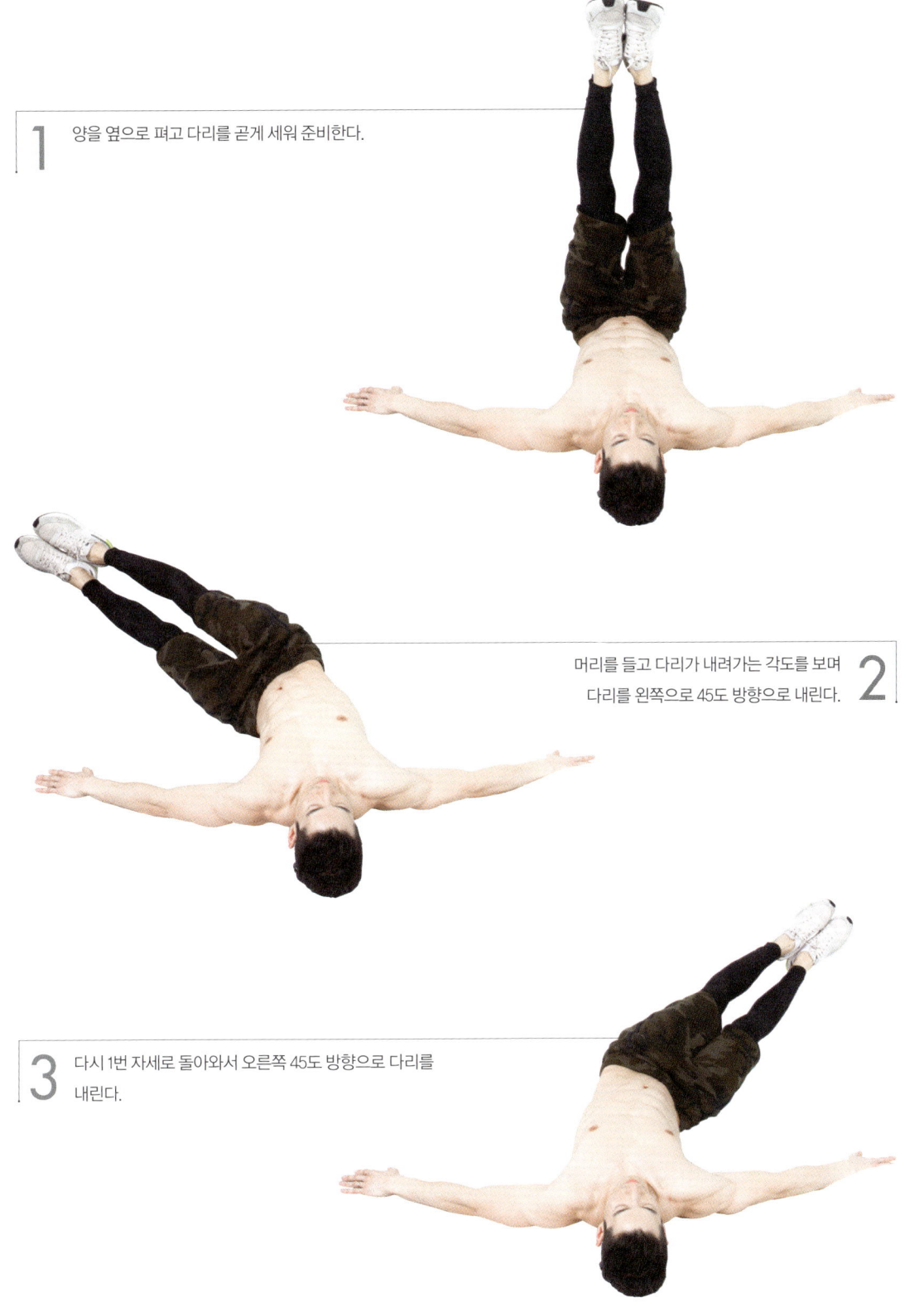

11 크런치 상태에서 무릎 펴고 레그레이즈

'이 정도면 복근에 힘 좀 붙었겠구나' 싶은 단계이다. 크런치 상태에 올라가서 세트가 끝날 때까지 버틸 힘은 기본이며, 다리를 곧게 펴고 레그레이즈를 해도 감당이 될만큼 복근과 다리에 힘이 있을 시기이니 몰아붙여서 더 강하게 만들어 보자.

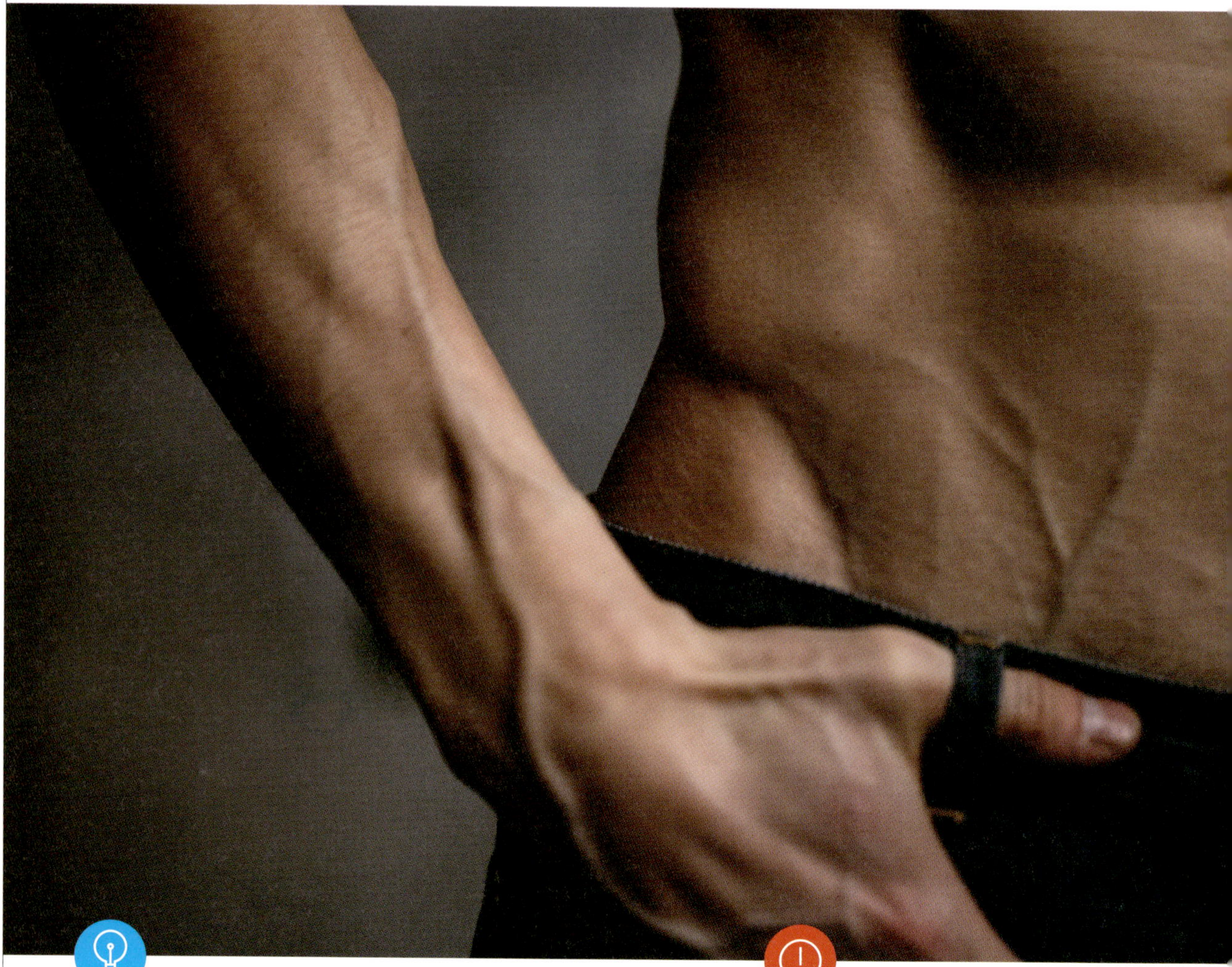

경험의 노하우
복근의 힘도 힘이지만 허벅지와 엉덩이의 힘이 다리를 곧게 펴주고 세트가 끝날 때까지 버텨줄 수 있어야 한다. 다리에 쥐가 나거나, 복근보다 다리가 더 힘들다면 하체 운동에 좀 더 비중을 주고 운동하도록 한다.

주의사항
한순간이라도 복근에 힘이 풀리면 상체가 들리며 다리를 따라 앞뒤로 요동을 칠 것이다. 세트가 끝날 때까지 복부는 강하게 수축 상태를 유지해야 한다.

1 귀 옆에 손 크런치 자세에서 다리를 곧게 뻗어 올려 준비 자세를 취한다.

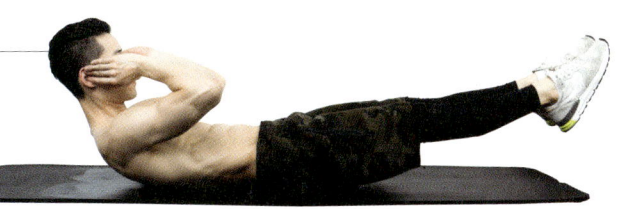

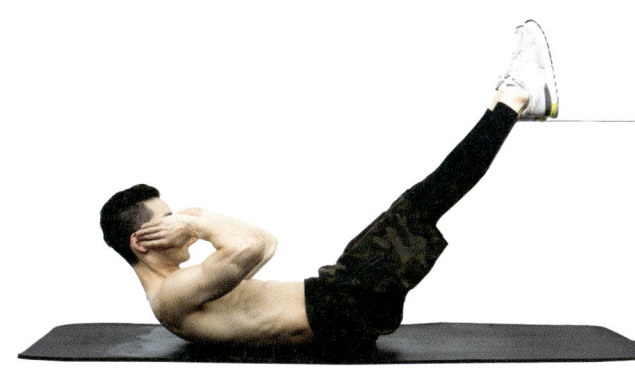

2 무릎과 발끝을 곧게 펴고 45도 정도까지 올려서 무릎이 펴져 있는지 다시 한 번 확인한다.

3 복근을 더 수축시키며 다리를 끝까지 끌어당긴다.

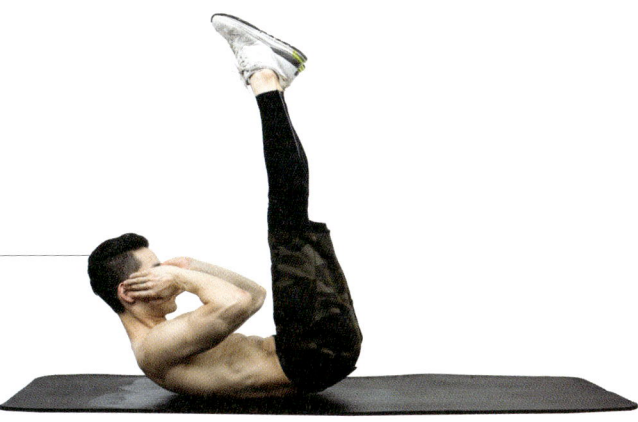

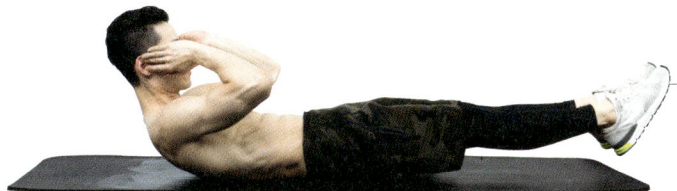

4 1번 자세로 돌아온다.

12 플랭크 니 사이드

이 동작은 복근뿐만 아니라 어깨와 손목도 함께 단련되는 운동이다. 발끝을 앞으로 밀고 나가며 손목의 각도와 어깨의 각도가 변하며 버티기 때문에 정자세로 했을 시 어깨와 손목, 복근을 한 번에 잡을 수 있는 복합 동작이다.

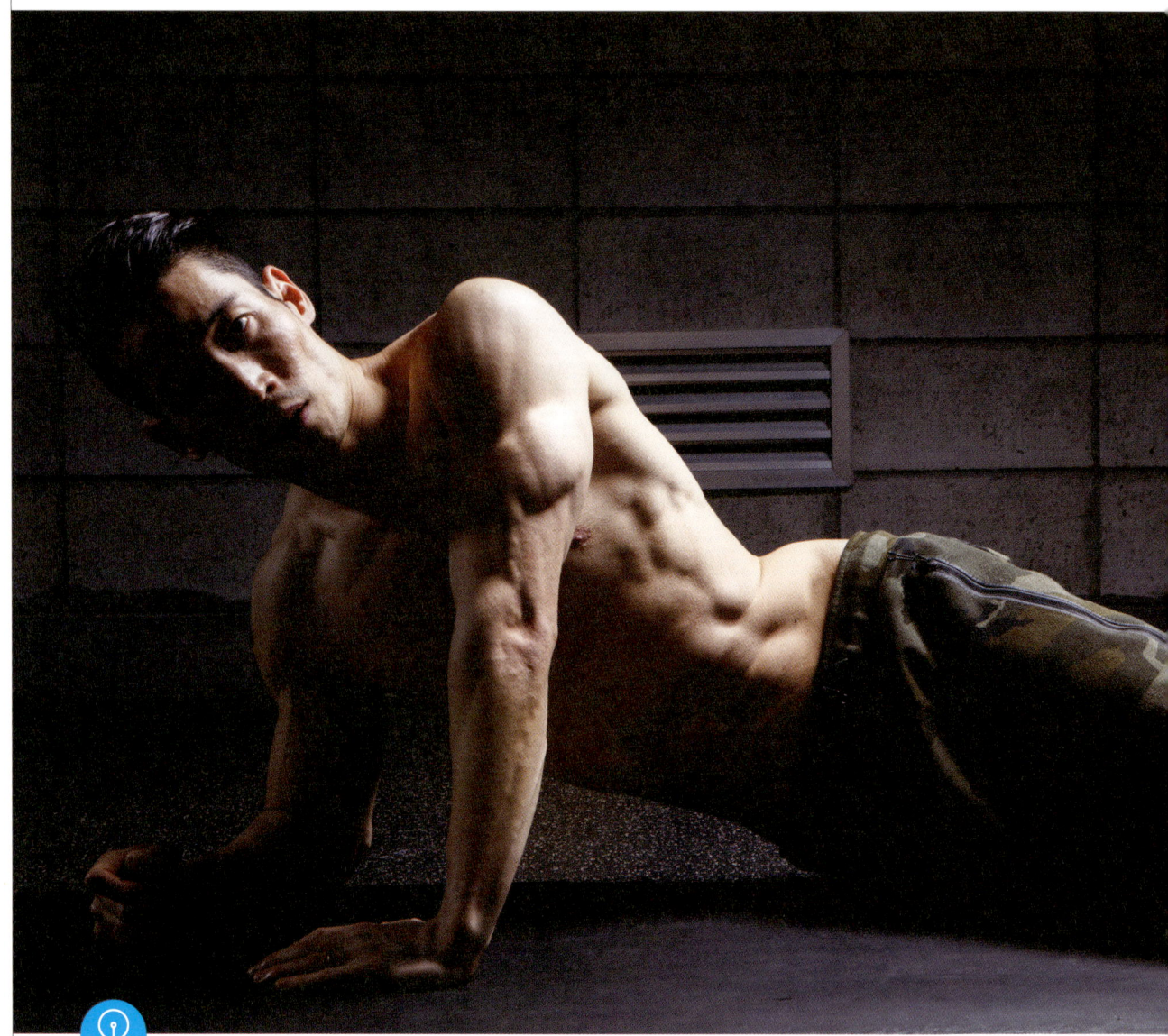

경험의 노하우
무릎으로 팔꿈치를 터치하는 과정에서 복근이나 어깨에 힘이 빠지면 팔꿈치를 구부리는 경우가 있다. 팔은 최대한 펴고 등은 둥그렇게 말며, 복근의 수축으로 다리를 끌고와야만 운동 효과를 극대화할 수 있다.

> **주의사항**
> 다리가 바닥에 닿으면 본능적으로 힘이 풀리게 된다. 절대 바닥에 끌리지 않도록 꼭 무릎으로 손목을 터치하고 가도록 한다.

1 플랭크 자세를 잡는다.

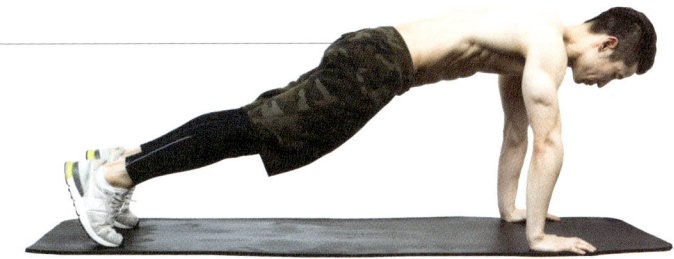

2 왼쪽 발이 바닥에 닿지 않도록 안쪽으로 당겨서 무릎으로 오른쪽 손목을 터치한다.

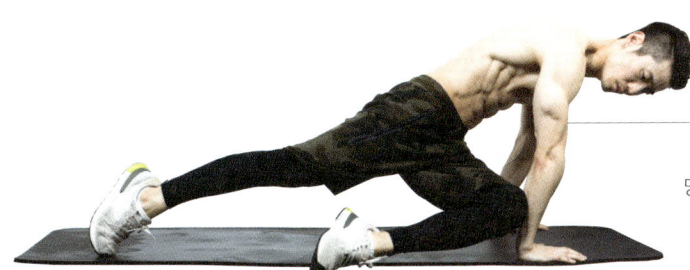

3 다시 플랭크로 돌아가서 반대로 오른발이 바닥에 닿지 않도록 안쪽으로 당겨서 왼쪽 손목을 무릎으로 터치한다.

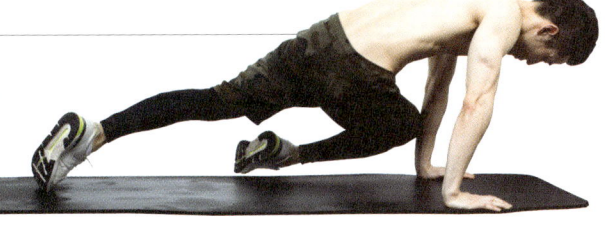

13 팔꿈치 플랭크 니 사이드

플랭크 니 사이드보다 조금 더 힘든 동작이라고 보면 된다. 조금 더 많은 각을 틀어야 하며 그만큼 복부에 힘을 더 주어 허리를 틀어줘야 바닥에 닿지 않고 팔꿈치를 터치할 수 있다.

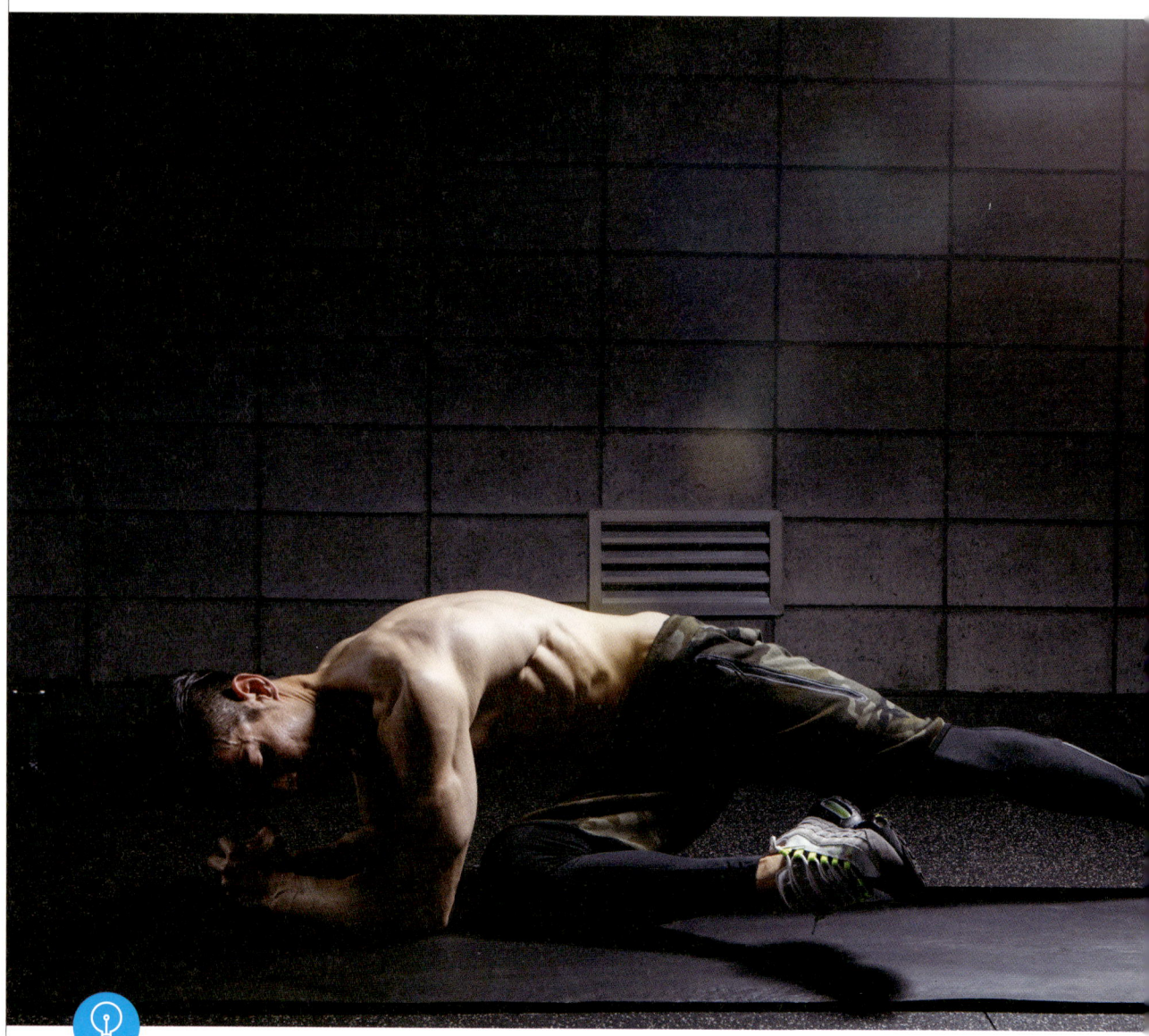

경험의 노하우
힘들다 보면 뻗은 쪽 다리의 무릎을 구부려서 쉽게 하려 하는 경우가 있다. 모든 동작은 정석으로 해야 원하고자 하는 부위에 100%의 자극을 줄 수 있다는 것을 명심하자.

> **주의사항**
> 플랭크 니 사이드보다 자세가 낮다 보니 무릎이 팔꿈치를 향하는 과정에서 다리가 끌리는 경우가 생기는데 이때 복부를 더 둥그렇게 말아주며 허리의 회전각을 더 키워 절대 다리가 끌리는 일이 없도록 하자.

1 팔꿈치를 바닥에 대고 플랭크 자세를 취한다.

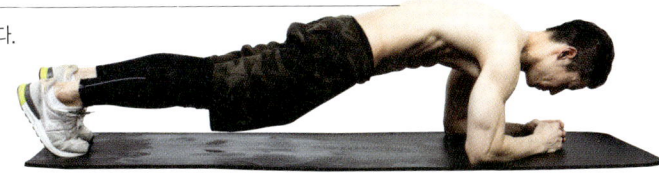

2 왼쪽 발이 바닥에 닿지 않도록 안쪽으로 당겨서 오른쪽 팔꿈치를 무릎으로 터치한다.

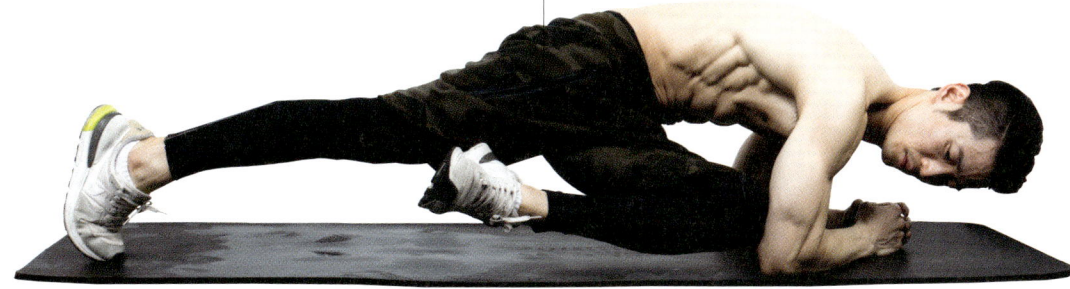

3 반대로 오른발이 바닥에 닿지 않도록 안쪽으로 당겨서 왼쪽 팔꿈치를 무릎으로 터치한다.

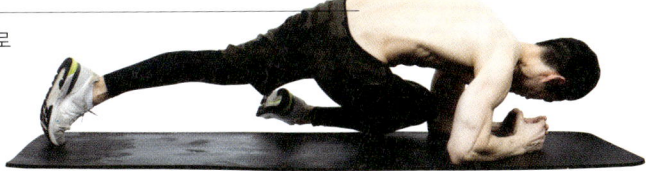

14 다리 펴고 발끝치기

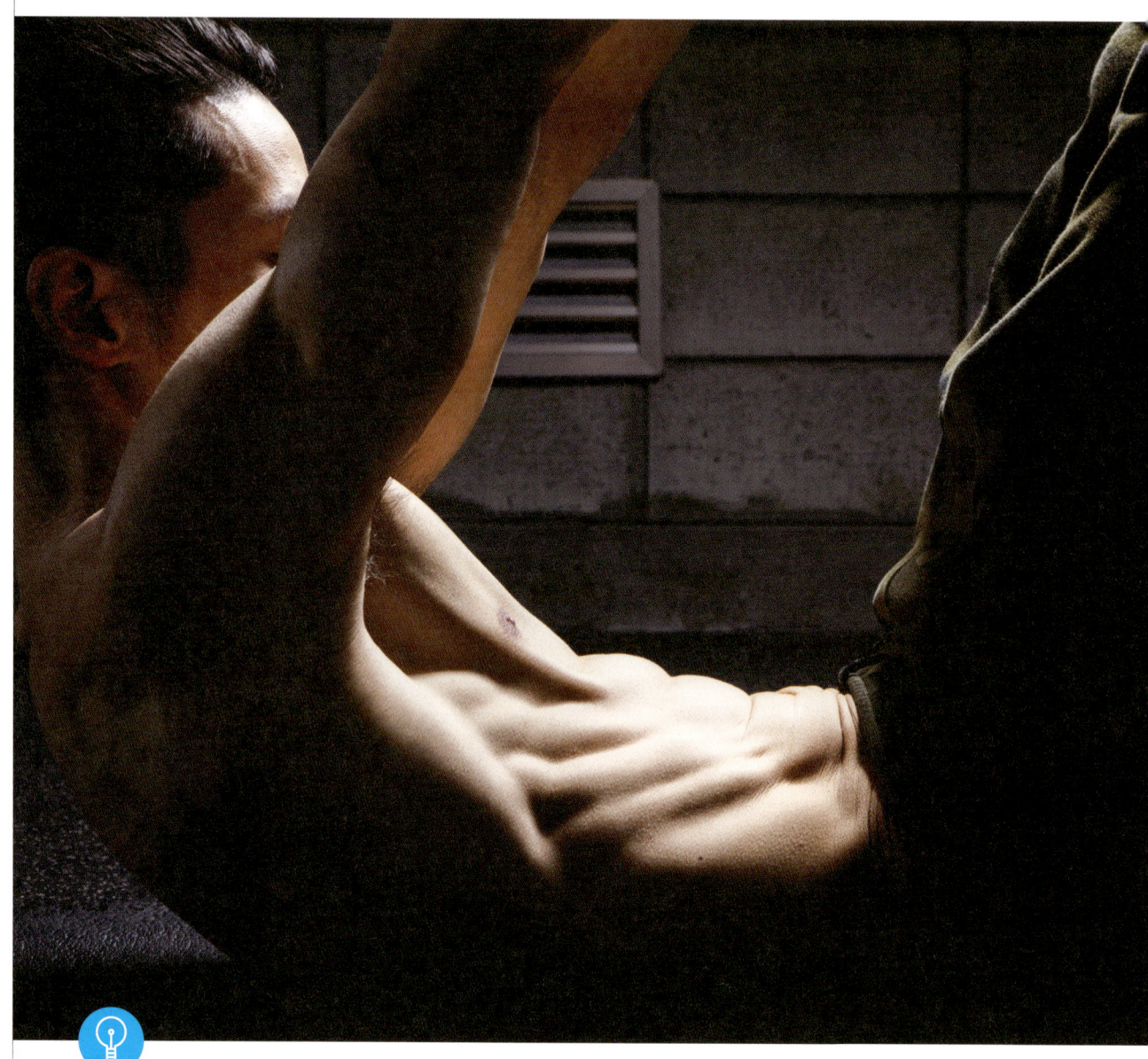

💡 **경험의 노하우**
'다리를 가만히 세운 상태에서 상체만 들어서 어떻게 발등을 터치해요? 에이 말도 안돼' 말이 안될 것 같지만 말이 된다. 복근을 더 강하게 더 찢어 질듯 쥐어짜면서 연습하면 내 스스로가 놀랄만큼 상체를 힘있게 들어 올리는 나를 경험할 수 있다.

주의사항
다리는 바닥과 직각인 상태로 고정시키고 앞으로 상체를 따라가지 않도록 안간힘을 써서 유지한다.

1 다리를 곧게 펴고 팔은 만세 상태로 준비한다.

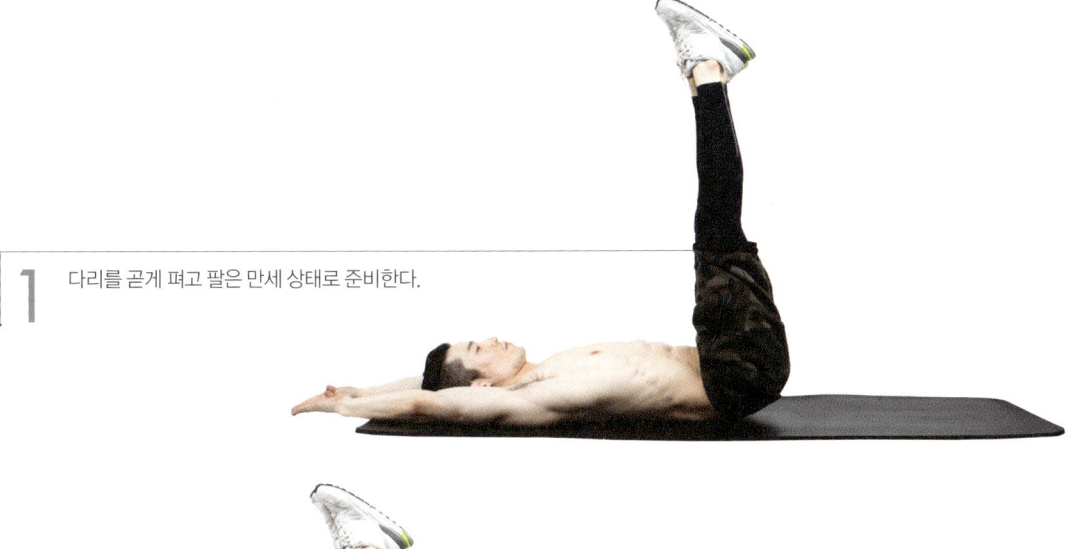

크런치 상태로 천천히 끌어올린다. 2

3 최대한의 힘을 끌어모아서 손으로 발등을 터치한다.

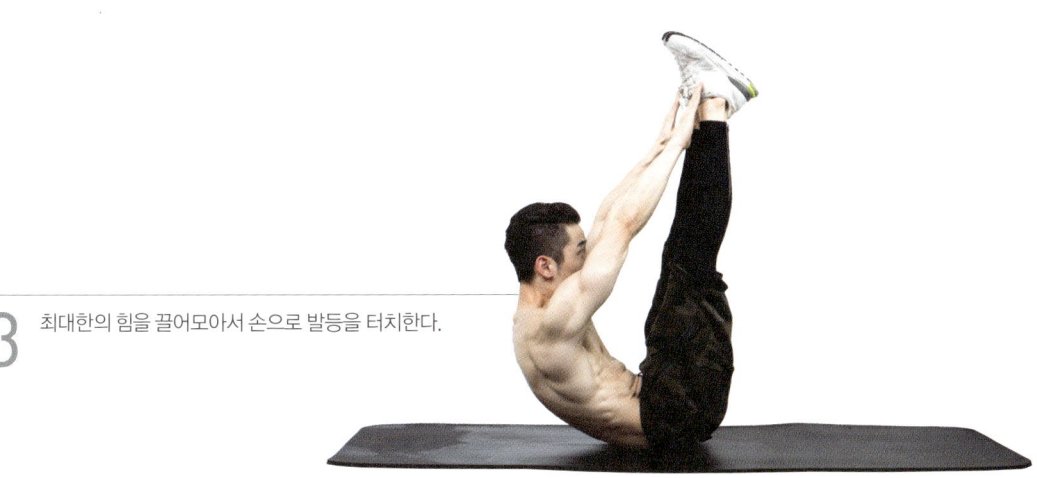

15 브이 업

누워서 하는 복근운동의 결정판이라고 할 수 있겠다. 탄력 없이 하는 브이 업은 복근이 찢어져 나가는 듯 한 느낌이 들 정도로 강한 자극을 준다. 그만큼 식스팩 만드는데 있어서는 '갑'님이라 할 수 있다.

경험의 노하우
처음 시작할 때 반동없이는 거의 닿지 못한다. 처음에는 올라갈 때만 살짝 상체 반동을 주어 올라가서 발등을 터치하고 1~2초 정도 머물렀다 내려오는 연습을 하다 보면 짧은 시간 안에 처음부터 천천히 올라가도 닿을 수 있게 된다.

주의사항
반동을 쓰더라도 절대 다리는 흔들려서는 안 된다. 다리가 흔들리면, 상체에 반동을 줄 때 몸 전체가 앞뒤로 흔들리게 된다. 그렇게 되면 복근의 힘이 무너진다. 반드시 허리와 엉덩이에 힘을 주어 다리를 꼭 잡아줘야 한다.

1 매트에 팔다리를 모두 곧게 펴고 눕는다.

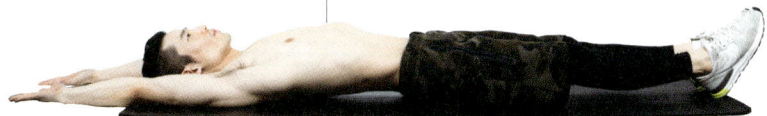

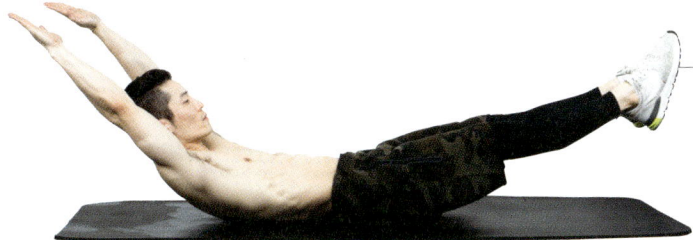

2 상체는 크런치, 다리는 레그레이즈를 시작하며 동시에 들어 올린다.

3 팔, 다리를 90도로 만든 상태에서 모으기 시작한다.

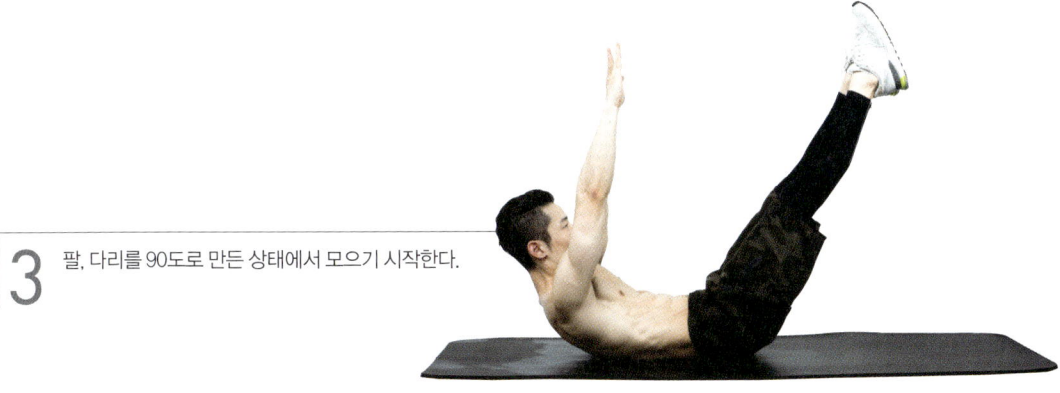

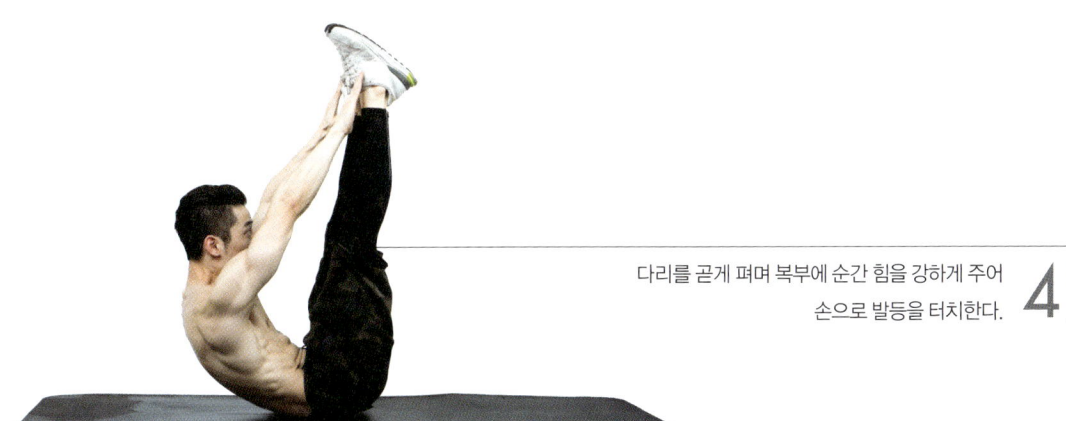

4 다리를 곧게 펴며 복부에 순간 힘을 강하게 주어 손으로 발등을 터치한다.

16 철봉 매달려 무릎당기기

바닥 복근운동을 마스터 했으면
철봉에 매달려서 내 몸무게를 받아낼 수 있는
복근의 힘을 키워 보자.

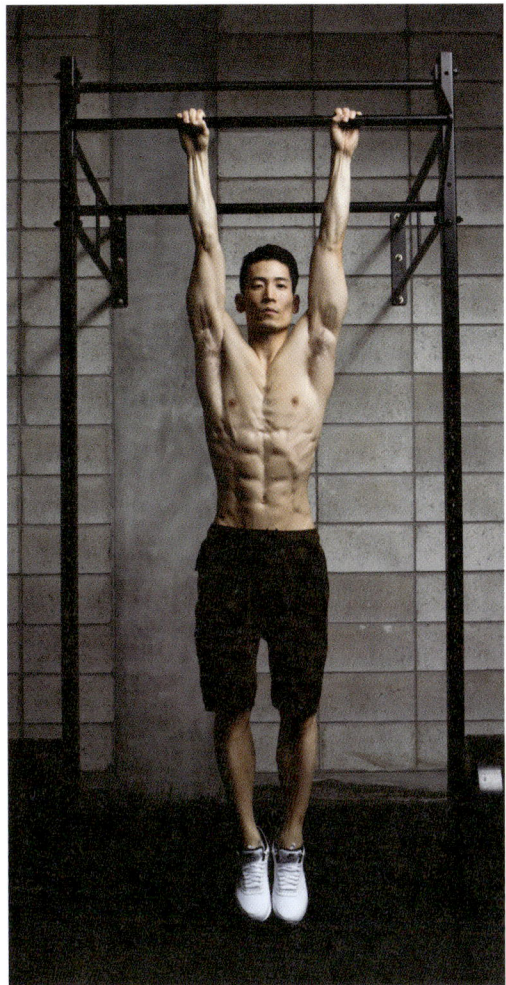

1 철봉에 매달려서 온몸을 곧게 편다.

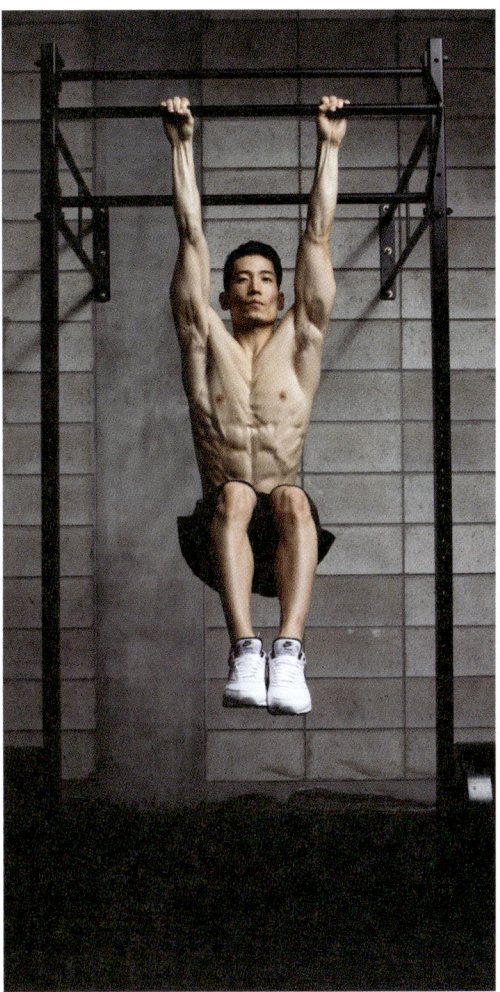

2 몸의 반동없이 무릎을 당겨서 90도까지 끌어올린다.

경험의 노하우

횟수를 채우라고 하면 죄다 앞뒤로 튕겨가며 열심히 반동으로 당겨 올린다. 반동을 전혀 주지 않고 매달린 등이 뒤로 밀리지 않게 온몸에 힘을 주고 복근으로 천천히 무릎을 당겨 올린다. 반동을 주는 것보다 최소 세 배 이상의 효과를 볼 수 있다.

주의사항

팔을 구부리고 하면 운동 효과는 반으로 떨어진다. 팔과 등은 최대한 힘을 뺀 다음 곧게 펴고 복근의 힘만으로 들어 올려야 제대로 먹일 수 있다.

17 철봉 매달려 무릎 옆으로 당기기

앞에서 사이드 레그레이즈를 했듯이 철봉에서 하는 사이드 레그레이즈라고 생각하자. 정면으로 당기는 힘이 기본으로 생겼다면 옆으로도 들어 올려서 복근 옆 쪽의 근육을 단련하자.

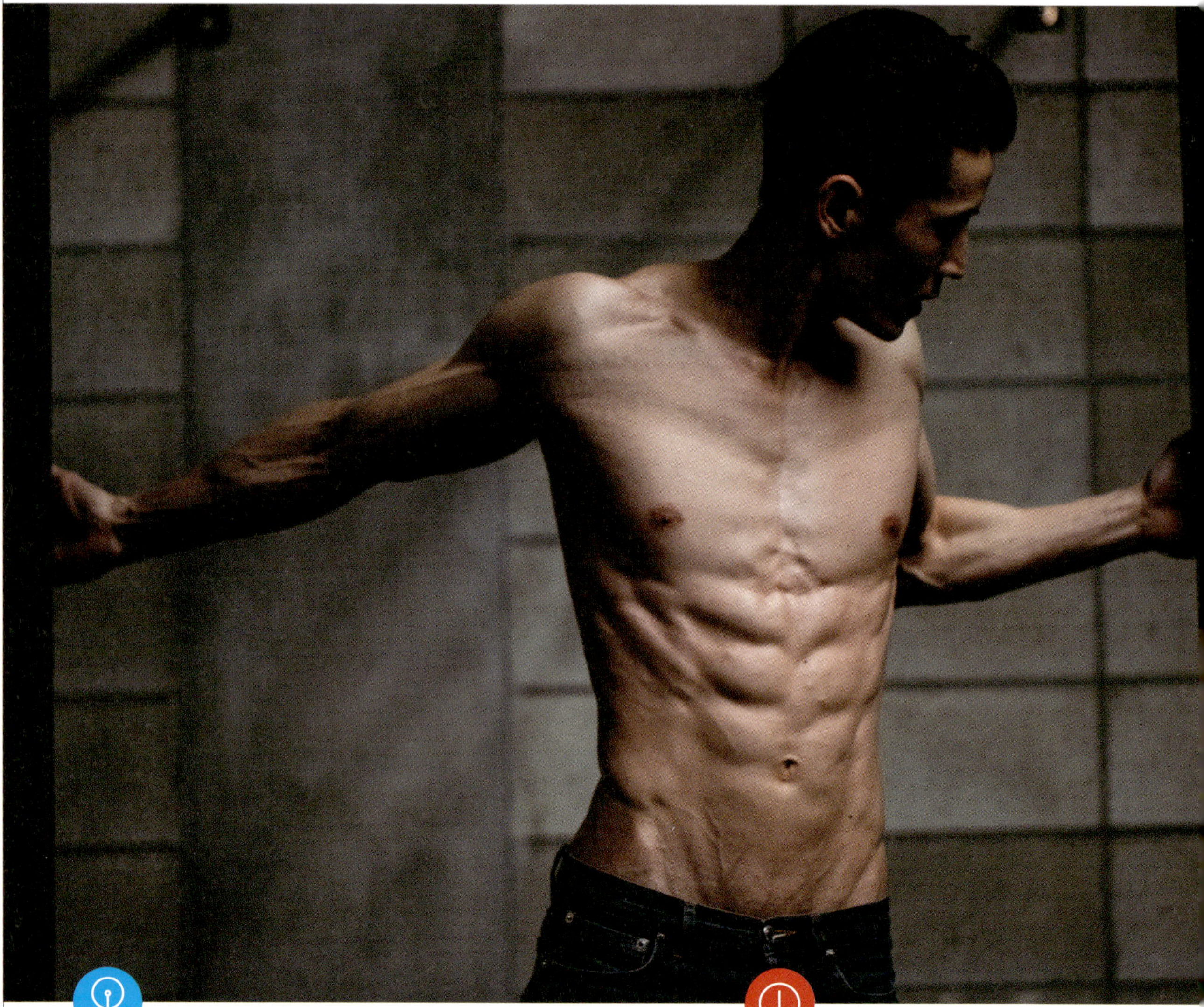

경험의 노하우
내릴 때가 중요하다. 네거티브라고 표현하지만 내릴 때 아주 천천히 버티면서 내리는 것이 이 운동의 포인트다. 백날 반동으로 뻥뻥 차고 올라가고, 내려올 때는 뚝뚝 떨어뜨리면 아무리 많이 해봐야 제대로 5회 하는 것보다 못하다. 허공에다 삽질하는 것과 다를 바 없다.

주의사항
팔을 구부리고 하면 운동 효과는 반으로 떨어진다. 팔과 등은 최대한 힘을 빼서 곧게 펴고 복근의 힘만으로 들어 올려야 제대로 운동 효과가 있다.

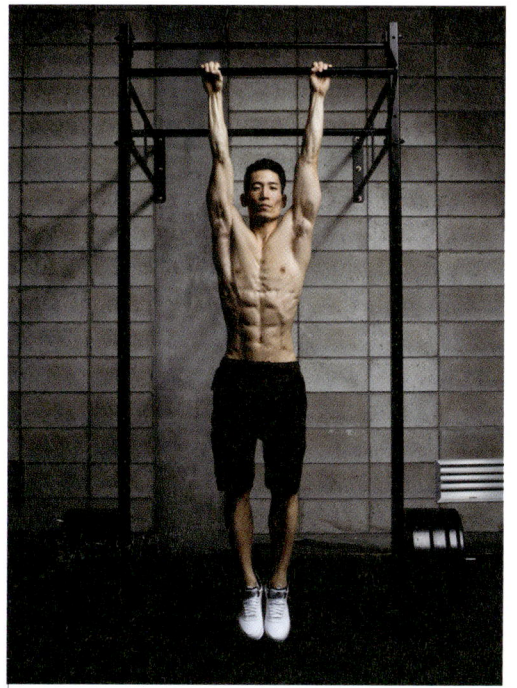

1 철봉에 매달려서 온몸을 곧게 편다.

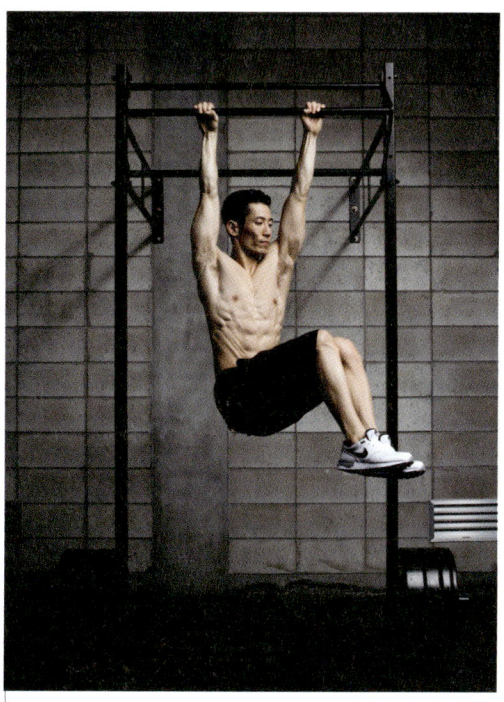

2 몸의 반동없이 어깨는 고정시키고 허리와 복부를 왼쪽으로 틀며 무릎을 90도까지 끌어당긴다.

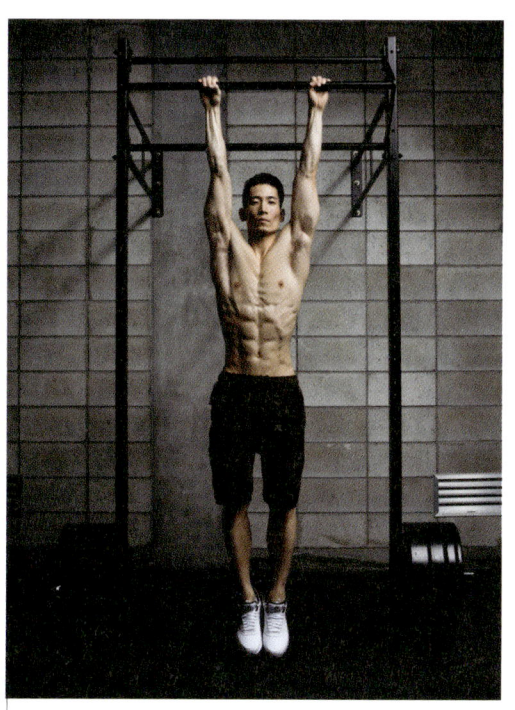

3 1번 자세로 돌아간다.

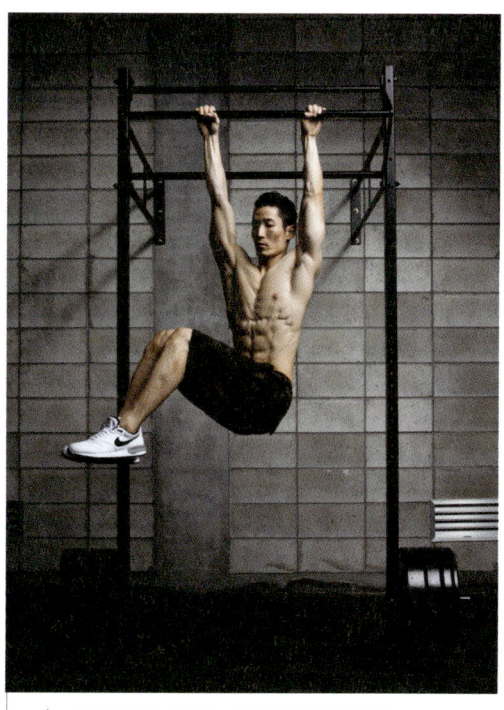

4 마찬가지로 오른쪽으로 90도로 틀어준다.

18 철봉 매달려 발끝 당기기

철봉에 매달려서 하는 운동의 끝판왕이다. 그만큼 제대로 하기 힘들다. 이 글을 읽으며 '저거 나도 하는데?'라고 생각한다면 사진의 동작처럼 몸의 모든 관절을 쭉쭉 펴주고, 매달린 상체의 미동없이 몇 회를 끌어당길 수 있는지 해보자. 참고로 나 역시도 제대로 하면 한 세트 20회를 못 채운다. 그만큼 집중도에 따라 효과와 강도가 하늘과 땅의 차이라는 뜻이다.

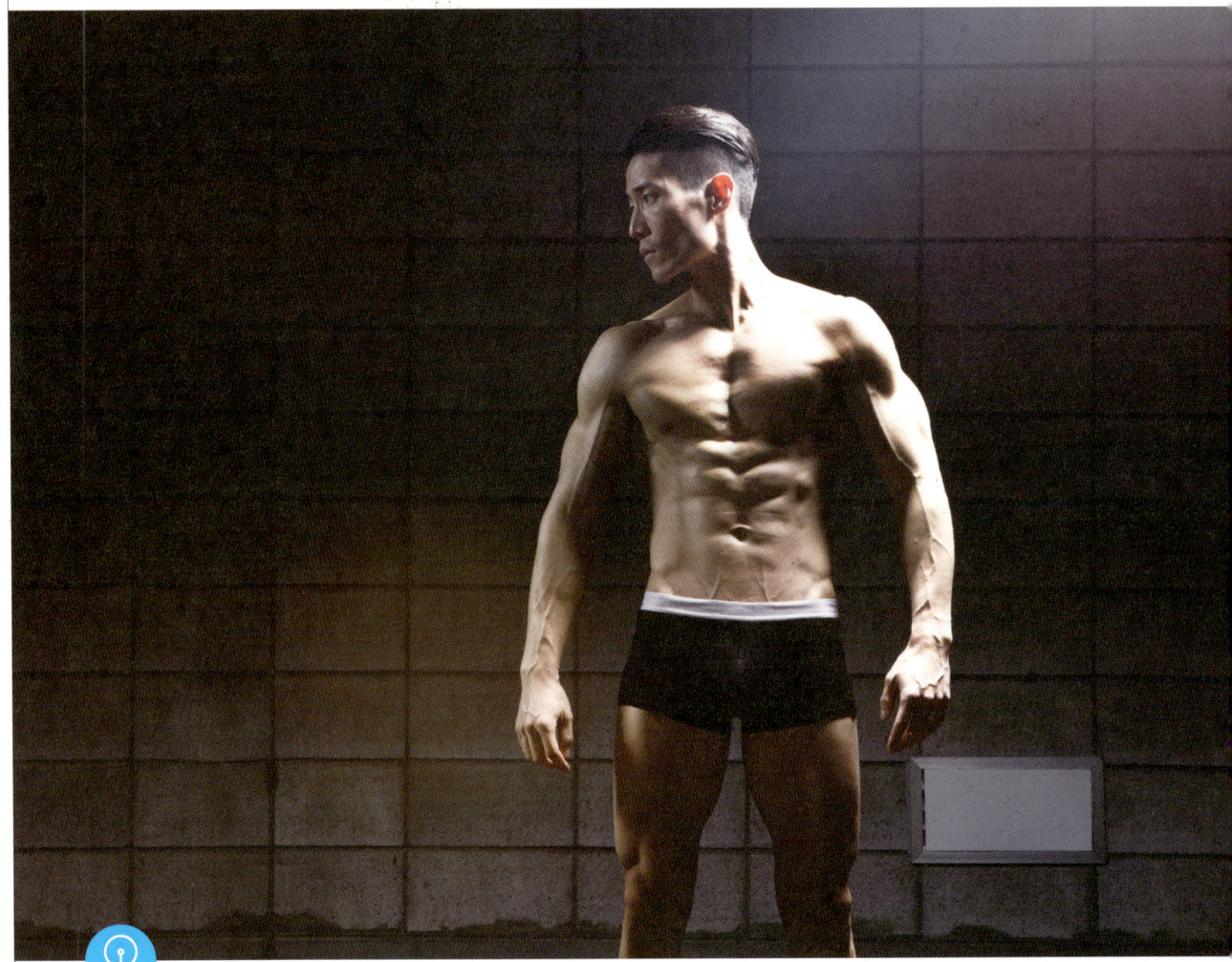

경험의 노하우
3번 과정처럼 발끝과 무릎을 펴고 버티다 보면 복근도 복근이지만 허벅지에 쥐가 날듯 아프며 '어떻게 이렇게 버티지?'라는 생각이 들 것이다. 그래서 온몸의 밸런스를 맞춰가며 운동하고 같이 성장시켜 줘야 하는 것이다. 많이 올라가지 못하더라도 정점에서 꼭 1~2초씩 버티다가 천천히 내려온다.

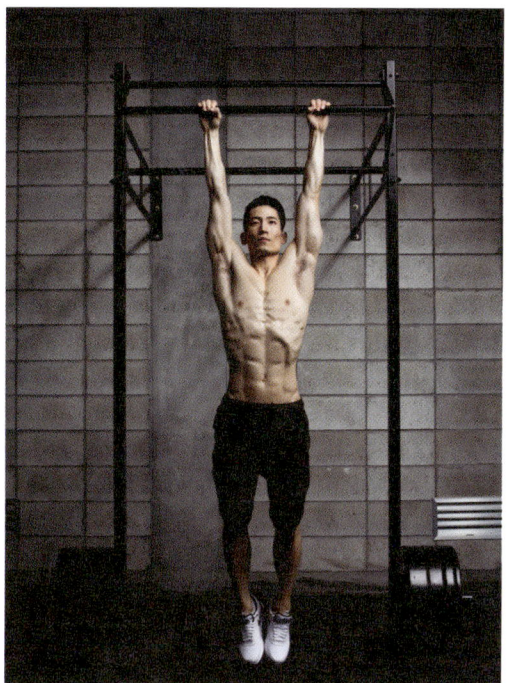

1 철봉에 매달려서 온몸을 곧게 편다.

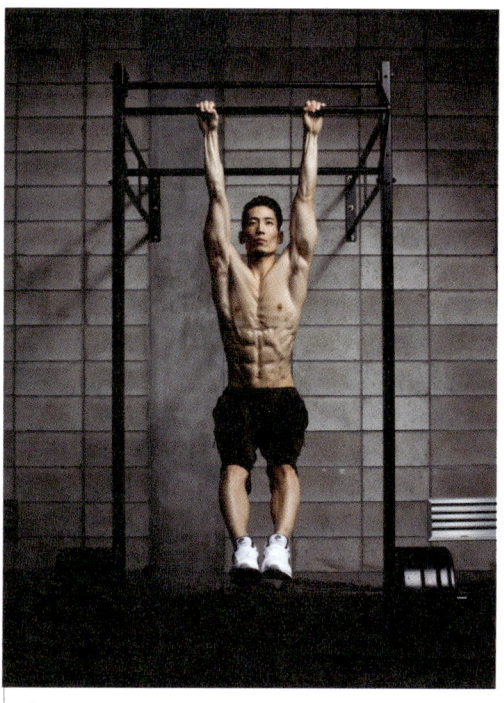

2 다리를 곧게 펴고 상체는 뒤로 밀리지 않도록 허리와 복근에 긴장을 주면서 다리를 들어 올린다.

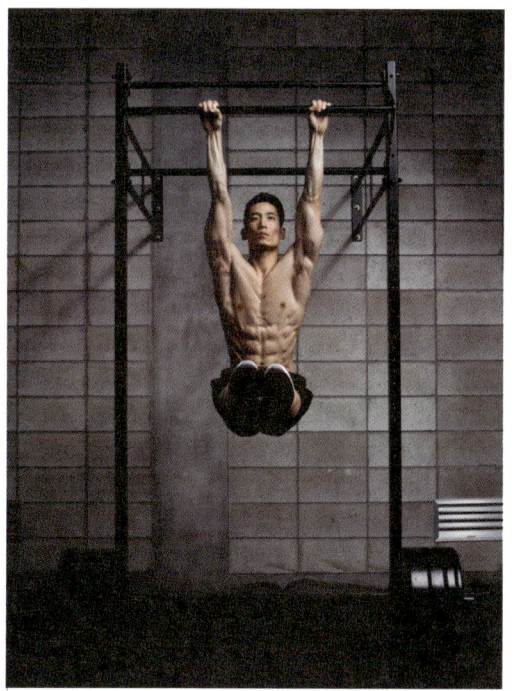

3 발끝이 배꼽 높이까지 올라오도록 들어 올린다.

주의사항
내려올 때 다리와 허리에 힘을 풀어버리면 100% 상체가 뒤로 밀리며 온몸이 다 흔들리게 된다. 들어 올릴 때와 내릴 때의 비중을 5:5로 보고, 들어 올리고 내릴 때 모두 흔들림 없이 무릎과 발끝을 펴는 데 온 신경을 집중하고 운동한다.

19 드래곤 플래그 한 발

개인적으로 가장 좋아하는 느낌을 주는 복근운동으로, 다음 단계인 양발 드래곤 플래그로 향해가는 연습 과정이다. 한 발로 하면 두 발로 하는 것의 60~70%의 힘으로 할 수 있다. 한쪽 다리를 옆으로 접어 붙이고 하는 방식과 다리를 꼬아서 하는 두 가지 방식으로 해보고, 조금 더 쉬운 쪽을 선택해서 양쪽을 모두 연습한다. 벤치가 없더라도 바닥에 매트를 깔고 침대나 쇼파를 잡고 하면 된다. 충분히 집에서도 할 수 있다.

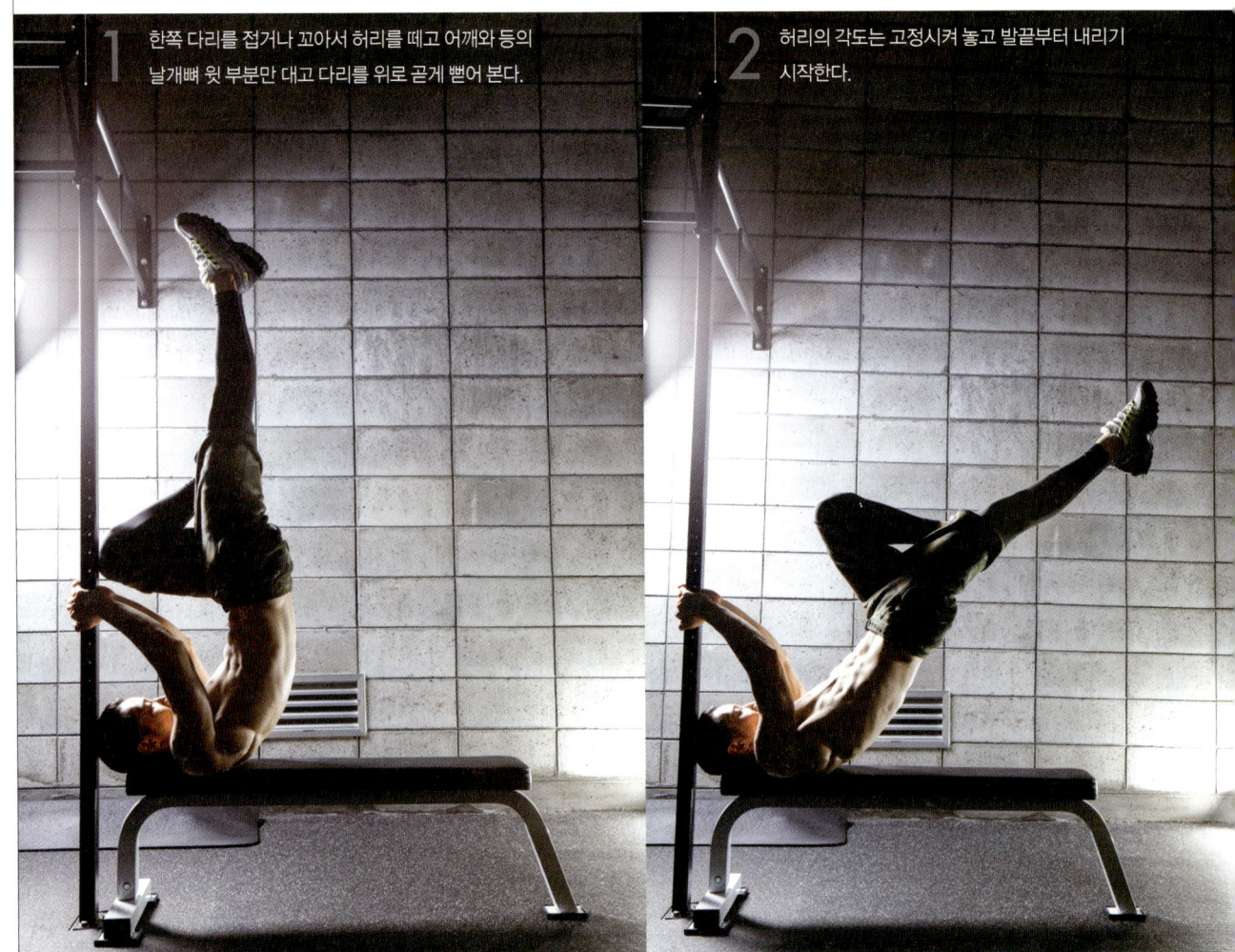

1. 한쪽 다리를 접거나 꼬아서 허리를 떼고 어깨와 등의 날개뼈 윗 부분만 대고 다리를 위로 곧게 뻗어 본다.

2. 허리의 각도는 고정시켜 놓고 발끝부터 내리기 시작한다.

경험의 노하우
충분히 위에 소개한 운동들을 성실히 수행하지 않고 바로 들이대면 자칫 근육에 손상을 입을 수 있을 만큼의 강도가 쎈 운동이다. 충분히 해보고, 시작할 때는 처음부터 모든 동작을 다하기보다는 내려오면서 버티는 것을 연습하고 차차 적응되면 끌어올리는 것까지 연습한다.

주의사항
다리가 먼저 내려오고 그 다음이 엉덩이, 그 다음이 허리이다. 허리가 내려올 때 엉덩이와 다리가 따라온다면 레그레이즈와 다를 것이 없다.

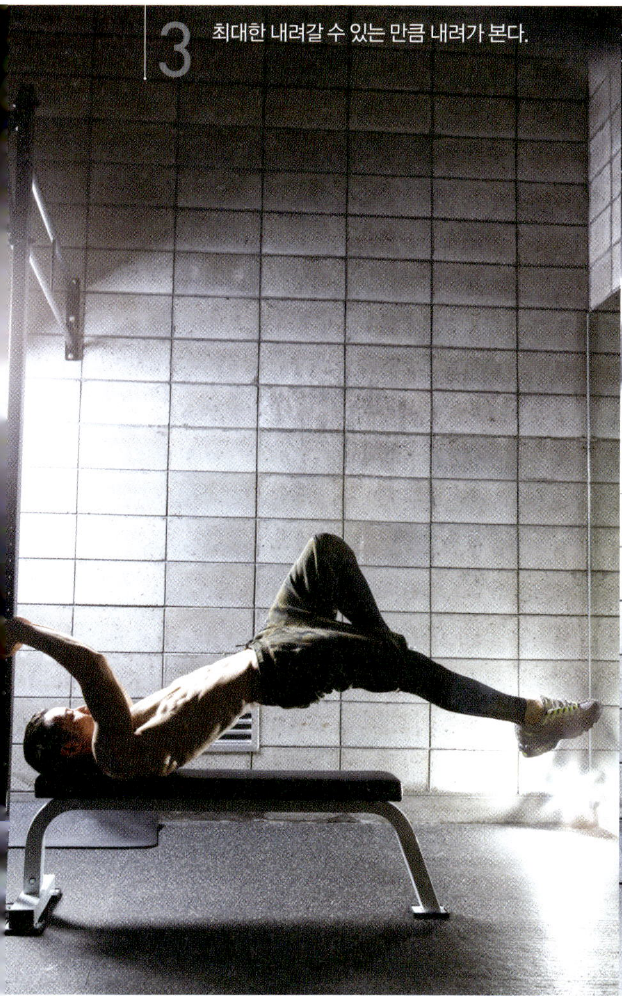

3 최대한 내려갈 수 있는 만큼 내려가 본다.

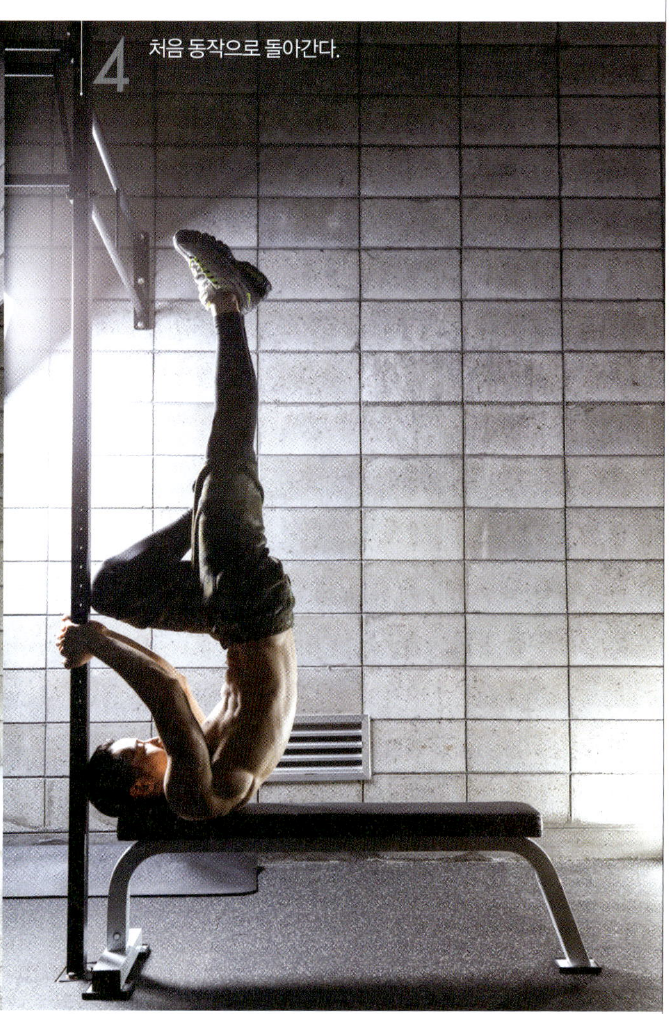

4 처음 동작으로 돌아간다.

20 드래곤 플래그 무릎 접고

한 발을 충분히 감당할 능력이 되었다면 두 발로 한번 가보자. 내리는 것까지는 해도 들어 올리지를 못하거나 들어 올릴 때 허리를 제대로 쓰지 못하고 다리만 들리면 아직은 부족한 것이다. 이때 무릎을 접은 상태에서 하는 드래곤 플래그를 연습하자. '드래곤 플래그 두 발'에 비해 80%의 힘만으로도 할 수 있다.

1. 양 다리를 모아서 위로 곧게 편 상태로 무릎만 아래로 접어준다.

2. 그 상태로 허리의 각도는 유지한 채 무릎부터 아래로 내리기 시작한다.

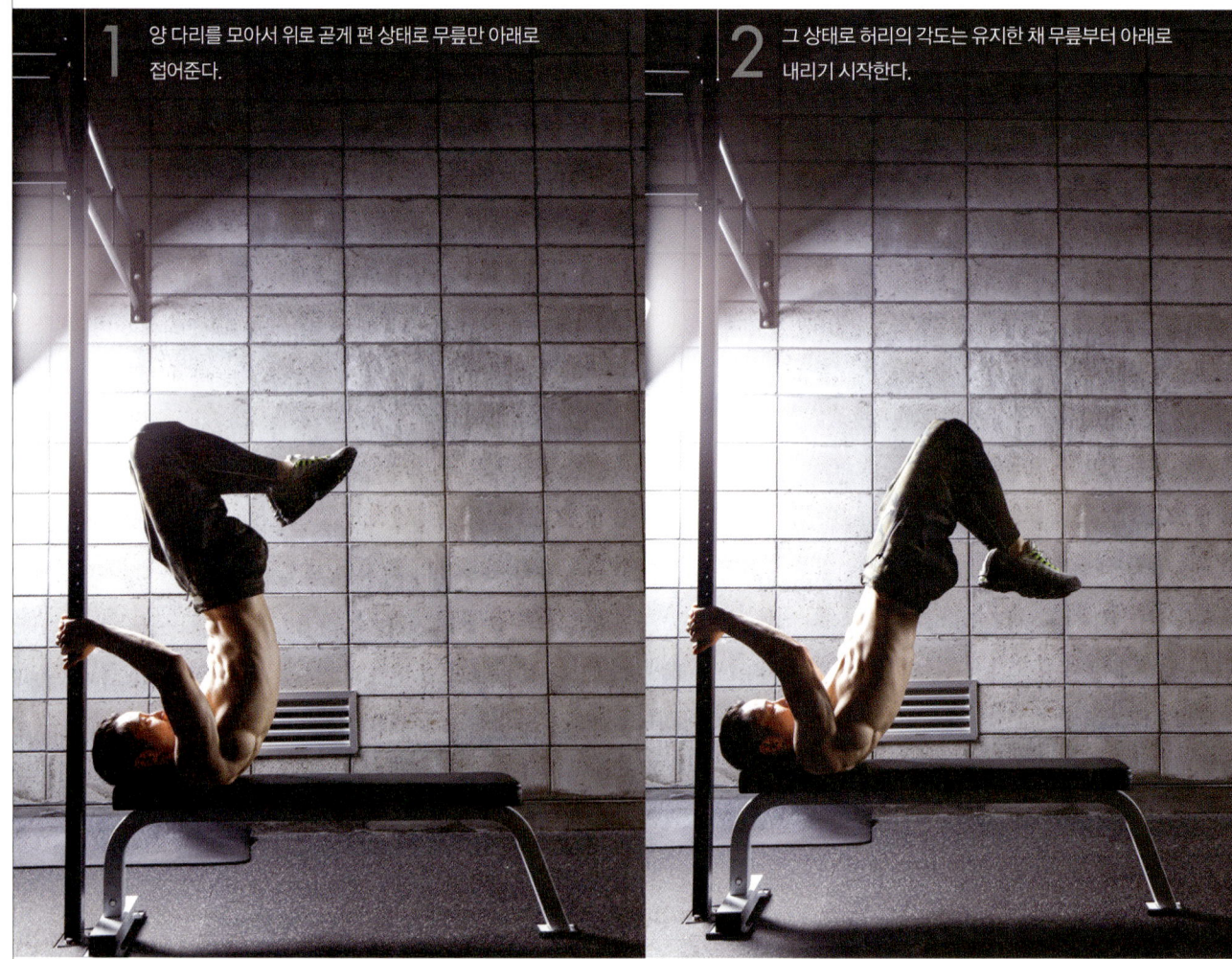

경험의 노하우

영상으로 꼭 찍으면서 해봐야 할 운동 중 하나이다. 나는 분명히 엄청나게 많이 내려간 것 같고 몸을 곧게 편 것 같지만, 분명 얼마 안 내려가고 엉덩이는 아래로 내려와 있을 것이다. 이때 내려가면서 배를 앞으로 내민다는 느낌으로 가면 엉덩이는 처지지 않을 것이고, 다리는 바닥에 닿을 때까지 내리는 것을 연습하면 언젠가 올라갈 것이다.

주의사항

동작을 시작하기 전에 준비 단계에서 지지대를 잡은 내 손과 어깨가 밸런스를 잘 잡을 수 있도록 위치해 있는지 충분히 몸을 움직여가며 중심을 확인하지 않으며 내려가면서 분명 틀어지게 된다. 꼭 확인하고 시작하자.

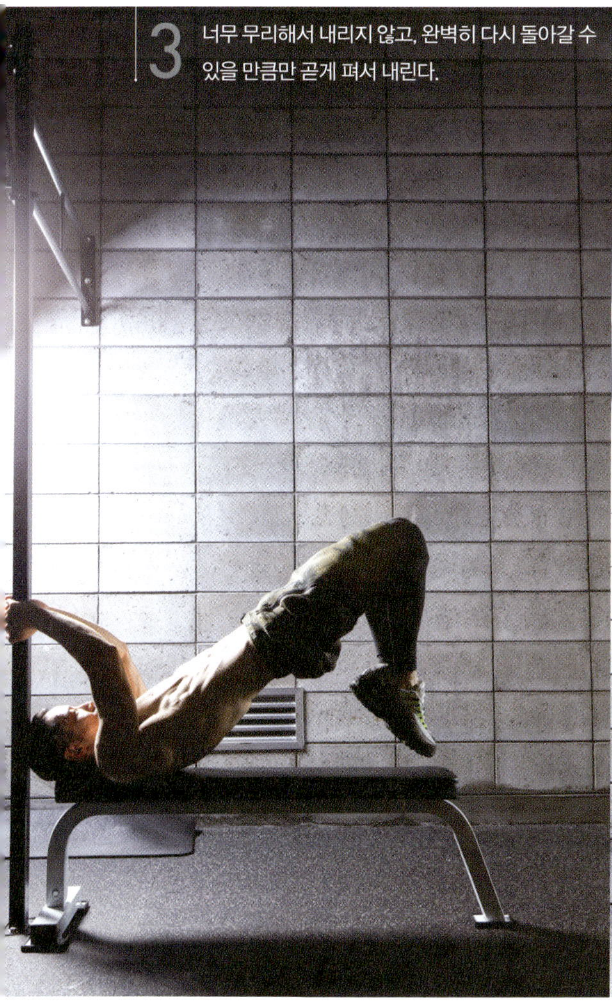

3 너무 무리해서 내리지 않고, 완벽히 다시 돌아갈 수 있을 만큼만 곧게 펴서 내린다.

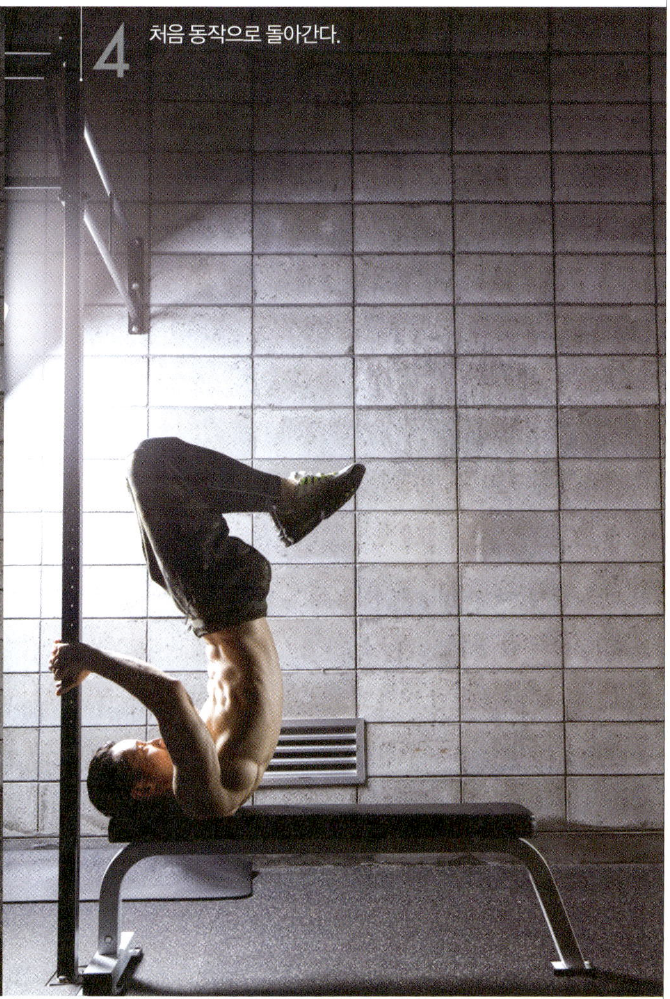

4 처음 동작으로 돌아간다.

21 드래곤 플래그 두 발

드디어 드래곤 플래그이다. 속도는 한 번 내려가는데 3~5초 정도로 천천히 내려가자. 허리와 복근, 어깨와 팔, 다리 모두 자기 역할을 분명히 해주지 않으면 무너지게 된다. 본인도 정자세로 하면 5회 이상하지 못한다. 하지만 5회를 하는데 30초 넘게 걸린다. 그만큼 천천히 해야 한다. 내려가면서 몸을 '1'자로 만드는 것이 좋지만 회원들을 보면 '1'자로 만들라고 하면 대부분 엉덩이가 떨어진다. 그래서 사진은 조금 과장스럽게 활처럼 많이 말리도록 찍었다.

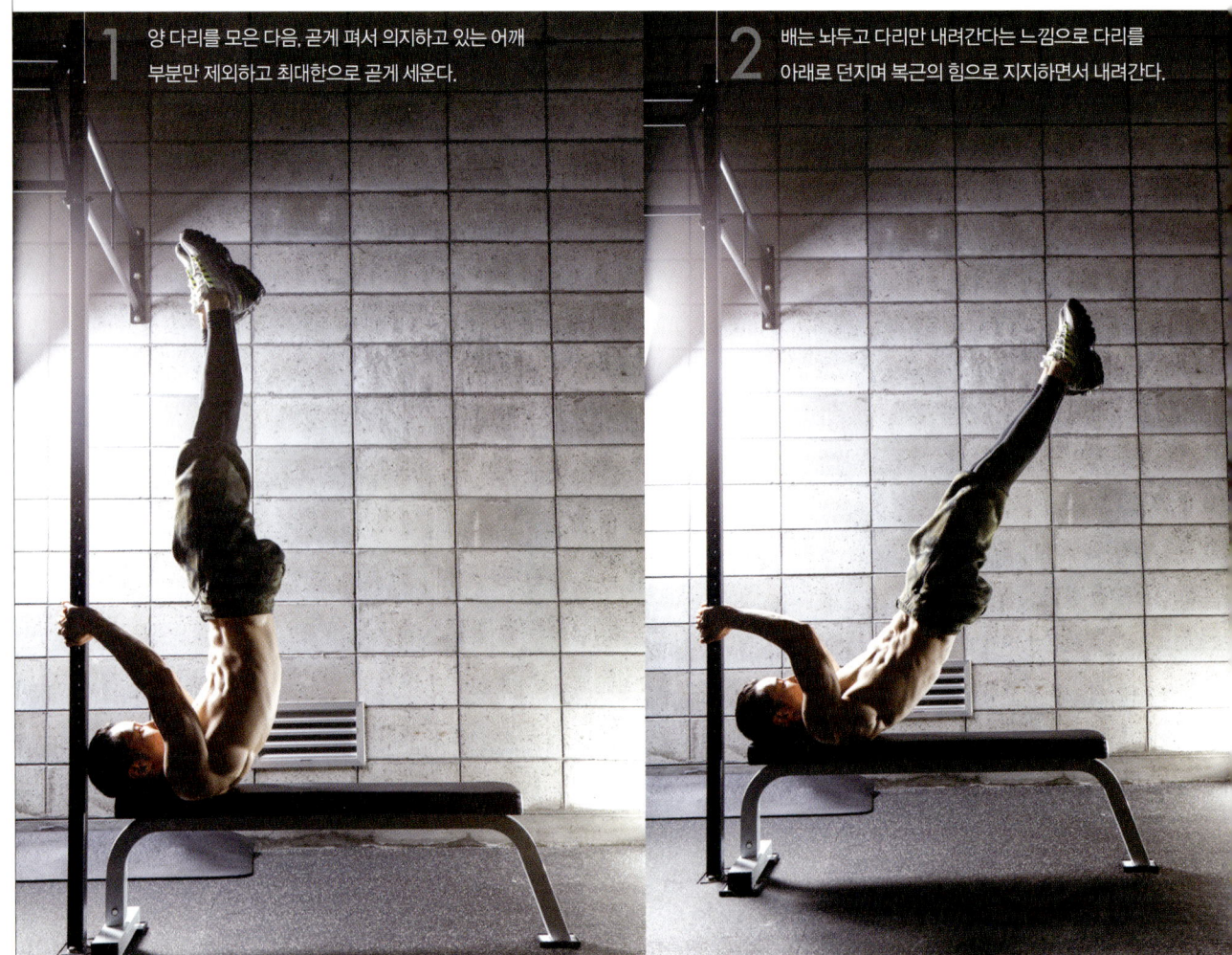

1. 양 다리를 모은 다음, 곧게 펴서 의지하고 있는 어깨 부분만 제외하고 최대한으로 곧게 세운다.

2. 배는 놔두고 다리만 내려간다는 느낌으로 다리를 아래로 던지며 복근의 힘으로 지지하면서 내려간다.

경험의 노하우
드래곤 플래그를 5회만 하더라도 크런치 레그레이즈를 100회 하는 것보다 훨씬 자극이 강하다. 내리는 동작과 올리는 동작의 전환점에서 가장 큰 자극이 올 것이다. 그 지점에서 엉덩이를 떨구면 지는 것이다. 차라리 횟수를 줄이더라도 엉덩이는 절대 떨구지 말자.

주의사항
본인의 전신의 힘을 충분히 고려하여 운동해야 한다. 복근과 허리, 엉덩이, 다리, 어깨가 모두 힘을 써줘야 한다. 부상으로 이어질 수 있으니 앞의 과정으로 충분한 선행훈련 후에 하도록 하자.

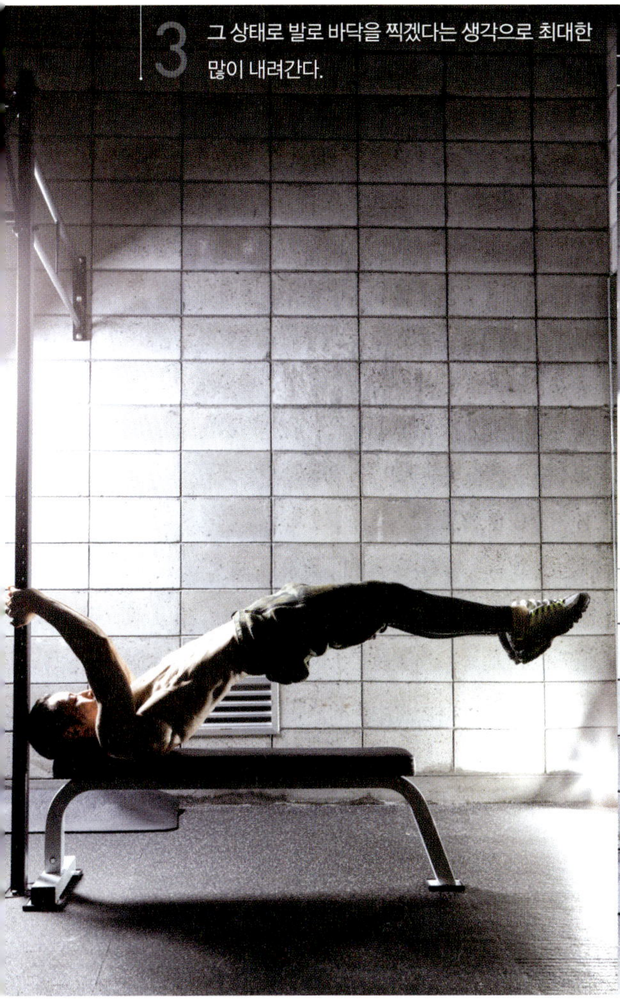

3 그 상태로 발로 바닥을 찍겠다는 생각으로 최대한 많이 내려간다.

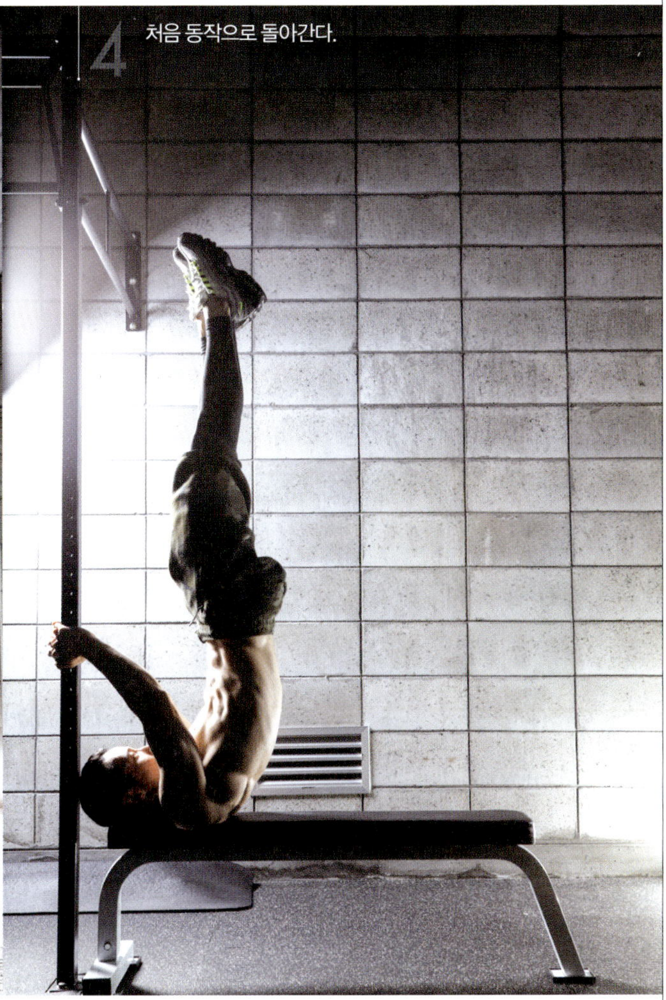

4 처음 동작으로 돌아간다.

PART

3

...

조성준이 답해드립니다

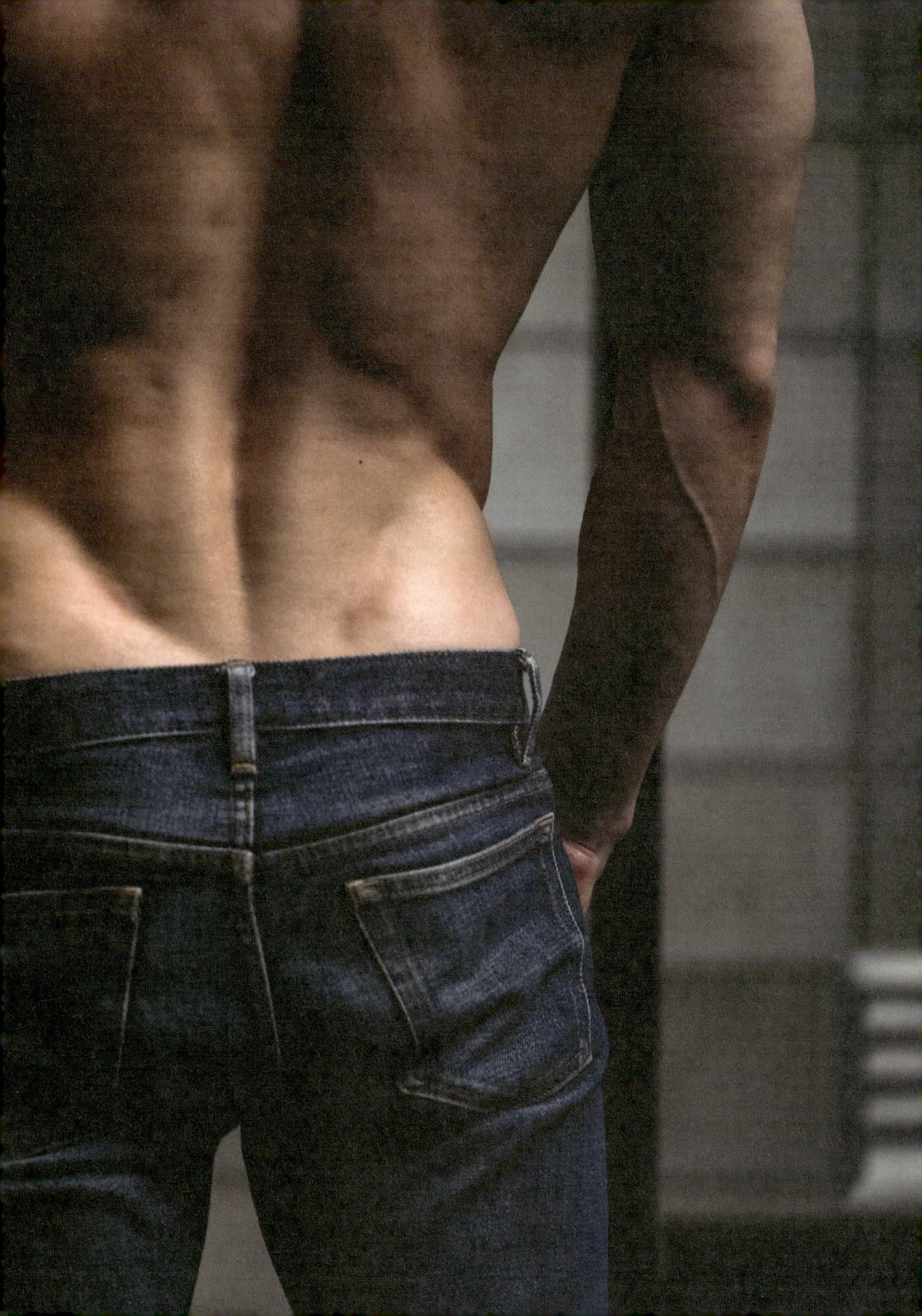

운동 횟수와 세트는
어떻게 구성할까요?

● ● ●

많은 분들이 SNS를 통해 저에게 프로그램이나 루틴, 세트 횟수 등을 알려달라고 하십니다. 이런 질문을 받을 때면 어떻게 해야 할지 정말 난감한데요. 이는 생판 모르는 사람에게 '옷을 잘 입고 싶어요. 저한테 어울리는 옷 좀 골라주세요' 하는 것과 별 반 다를 바 없습니다.

제가 여러분에게 해드릴 수 있는 것은 몸을 단련하는데 필요한 운동을 난이도에 따라서 알려드리는 것뿐입니다. 대신 그 활용법을 확실하게 알려드리겠습니다. 다들 '루틴, 루틴'이러는데 그게 뭘까요? 많은 분들이 제게 알려 달라고 하는 '루틴'은 냉정하게 말하면 다른 사람의 운동 프로그램입니다. 과연 그것이 나한테도 맞을 거라고 생각하시나요?

제가 항상 하는 말이 있습니다. '같은 배에서 나온 형제도 입맛이 다르다'라고요. 이처럼 사람들의 다양한 식성만큼 운동 프로그램 역시 개개인에 따라 다릅니다. 절대 똑같을 수가 없습니다. PT해보신 분이라면 아실 겁니다. 운동 전 상담 과정에서 트레이너가 수많은 질문을 할 것입니다. 이전 운동 경력부터 부상 이력, 나이, 식습관, 수면 시간, 생활 패턴, 기타등등……. 그리고 기초 체력 테스트를 통해 회원에게 가장 알맞은 프로그램을 짜게 되는 것입니다. 이 모두가 모든 회원마다 똑같을 것 같지만 큰 틀에서는 같은 부분들이 있어도 세세하게 바라보면 다 다릅니다. 그리고 매회 PT를 진행할 때마다 그간의 운동 성과, 그 날의 컨디션에 따라 운동 프로그램을 달리합니다.

제가 누누히 이야기하지만 다른 사람의 식단과 운동 프로그램을 똑같이 따라해서는 안됩니다. 저 조차도 천식이 있어서 유산소 운동은 심하게 못합니다. 그래서 유산소보다는 칼같은 음식조절에 비중을 두지요. 운동은 완전 집중해서 많은 횟수보다는 1회를 밀거나 당기는데 3초 정도 소요될 만큼 아주 천천히 짜주듯이 운동을 하고요. 세트도 그날그날 컨디션에 따라 운동 프로그램을 달리 합니다.

  특정 부위를 자극, 발달시키는 운동법은 분명 있죠. 하지만 특별한 것은 아닙니다. 그 세트와 횟수를 본인이 감당하는 수준에서 구성하고 매 회 조금씩 늘려가면 그게 끝입니다. 제일 먼저 기초 체력을 다진 다음, 컨디션에 따라, 키우고 싶은 부위에 따라 본인이 직접 부딪치며 자신만의 운동 프로그램을 만드십시오. 처음에는 시행착오도 있겠지만 그 기간이 오래 길지는 않을 겁니다. 이같은 과정을 거치면서 스스로가 내 몸을 가장 잘 아는 초일류 트레이너가 될 것입니다.

운동을 하면 손목, 무릎 등 관절이 너무 아파요

● ● ●

'푸시업을 하면 어깨가 너무 아프고, 스쿼트를 할 때마다 무릎이 아프고 '삐끄덕, 삐끄덕' 소리가 나요. 왜 그럴까요? 잘하고 있는 것 맞나요?'

솔직히 관련 전문의가 아닌지라 저도 잘 모릅니다. 하지만 저도 턱걸이할 때마다 팔꿈치와 어깨에서 '두두둑' 소리가 나고 스쿼트할 때마다 오른쪽 골반이 빠졌다가 들어가는 느낌을 매번 경험합니다. 하지만 아프지는 않습니다. 어쩌면 제가 다른 분들에 비해 통증지수가 낮을지도 모르겠습니다.

통증이 온다고 해서 너무 고민하지 말고 간단하게 생각했으면 합니다. 가령, 이사를 했다고 생각해 보세요. 짐을 싸고, 나르고, 하루종일 무거운 걸 들고 오가다 보면 다음날 온몸이 욱신거리고 힘이 빠지는 느낌을 다들 아실 겁니다. 이 이유는 간단합니다. 평소 안 쓰던 근육이 간만에 힘 쓰고 지쳐버린 겁니다.

푸시업하다가 손목 부러진 사람 없습니다. 만약 손목이 아프다면 예전에 다친 후 제대로 치료하지 않은 상태에서 그대로 굳어버린 경우일 겁니다. 이럴 때는 평생 '살살 달래서' 쓰는 수밖에 없습니다.

제 스쿼트 영상을 보고 몇몇 전문가들(?)께서 저처럼 스쿼트를 하다가는 무릎이 다 아작날 거라는 소견(?)을 더러 남겨 주십니다. 저, 스쿼트 15년 했습니다. 늘 풀로 내려갔고요. 160kg 매고 풀 스쿼트를 해도 무릎 나간 적 없습니다(물론 그만큼 주변근이 받쳐줬기 때문이죠). 사람 관절 그렇게 쉽게 안 나갑니다. **사람의 체중이 하루 아침에 10kg씩 늘어나는 것이 아닌 이상, 내 몸의 근육과 관절은 체중이 증가하더라도 이내 적응해 나갑니다. 그렇기 때문에 내 체중만 가지고 스쿼트하는데 무릎이 나가면 오히려 그게 이상한 일입니다.** 근육량보다 체지방이 과도하게 많은 분들의 경우 처음에는 통증이 있을 수 있지만 참고 운동을 하면 근육량이 늘어나고 무릎 주변 근육이 단련되면서 본인 체중에 적응하게 되면 통증은 자연스럽게 사라질 것입니다.

　그래도 운동 후 통증이 두렵다면 혼자 머리 싸매지 마시고 즉각 정형외과나 통증의학과 전문의와 상의하시기 바랍니다. 뭐든지 확실한 게 좋겠죠?

몸의 좌우 불균형이 심하고요.
힘도 한쪽이 딸리는데 어떻하죠?

● ● ●

이 역시 제가 많이 받는 질문 가운데 하나입니다. 이런 질문을 하시는 분들은 거의 운동을 시작한 지 얼마 안되는 초보 단계에 계신 분들입니다. 의학적인 지식보다는 11년차 트레이너의 경험을 가지고 말씀드려 봅니다.

솔직히 몸의 좌우 균형이 맞는 사람은 거의 없습니다. 100명 가운데 99.9명은 불균형이 있다고 보시면 됩니다. 지구상의 거의 모든 사람이 오른손잡이든, 왼손잡이든 간에 주로 한쪽만을 씁니다. 양손잡이가 아닌 이상에는 아니 양손잡이더라도 오른손과 왼손을 정확히 50:50으로 나눠 쓰지 않는 이상 몸의 좌우 균형이 맞는 사람은 정말 드물다고 아시면 될 것 같습니다. '짝불알, 짝궁뎅이'라고 놀리지 마십시오. 모두가 다 마찬가지입니다. 하지만 병원을 찾을 정도로 디스크가 심한 사람이 아니라면 대부분의 사람들이 이를 느끼지 못하고 살아가고 있습니다. 굳이 이를 체크할 수 있는 팁을 이야기하자면 바지의 기장이나 웃옷의 소매가 한쪽이 길다거나, 신발의 굽이 한쪽이 먼저 빨리 닳고, 치마나 바지를 입었는데 허리춤이 자꾸 한쪽으로 돌아가면 몸의 불균형이 있다는 것으로 알면 될 것 같습니다.

제 영상을 보시는 분들은 못 느끼겠지만 저 역시 좌우 불균형이 있습니다. 올해 맞춘 수트의 경우 왼쪽 기장이 1.5cm 길고, 바지 역시 왼쪽 기장은 1cm 길게 맞췄습니다. 그래야 거울로 볼 때 딱 떨어집니다. 이 정도면 굉장히 심한 편인데요. 그래서 운동을 한두 달만 쉬면 허리와 목의 통증이 심하고요. 물구나무 설 때도 양쪽 균형이 잘 맞지 않아 아직도 자주 무너집니다. 다리 길이도 팔의 길이도 다른데 왜 걷거나 뛸 때는 못 느낄까요? 걷는 건 매일 하기 때문에 익숙해졌기 때문입니다. 저는 물구나무도 물구나무 푸시업도 '계속 시도하다 보면 언젠가 자연스럽게 할 수 있겠지'하고 있습니다. 한쪽으로 계속 무너져도 말이죠.

카이로프라틱, 추나요법 같은 치료법이 있지만 한쪽 근육을 풀어주어 느슨하게 만들면서 균형을 맞추는 원리로 평생 병원을 오가면서 케어할 수 있는 형편이 아니라면 분명 재발할 것이라는 것이 제 개인적인 생각입니다. 허리 통증이 있거나 디스크 환자의 경우 병원에서도 운동을 권하는 경우가 많습니다. 척추를 둘러싸는 근육을 단련시켜 디스크를 근육으로 꽁꽁 감싸는 원리인 것이죠. 프로야구 선수들 가운데 많은 이들이 팔꿈치 통증을 호소하는 경우가 많은데 심할 경우에는 수술을 하지만 재활을 선택했을 때 이들이 하는 운동은 통증 부위의 근육 보강운동입니다. 근육으로 뼈와 관절 주변의 염증 부위를 감싸는 것이죠.

힘의 불균형도 같은 원리로 접근하면 됩니다. 좌우 불균형은 잡는 것은 거의 불가능하다고 봅니다. 이를 조금이라도 해소할 수 있는 방법은 운동밖에 없다고 봅니다. 어느 정도 힘의 불균형이 있다고 하더라도, 운동을 하다 보면 균형을 맞춰가려는 성질 때문에 힘이 모자른 쪽에 조금이라도 힘이 더 붙으면서 그 불균형의 간극이 줄어들 것입니다. 저의 경우는 안 아프려면 평생 운동해야 합니다. 양쪽 근육이 짝짝이라서 고민이라고요? 잘 살다가 어느 순간 깨닫게 된 불균형이라면 걱정 안 하셔도 됩니다. 심한 디스크 환자의 경우 의사의 지시에 따라야 할 것이고요. 볼링이나 골프, 테니스 같은 단방향성 운동을 하는 전문 선수들을 제외하고는 한쪽 운동을 해야 할만큼의 심한 불균형은 잘 없습니다. 그냥 걱정을 끊고 편안하게 운동하시면 되겠습니다.

내 몸에 맞는 현실적인 음식조절은 어떻게 하나요?

● ● ●

최근 기숙사 생활을 하는 한 학생에게 문의를 받았습니다. "식단에 대해서 문의드려요. 제가 학교 기숙사 생활을 합니다. 그러다 보니 과일이나 채소를 챙겨 먹기가 쉽지 않은데요. 평소 식사량을 줄이는 것은 감량 효과가 없을까요? 무조건 FM식단을 따라야 감량 효과가 있는 건가요? 그리고 식단조절 없이 운동만 하면 어떤가요? 답변 부탁드립니다."

짧지만 굵은 질문이네요. 질문의 순서대로 말씀 드리겠습니다.

식사량을 줄이면 체중은 확실하게 빠집니다. 빠지는 것이 근육일지 지방일지는 저도 모르겠습니다. 단순 감량이 목적이라면 무조건 식사량을 줄이면 됩니다. 대신 운동없이 식사량만 줄인다면 요요는 1000% 각오해야 할 겁니다.

저는 FM식단이 뭘 말하는지 모르겠습니다. 사람이 살면서 어떻게 꽉 짜여진 식단대로만 먹겠습니까? 제 생각은 이렇습니다. '평생 FM식단대로 드실거면 그렇게 하시는 게 가장 좋겠죠. 하지만 사회 생활을 하다 보면 회식, 업무상 미팅, 친구들 모임 등등 FM식단을 지키며 사는 거? 불가능합니다. 대신 좀 더 유연하게 음식조절할 수 있는 TIP을 알려드리겠습니다. 술은 불가피한 일이 아니면 최대한 피해주십시오. 약과 보충제는 필!요!없습니다 아침과 점심은 평소 식단대로 먹되 탄수화물이 적고 단백질이 많은 음식을 싱겁게 먹기를 권합니다. 가공식품은 멀리하는 것이 좋습니다. 그리고 뱃살이 많다면 저녁은 먹지 마세요. **체지방이 적고 감량보다 볼륨을 키우는 게 목적이라면 저녁 식단은 채소와 단백질 위주로 먹습니다. 양은 본인이 알아서 정합니다.** 2년 정도 운동하면서 음식조절을 하다 보면 자신의 라이프 스타일과 식성에 맞는 자신만의 개인 식단이 만들어질 것입니다. 단! 6개월 정도 지나도 아무런 변화가 없다면 식단을 잘못 짰다고 하기보다는 음식조절을 하지 못한 본인 탓입니다. 유념하십시오.

음식조절은 하지 않고 그냥 운동만 하게 된다면 물론 어느 정도 살도 빠지고 근육도 라인이 잡혀가며 건강은 해질 겁니다. 허나 이런 경우 운동을 하면서 허기가 지면 음식을 더 많이 먹는 경우가 많습니다. 그러다 보면 체지방은 그대로인 상태에서 근육량만 늘어 살은 안 빠지고 체격만 커지기도 합니다.

그 어떤 초일류 트레이너라도 해드릴 수 있는 건 '조언'뿐 입니다.

본인 인생은 본인이 사는 겁니다. 사람의 체질은 누구나 다르죠. 천천히 겪어보며 본인의 몸을 잘 컨트롤하는 방법을 스스로 터득하셨으면 좋겠습니다!

턱걸이를 25회 정도 하는데
왜 머슬업이 안될까요?

● ● ●

　이같은 질문을 가끔 받습니다. 보통 저는 개인적인 질문에 대해 답을 잘 안하지만 진정 궁금해서 물어봤습니다. 턱걸이를 할 때, 팔을 완전히 다 펴고 오르내리면서 25회를 하시냐고요. 모든 대답이 팔을 반만 펴는 체력장 턱걸이로 한다고 하시더군요. 일단은 여러분들께 턱걸이의 진도와 레벨을 만들어 드리고자 20~30회를 목표로 하라고 말씀드린 제 탓도 있습니다. 성질들은 급하고, 멋있는 건 하고 싶고, 그렇다 보니 대충대충 횟수에 연연하면서 턱걸이를 한 결과인 것이죠. 솔직히 저도 팔을 완전히 펴고 천천히 풀업하면 30회도 못합니다. 머슬업이나 물구나무 푸시업 같은 하드코어 운동들도 힘이 되면 알아서 됩니다.

　힘 없는 스프링은 아무리 끝까지 눌렀다 떼도 얼마 안 튀지만, 힘 좋은 두꺼운 스프링은 살짝만 눌렀다 떼도 높이 튑니다. 횟수에 연연하지 마시고 힘을 늘리세요. 몸의 피곤함을 즐기세요.

정체기라는 게 뭔가요?
극복 방법은요?

●●●

'데스런과 함께 한 지 1년이 되었습니다. 복근도 선명해지고 몸도 어느 정도 만들어졌다고 생각하는데 최근 정체기에 빠지면서 재미를 못 느낍니다. 플랭크, 스쿼트, 턱걸이, 버피테스트, 딥스, 푸시업을 주로 하는데 더 이상 횟수도 늘지 않고 다음 단계로 넘어가지도 못하겠습니다. 몸도 더 이상 좋아지는 것 같지도 않고요. 형님은 저처럼 정체기를 겪은 적이 있는지, 있다면 어떻게 넘어섰는지 궁금합니다. 그리고 식스팩이 선명하게 나왔습니다. 그래서 조금씩 소홀하기는 했지만 운동을 할 때면 생각보다 힘을 못 쓰는 것 같습니다. 지금까지 해온 플랭크를 그만하고 다른 복근운동을 하는 게 좋을까요?

1년 동안 꾸준하게 운동했고, 식스팩도 만들어졌다니 대단하시네요. 하지만 가장 중요한 한 가지를 놓쳤습니다. 운동은 끝없습니다. 더 이상 자극이 없고 발전이 없다면 몸이 익숙해졌기 때문입니다. 플랭크는 아주 기본적인 버티기 운동입니다. 이를 1년 동안 했다면 너무 안일하게 운동을 했다고 보여지네요. 의지를 가지고 내 한계를 끌어내고 그 한계를 넘어서는 것은 본인이 해야 할 싸움입니다. 그렇다고 억지로 하드코어 운동을 할 필요는 없습니다. 하지만 또 다른 한계에 적극적으로 도전하십시오. 레벨이 올라갈수록 익숙해지기까지 점점 더 시간이 필요합니다. 너무 조급해 하지 마시고요. 맨몸운동은 자신의 체중만을 가지고 저항을 주기 때문에 어느 정도 한계지점이 분명 있습니다. 하지만 제가 확실하게 말씀드릴 수 있는 건 꾸준히 운동을 해준다면 최소 제 몸까지는 보장한다는 것입니다. 정체기!!! 어떻게 이겨내냐고요? 해결책은 더욱 더 칼같이 음식조절을 하고 더 강한 운동을 해주면 됩니다. 조바심내지 마시고요. 이 책 속에서 소개한 운동 외에도 여러분들이 하실 수 있는 운동들을 SNS를 통해서 꾸준히 알려드리겠습니다. 저를 믿고 그저 묵묵히 밀어붙이시면 됩니다!

음식 칼로리 계산이
의미가 있을까요?

●●●

　운동이나 다이어트하시는 분들은 아주 민감하게 따지는 것이 음식 칼로리일 겁니다. 저는 아주 오래전부터 회원분들께 칼로리 계산은 의미없다고 말해왔습니다. 아무리 철저하게 음식조절을 한다고 해도 칼로리 제원표에 나와 있는 무게대로 먹는 건 거의 불가능한 일이니까요. 가장 부담없게 칼로리를 조절하는 방법은 평소 먹던 식사량을 줄이는 것입니다. 일단 평소 식사량의 10%를 줄이고 운동을 병행합니다. 식사량을 10% 줄이는 것이 생각보다 간단하지 않습니다. 거기다가 운동까지 함께 하면 쉽게 허기질 수 있기 때문에 견디기 어려울 수도 있습니다. 식사조절과 운동이 모두 스트레스로 작용하지 않도록 식사량과 운동 강도를 조정하면서 최소 3개월 정도 적응 기간을 가지는 것이 좋습니다. 그냥 굶고, 미친듯이 운동한다고 해서 바로 멋진 근육질의 몸이 만들어지지는 않습니다. 차근차근 줄인 식사량에 적응하고 그에 맞춰 운동 강도를 높여가다 보면 스스로 조절하는 방법을 알게 될 것입니다. 그리고 자극적인 음식과 지방 섭취를 완전히 배제하는 건 어떤가요?라고 물어보시는 분들도 있습니다. 이는 영양 불균형으로 인해 요요가 올 확률이 1000%라고 확신하며, 영양실조와 거식증도 걸릴 수 있습니다. 최근에 영양실조 환자들을 보면 마른 분들보다는 음식조절을 하는 비만이신 분들이 많다고 하는군요.

　미친듯이 먹고 놀다가 몇 달 동안 미친듯이 굶고, 운동하는 생활이 반복되다 보면 몸이 패턴을 완전히 잃어버려 그 이후에는 어떤 짓(?)을 해도 몸이 말을 안 듣게 됩니다. 더 늦기 전에, 그리고 망가지기 전에 정신 바짝 차리고 계획적으로 몸을 챙기시길 바랍니다.

과식했어요.
유산소 운동을 많이 하면 괜찮겠죠?

●●●

저는 제가 정해놓은 복부 지방의 기준을 넘어섰을 때 유산소 운동을 합니다. 평소에는 음식조절만 하고요. 보통 유산소 운동은 심폐지구력을 키우거나 지방을 태우고자 할 때 하게 됩니다. 배에 복근이 선명하다? 그러면 심폐지구력을 키우는 것이 목적이 아니라면 안 해도 괜찮습니다. 음식조절에 실패하여 복부와 엉덩이 부근에 두툼한 지방 패딩을 입고 계시다면 반드시 해야 합니다. 이때는 선택이 아닌 필수입니다. 하지만 내가 오늘 하루 많이 먹었기 때문에 유산소 운동을 해야 한다? 너무 무지한 행동입니다. 예를 들어 보겠습니다. 보통 라면이 540kcal라고 합니다. 몸무게 80kg인 사람이 시속 7km로 한 시간 동안 파워 워킹을 해야 겨우 태울 수 있는 칼로리입니다. 무엇을 먹었든 간에 과식을 했다면 유산소 운동으로는 절대 먹은 칼로리를 다 태우긴 힘듭니다. 무조건 축적 된다는 말이죠. 운동하는 습관을 유지하고 심리적인 위안을 삼는 정도로 만족하겠다면 그때는 뭐라하지 않겠습니다.

먹을 수 있는 음식만 먹어야 할 양만 먹고 근력운동과 유산소 운동을 병행해도 살이 빠질까 말까입니다. 음식조절 없이 운동만 한다면 절대 지방기 하나 없는 멋진 몸은 가질 수 없습니다. 말 그대로 근육돼지가 되어버릴테니까요. 죄송합니다만 팩트입니다.

운동이 먼저인가요?
음식조절이 먼저인가요?

●●●

몸을 만들거나 다이어트를 목적으로 한 운동을 할 때 운동은 '필수', 음식조절은 '선택'이라고 생각하십니다. 하지만 유감스럽게도 정반대입니다. '음식조절'이 필수이고 '운동'이 선택입니다.

저는 아침에 현미밥 1/3공기와 김과 달걀 프라이에 먹습니다. 가끔 힘 없으면 소고기 100g 정도 추가합니다. 점심은 아내가 싸주는 소고기 현미볶음밥이나 해물볶음밥, -물론 간은 거의 없지요- 김밥 정도 먹습니다. 저녁은 무조건 데스런 샐러드를 먹습니다. 제 식단을 궁금해하시거나 식단을 알려달라고 하시는 분들이 많은데, 저는 이렇게 먹습니다.

음식조절에서 가장 중요한 포인트는 저녁입니다. 정말 거지같이 먹어야 합니다. 단백질과 채소 위주의 소식을 권합니다. 물론 근육량을 늘리고 싶다면 좀 더 먹으면 됩니다. 식스팩을 원한다면 반드시 지켜야 할 식단입니다.

그리고 대략 두 달에 한 번 정도 라면이나 피자를 먹습니다. 이 두 개를 제일 좋아하거든요. 일주일 중 쉬는 날인 일요일에는 거의 자거나 아무것도 안 하고 쉬기만 합니다. 일을 안 하기에 큰 에너지를 필요로 하지 않다 보니 그날은 점심 때 먹고 싶은 음식을 과하지 않게 먹습니다. 그리고 이걸로 하루 식사를 끝냅니다. 평소 많은 양을 먹지 않기 때문에 저한테는 이 정도는 크게 무리가 되지 않습니다.

제가 쿨하게 정의해 드리겠습니다. 운동도 다이어트에 약간은 도움이 되겠지만 절대 절제없이 섭취한 칼로리를 감당하는 것은 불가능합니다. 그럼 무엇을 어떻게 먹어야 하냐구요? 이건 제가 답해 드릴 수 없는 부분입니다. 개인의 생활환경, 식습관, 식성 등이 모두 다르기 때문에 각자에게 최적화된 식단을 제공하는 것은 불가능합니다. 하지만 제가 제안하는 확실한 방법은 '늘 조금은 모자르게, 조금은 배고픈 상태를 유지하라'는 것입니다. 그리고 이것저것 먹어보면서 본인에게 맞는 식단을 스스로 만들어 보는 것이 가장 좋습니다.

마지막으로 체중 감량에 있어서 음식조절이 차지하는 비중은 90%입니다. 운동의 역할은 음식조절 후 피하지방이 얇아진 상태에서 몸의 라인이 예쁘게 혹은 멋지게 도드라질 수 있도록 만들어주는 후반 작업일 뿐입니다. 운동 초반에는 운동과 음식조절의 비율을 5:5 정도로 유지하다 1~2년 후 어느 정도 몸이 만들어지면 운동과 음식조절의 비율을 2:8 수준으로 재조정하면 멋진 몸을 만들 수 있을 것입니다.

음식조절,
다이어트 식단 좀 알려주세요

● ● ●

개인적으로 참 난감한 질문입니다. 제가 한 번 되물어 보겠습니다. 만약 제가 식단을 만들어 드린다면 100% 지킬 자신이 있나요? 열에 아홉은 일주일도 못 지킬 겁니다. 그렇기 때문에 제가 늘상 하는 말은 이렇습니다. '음식은 먹으면 안 될 것을 먹으면 조금 먹어도 살이 찌고, 먹어도 되는 음식은 어느 정도 먹어도 괜찮습니다'

다이어트? 간단합니다. 다들 아시는 내용입니다. 저염식, 저탄수화물, 저당…… 저라고 대단한 거 먹지 않습니다. 여러분들이 알고 있는 그 원칙대로 먹을 뿐입니다. 냉정하게 생각하길 바랍니다. 배가 부르고 혀가 즐거웠다면 바로 살이 찌는 겁니다. 단언컨데 자극적인 음식의 유혹을 견뎌내지 못하면 내 뱃속 저 깊숙히 파묻혀 있는 식스팩은 절대 죽어도 못 볼 것입니다.

저와 제 아내는 늘 배가 고픕니다. 탄수화물은 아침, 점심에만 조금 먹고, 저녁은 허기를 달래는 수준으로 닭가슴살이나 소고기, 그리고 무지막지할 만큼의 채소를 먹습니다. 제 아내는 치킨을, 저는 피자를 세상에서 제일 좋아합니다. 그런데 어떻게 안 먹냐고요? 아니, 저도 먹습니다. 하지만 남들과는 다른 방식으로 먹죠. 가령, 운동을 하면서 일정 목표에 도달했을 때, 내 자신에게 상을 주는 의미로 먹고 싶은 음식을 먹습니다. 그때 아내는 치킨을, 저는 피자를 먹는 것이죠.

제 아내는 이 쪽 일을 하는 사람이 아니고 앞으로도 시킬 생각은 없습니다. 처음에는 제 말을 믿지 않았고 상당히 힘든 과정을 겪으며 여기까지 왔습니다. 이제는 본인이 알아서 합니다. 저보다 더 합니다. 왜냐면 멋진 몸매의 맛을 봤기 때문이죠.

지금 드시는 음식이 왜 먹고 싶을까요? 먹어봤기 때문입니다. 머리와 혀가 그

맛을 기억하기에 다시 찾게 되는 것입니다. '멋진 몸매……' 그 맛은요, 다시 먹어도 후회없는 유일한, 정말 모든 욕구를 다 채워주고도 남을 맛입니다.

    동경하고 부러워만 하지 말고 딱 한 번만 가져보세요. 그러면 그 멋진 몸을 잃어가는 상실감이 식욕을 이길 것입니다. 장담합니다.

    딱 1년이면 잃기 싫은 몸을 갖기에 충분한 시간입니다. 놀만큼 놀아 봤고 먹을만큼 먹지 않았습니까? 그냥 참고 1년만 참아보세요.

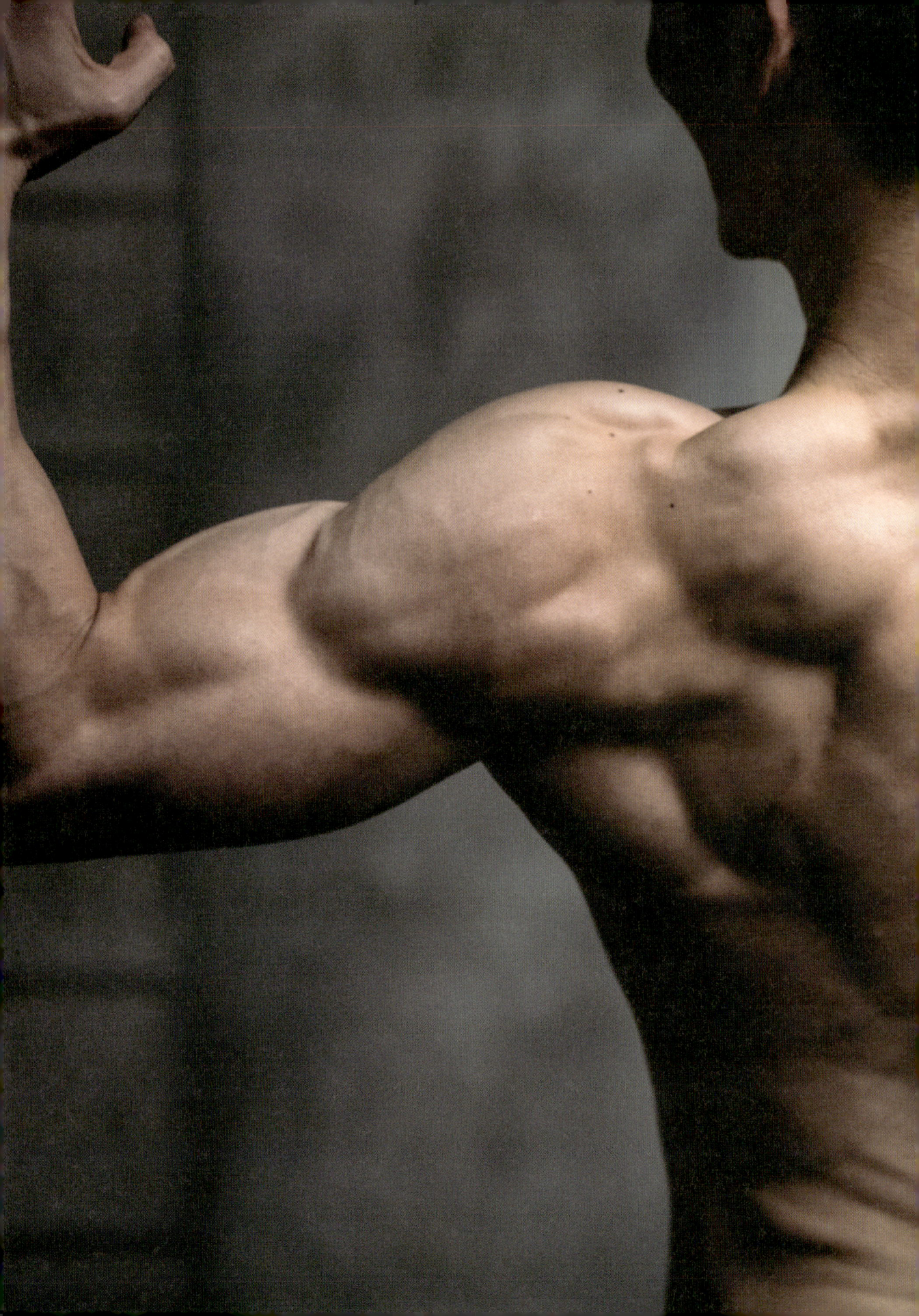

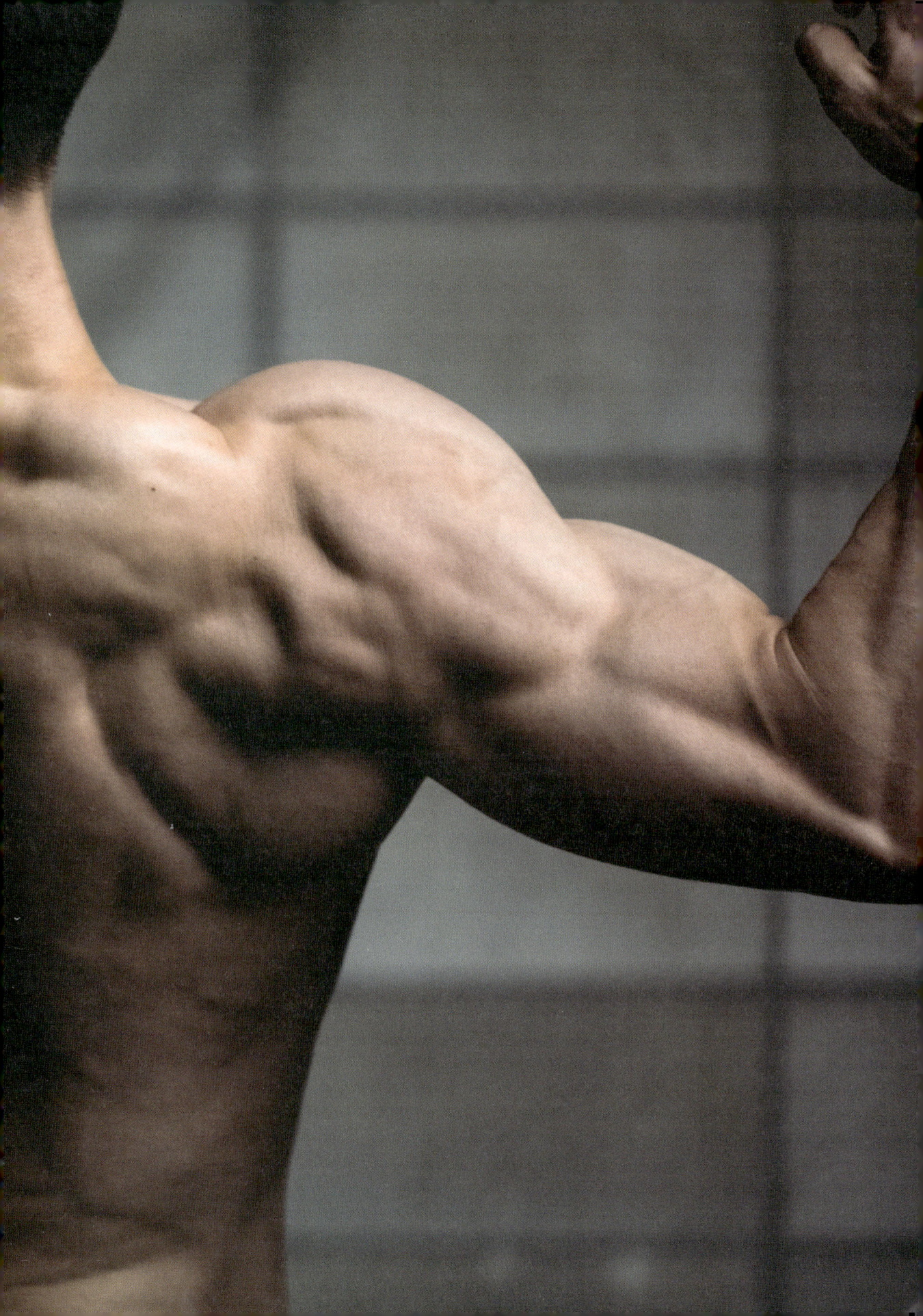

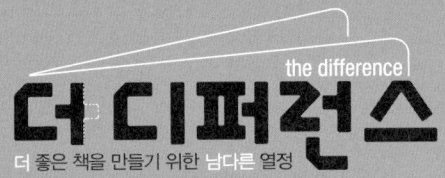